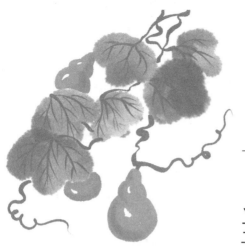

当代名医
诊治肿瘤病经验

贾立群　花宝金　王笑民◎主审

潘国凤　姜　敏◎主编

U0194321

中国中医药出版社
·北京·

图书在版编目（CIP）数据

当代名医诊治肿瘤病经验 / 潘国凤，姜敏主编 .
北京：中国中医药出版社，2025.1.（2025.3重印）
ISBN 978-7-5132-9289-4

Ⅰ. R273

中国国家版本馆 CIP 数据核字第 20256N6Z05 号

中国中医药出版社出版

北京经济技术开发区科创十三街 31 号院二区 8 号楼
邮政编码　100176
传真　010-64405721
河北省武强县画业有限责任公司印刷
各地新华书店经销

开本 710×1000　1/16　印张 21.75　字数 367 千字
2025 年 1 月第 1 版　2025 年 3 月第 2 次印刷
书号　ISBN 978 - 7 - 5132 - 9289 - 4

定价　59.00 元
网址　www.cptcm.com

服 务 热 线　010-64405510
购 书 热 线　010-89535836
维 权 打 假　010-64405753

微信服务号　zgzyycbs
微商城网址　https://kdt.im/LIdUGr
官 方 微 博　http://e.weibo.com/cptcm
天猫旗舰店网址　https://zgzyycbs.tmall.com

如有印装质量问题请与本社出版部联系（010-64405510）

《当代名医诊治肿瘤病经验》编委会

主　审　贾立群　花宝金　王笑民

主　编　潘国凤　姜　敏

副主编　冯　利　田建辉　金春晖

编　委（按姓氏笔画排序）

王国方　王彬彬　付晓伶　刘　宁　刘　芳

刘寨东　关新军　李志明　李海霞　杨顺利

吴冬梅　佟　颖　张婷素　陈玉超　陈明显

陈美云　岳小强　庞　博　徐海虹　高允海

龚亚斌

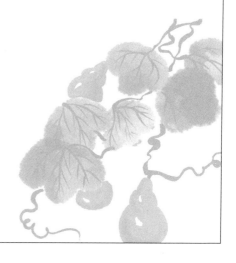

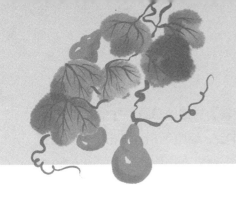

序

习近平总书记在致中国中医科学院成立 60 周年贺信中指出："中医药学是中国古代科学的瑰宝，也是打开中华文明宝库的钥匙。"此前，习近平总书记曾高度评价："中医药学凝聚着深邃的哲学智慧和中华民族几千年的健康养生理念及其实践经验。"中医药学是一门实践性极强的学科，临床实践是其发展的源泉，基于临床实践，不断验证、升华中医药知识，形成新的理论，用于指导实践并继续接受实践检验，促进理论的不断发展完善。中医药发展的社会规律以临床实践活动为基础不断生成、展开和实现，推进中医药现代化要把握其发展规律，做到内在式的理解与传承，以及继承性创新。

中医药的传承和发展离不开一代又一代中医药人的努力与坚持，更离不开领军人才的引领带动作用。国医大师、国家级名老中医、全国名中医、全国老中医药专家学术经验继承工作指导老师均是中医药工作者中的杰出代表和领军人物。近年来，由国家中医药管理局组织遴选的"岐黄学者"和"全国中医临床优秀人才"亦积极推动了中医药事业的高质量发展。"岐黄学者"代表了在当代中医临床实践中取得了突出成绩且具有较高学术影响力的中医临床专家，"全国中医临床优秀人才"亦是当代中医临床工作者中具备较强临床实践与经典学习能力的佼佼者。上述专家不仅在行业内有较高的学术影响力，而且在患者心目中也有较高的信任度和知名度，堪称"当代名医"，这本汇集当代名医效方、验方的图书，也将受到读者的欢迎。

本书主要由"岐黄学者"和"全国中医临床优秀人才"撰稿，精选了全国多位国医大师、全国名中医、岐黄学者与全国老中医药专家学术经验继承工作指导老师以及数十名全国中医临床优秀人才治疗常见肿瘤的辨证要点与临证心悟，汇集了他们的临床经验精髓。本书从常见肿瘤的发病现状、病因病机、治则方药等方面着手对名医们诊疗经验进行了较为详细地总结，并附有代表性医案，充分展现了名医们对肿瘤治疗的心得体会、经验绝招。本书是中医肿瘤、中西结合肿瘤医师及研究生很好的学习参考书籍，在中医药防治肿瘤方面也有一定的指导价值，以期造福我国广大的肿瘤患者。

中国工程院院士

中国中医科学院院长

二〇二四年五月

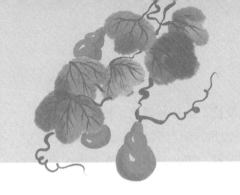

前言

在漫长的人类与疾病抗争的历史长河中，肿瘤对人类社会带来了巨大的健康负担与经济负担，对医学领域构成了严峻的挑战与考验。随着科技的进步与医学研究的深入，我们对肿瘤的认识逐渐从模糊走向清晰，治疗手段也从单一走向多元。然而，面对肿瘤这一全球性健康挑战，探索更加有效、安全、人性化的治疗策略，仍是医学界不懈努力的方向。在此背景下，《当代名医诊治肿瘤病经验》应运而生，它不仅是对中医药治疗肿瘤经验的系统梳理与传承，更是对未来肿瘤治疗模式创新的一次深刻思考与实践。

一、肿瘤治疗的现状与挑战

当前，肿瘤已成为严重危害人类健康的主要疾病之一，其发病率和死亡率在全球范围内持续上升。传统的手术、放疗、化疗等治疗方法虽在一定程度上延长了患者的生存期，但也伴随着较严重的不良反应和生存质量的下降。因此，寻找更加精准、个体化、综合的治疗模式已成为肿瘤治疗领域的趋势。中医药作为中华民族的瑰宝，凭借其独特的理论体系、丰富的治疗经验和显著的疗效优势，在肿瘤治疗中发挥着越来越重要的作用。

二、中医药治疗肿瘤的独特价值

中医药治疗肿瘤强调"以人为本"，注重整体调节与局部治疗相结合，旨在通过调节人体内部环境，增强机体抵抗力，抑制肿瘤生长，改善患者症状，提高生存质量。其优势在于：一是强调辨证施治，根据患者的体质、病情、病机等制订个性化的治疗方案；二是减轻不良反应，能够减轻放、化疗带来的不良反应，提高患者对于治疗的耐受性；三是注重预防与康复，通过调理气血、平衡阴阳，增强患者体质，预防肿瘤复发与转移。因此，中医药在肿瘤综合治疗中具有不可替代的地位。

三、本书编撰的初衷与意义

鉴于中医药在肿瘤治疗中的独特优势和广阔前景，我们组织编写了《当代名医诊治肿瘤病经验》一书。本书的编撰，旨在通过汇聚当代中医肿瘤领域顶尖专家的临床经验和智慧结晶，为广大中医肿瘤医师及研究生提供一个学习、借鉴和创新的平台。

本书精选了多位名医在治疗常见肿瘤（如肺癌、乳腺癌、胃肠癌、肝癌等）方面的辨证要点与临证心悟，通过翔实的案例分析和深入的理论探讨，展现了他们在肿瘤治疗中的独特见解和宝贵经验。这些经验不仅涵盖了中医药治疗肿瘤的基本理论、辨证思路、治则方药等方面，还涉及了中医学与西医学相结合的创新实践，为中医肿瘤学的发展注入了新的活力。

四、名医风采与临证智慧

本书的每一篇内容，都是一位名医智慧与汗水的结晶。他们或以其深厚的学术造诣引领学科发展，或以其精湛的医术造福广大患者，或以其独特的诊疗思路破解治疗难题。在他们的笔下，我们不仅能感受到中医药治疗肿瘤的神奇魅力，更能领略到他们对患者深沉的关爱与责任。这些名医的临证经验，不仅是对中医学的继承与发扬，更是对整个医学体系的有力补充与丰富。

五、医案精选与心得体会

本书的另一大亮点是每篇均附有几则代表性医案。这些医案不仅记录了名医们治疗肿瘤的真实过程与疗效反馈，更蕴含了他们丰富的临床经验与深刻的心得体会。通过对这些医案的深入研读与分析，我们可以更加直观地了解中医药治疗肿瘤的具体操作方法和疗效特点，为临床实践提供有益的参考与借鉴。

六、展望未来与寄语

随着中医药事业的不断发展与壮大，中医药治疗肿瘤的前景将更加广阔。我们相信，《当代名医诊治肿瘤病经验》的出版，将为中医肿瘤学的发展注入新的动力与活力。同时，我们也期待广大中医肿瘤医师及研究生能够从中汲取智慧与力量，不断探索创新，为肿瘤患者提供更加优质、高效的医疗服务。

在此，我们衷心感谢所有参与本书编撰的名医们，是他们的无私奉献与辛勤付出，使得这本凝聚着智慧与汗水的书籍得以问世。我们也希望本书能够得到广大读者的喜爱与认可，为中医药事业发展贡献一份力量。

最后，让我们携手并进，共同推动中医肿瘤学的发展与进步，为人类健康事业贡献我们的智慧与力量。

《当代名医诊治肿瘤病经验》编委会

2024 年 7 月

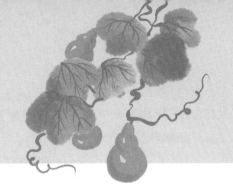

目录

肿瘤总论篇

国医大师孙光荣"中和"学术思想与肿瘤治疗……………………………… 3

全国名中医郁仁存谈益气活血法治疗肿瘤的经验与创新发展……………… 13

全国名老中医药专家沈敏鹤浅谈"心治为君，药治为将，食治为相"之肿瘤治疗观 … 22

全国优才田建辉"通以治癌"理论指导下肿瘤临床防治的探索与实践………… 31

全国优才刘宁谈中西合璧——肿瘤与免疫……………………………… 40

肿瘤各论篇

肺癌

岐黄学者花宝金谈调气解毒学说指导下肺癌临床防治的实践与创新………… 61

岐黄学者贾立群从"风"论治小细胞肺癌………………………………… 68

全国优才金春晖基于燥毒伏肺新解肺癌"态靶因果"…………………… 74

全国优才张婷素调脾胃论治肺癌经验介绍……………………………… 82

乳腺癌

国医大师林毅运用祛湿化瘀结合"子午流注"理论防治乳腺癌全疗程经验介绍… 87

全国优才潘国凤论中医药在乳腺癌全程管理中的临床应用………………… 98

全国优才姜敏基于三辨模式论治乳腺癌相关性失眠…………………… 107

全国优才佟颖基于"解六郁，护脾肾"谈三阴性乳腺癌的辨治思路………… 112

全国优才于洁从"相火论"谈乳腺癌合并围绝经期综合征临床思路…………… 123

全国优才杨顺利谈阳和法在乳腺癌治疗中的传承创新与发展应用…………… 130

🥦 胃肠癌

国医大师刘嘉湘辨治结直肠癌常用对角药浅析…………………………… 136

国医大师张静生运用扶正固本法治疗胃肠消化系统肿瘤经验…………… 143

全国名中医朴炳奎基于扶正培本法诊治直结肠癌的经验介绍…………… 150

全国名中医刘沈林运用健脾化瘀消癥理论治疗胃癌的经验介绍………… 156

国医名师陆拯运用"健脾清肠解毒"法治疗结肠癌的经验……………… 161

全国名老中医药专家王建康运用心胃同治理论诊治胃癌的经验介绍…… 166

全国优才岳小强运用"和"法思维治疗胃癌的经验………………………… 172

全国优才高允海中西医结合治疗胃肠消化系统肿瘤的经验…………… 178

全国优才陈明显运用"补脾胃、化瘀毒、清癌毒"治疗胃癌的经验……… 185

🥦 肝癌

全国名中医凌昌全谈癌毒理论诊疗肝癌的经验………………………… 190

🥦 胰腺癌

全国优才王彬彬活用八纲简化辨治胰腺癌的经验……………………… 195

全国优才庞博基于"治胰从脾"理论谈胰腺癌的辨治思路……………… 202

🥦 食管癌

岐黄学者贾立群谈食管癌的中医治疗经验……………………………… 212

全国优才王国方从脾肾二脏辨治晚期食管癌肺转移的经验介绍……… 217

🥦 妇科肿瘤

全国名老中医药专家谢德聪基于"阳化气、阴成形"理论谈子宫内膜癌辨治思路 … 223

全国优才关新军谈卵巢癌中医临证浅识…………………………………… 231

全国优才吴冬梅谈中医药防治子宫颈鳞状上皮内病变的临证思路……… 244

🎗 前列腺癌

全国名老中医药专家齐元富治疗前列腺癌运用对药的经验·············· 252

🎗 脑胶质瘤

全国优才陈玉超运用升清降浊理论诊治脑胶质细胞瘤的经验·············· 261

🎗 甲状腺癌

全国优才陈美云运用益气扶正、化痰散结法诊治甲状腺癌的经验介绍············ 266

🎗 肿瘤相关并发症

国医名师吴良村中医"三步梯级止痛疗法"理论在癌痛中的应用思辨·············· 271

岐黄学者方剑乔运用调气治神理论诊治癌痛的经验介绍·············· 277

全国名中医刘沈林"温清并用，清肠化滞"辨治急性放射性肠损伤的经验介绍··· 282

全国名中医黄煌基于"方－病－人"思维模式使用小柴胡汤加减治疗癌性发热 ··· 287

全国优才刘赛东基于攻毒治法运用含砷中药外治癌性溃疡的经验·············· 295

全国优才李志明基于血细胞的中医思辨探讨"重方复治、反激逆从"辨治骨髓抑制 ··· 301

全国优才龚亚斌基于"温药和法"谈恶性胸腹腔积液的中医辨治思路·············· 311

全国优才刘芳运用理肺通经和胃理论治疗化疗后胃肠功能紊乱的经验·············· 320

全国优才陈美云运用温阳益气化痰利水法诊治恶性腹腔积液的经验介绍············ 325

参考文献 ·············· 330

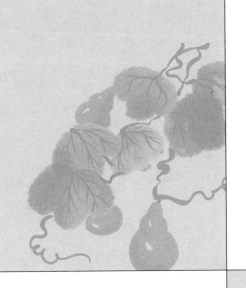

肿瘤总论篇

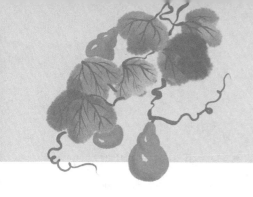

国医大师孙光荣"中和"
学术思想与肿瘤治疗

专家简介

　　国医大师孙光荣，男，1941年11月生，湖南浏阳人，无党派人士，主任医师、教授、研究员。幼承庭训，继拜名师。自1958年从事中医临床至今，其间致力于中医药文献研究及中医药文化研究32年、研究生教育16年、远程教育13年、全国优秀中医临床人才培训9年。曾任湖南省中医药研究院文献信息研究所所长、政协湖南省委员会常务委员、北京中医药大学远程教育学院副院长，是著名中医药文献学家和中医临床家，中医药现代远程教育创始人之一。现为国家中医药管理局中医药文化建设与科学普及专家委员会委员、中医药继续教育委员会委员；中华中医药学会常务理事、文化分会学术顾问、继续教育分会第一任主任委员；全国优秀中医临床人才研修项目培训班班主任；全国第五批、北京市第四批老中医药专家学术经验继承工作指导老师，全国第二届国医大师，享受国务院政府特殊津贴。出版著作23部、发表论文158篇，曾获国家中医药管理局中医药科技进步奖二等奖1项、中华中医药学会科技进步奖二等奖1项、全国优秀图书奖二等奖1项、省级科技进步奖一等奖1项、全国首届中医药科普著作奖一等奖1项等，主持并完成科技部十五科技攻关项目成果之一《当代名老中医典型医案集》、全国名老中医学术经验数据库。

🌸 导语

　　"中和"学术思想是国医大师孙光荣教授近 60 年来致力并倡行的学术思想，并由此创立了中和医派。孙老师强调疾病发生的根本在于"失中和"，治疗疾病的关键在于"求中和"。

　　孙光荣教授认为中医治病不可简单地进行对抗性治疗，而应立足于对人的整体审察，强调"中和观"，或以调中而为和者，或以补而为和者，或以清而为和者，或以通而为和者，或以开而为和者，或以收而为和者，或兼诸法而为和者，进行三因制宜个体化的中和调治，达到调和治中、以平为期的治疗目的。

　　在肿瘤的治疗中，尤其要通过调和阴阳、补虚祛邪，实现中和，提升肿瘤患者的生活质量。

一、国医大师孙光荣教授的"中和"学术思想

"中和"学术思想源于中华文化的"贵中尚和"传统思想，将"贵中尚和"的精髓融入中医医道，中和思想的核心为"致中达和"。

（一）"中和"思想的文化渊源

"中和"思想始于古之殷商，源远流长，体现了我国古代重要的世界观和方法论。

1. "中"即尚中之道

"中"原为中间、枢纽之意。《说文解字》曰："中，内也。从口。上下通。"后经过历代不断发展，"中"逐渐用以表示对称和平衡，成为中国文化的追求，即尚中之道。

2. "和"即贵和之理

"和"即调和、和谐之意。《说文解字》曰："和，相应也。"《国语·周语》言"乐和则谐，政和则平"之和、《老子》言"音声相和"之和、《岳阳楼记》言"政通人和"之和，均体现了中国传统文化所追求的人与人之间、人与天地自然之间的和谐。贵和之理即为"和"，调和是一种手段，而和谐是一种目标，

"和"主要表现为"用中"达到的一种最佳境界。

3."中和"即执中致和

《礼记·中庸》云："中也者，天下之大本也；和也者，天下之达道也。致中和，天地位焉，万物育焉。"该句意指天下万物万事，只有达到中和，才可各守其位，万物才能正常地生长发育，体现了执中致和、不偏不倚、不走极端，秉持"过犹不及"和"执两用中"的文化内涵及追求。

"中和"是世界万物存在的一种理想状态，是宇宙的最高法则。致中和，天地就各得其所，万物便生长发育，天地万物才能达到最佳动态，自然界便处于一种最佳的动态平衡之中。

（二）中和思想的学术渊源

中和思维并非孙光荣教授首创，历代医家在临床中均不同程度地运用了中和思维。中和思维贯穿于中医的理、法、方、药，体现在中医的生理、病理、治疗、养生之中，如《中藏经》所云："人之百病、病之百候、候之百变，皆天地阴阳逆从而生。""阴平阳秘"是中医的人体生理机制，阴平阳秘便是机体最佳的稳态，即"中和"状态。这种稳态一旦被打破，机体便会出现疾病，治疗疾病就是应用各种方法使之达到稳态。同时，机体自身亦存在某种自趋稳态机制，如《伤寒论》中所云："阴阳自和者，必自愈。"

孙光荣教授经过大量理论探索，继承《黄帝内经》《中藏经》《难经》《伤寒论》《金匮要略》等经典著作中的中和思维，融汇金元四大家之东垣补土派、丹溪滋阴派的学术思想，兼收近现代中医医家的学术经验，特别是其父孙佛生先生，以及湖南省浏阳市柏加镇卫生院易中林院长、"湖湘五大名老中医"之首李聪甫教授的学术经验，最早明确提出中和思想的概念，创立中和学术思想，将"贵中尚和"的精髓融入中医临床，形成了以"致中达和"为核心的中和学术思想，并不断致力于临床中倡行，形成了中和医派。

（三）中和思想的学术内涵

"中"指适度，"和"指状态，合称"中和"，指的是一种和谐的状态。中和之态，消长盈亏，是动态的平衡。"中和"是对人体精气神健康稳态的具体描述，国医大师孙光荣强调，"中和"是机体阴阳平衡稳态的基本态势，人体的阴阳保持中和才会达到平衡而不生疾病。"中和"更能在人的躯体和心理层面阐释机体的生理、病理变化和特点，如《素问·五运行大论》云"气相得则和，不相得则病"，《素问·调经论》言"血气不和，百病乃变化而生"，《素问·五常政大论》云"必先岁气，无伐天和"，《素问·上古天真论》言"有至人者，淳德全道，和于阴阳，调于四时"，《素问·六节藏象论》云"五味入口，藏于肠胃，味有所藏，以养五气，气和而生，津液相成，神乃自生"，《素问·生气通天论》云"因而和之，是谓圣度"。

中和学术思想认为，疾病发生的根本在于各种因素导致机体的阴阳失调，造成"失中和"，治疗疾病的过程就是调和阴阳，治疗的目的是实现阴阳相对平衡而"达中和"。因此，"达中和"是中医临床遣方用药所追求的最高佳境，应贯穿在中医理、法、方、药的始终。具体而言，临床上以中和学术思想为指导，通过四诊审证、审证求因、求因明机，察知机体之太过不及、偏盛偏衰，以明"失中失和"之所在，以使偏倾者平，盈亏者匀，相举者和，逆乱者顺，通过明机立法、立法组方、组方用药以体现致中和的辨治特点，即"调气血、平升降、衡出入"。孙光荣教授的中和思想在人体生理方面认为气血中和乃健康，在病理方面认为气血失和百病长，在养生方面追求上静、中和、下畅，在治疗方面强调气血中和百病消。

综上，中和思想的三大内涵：一是辨证组方用药时总需"谨察阴阳之所在而调之，以平为期"，即审诊疗之中和，致机体之中和；二是临床诊疗模式当以阴阳为总纲，气血为基础，神形为主线；三是当以"致中达和"为疾病全过程的调治目标，和则安，无论治病及养生，应以扶正祛邪、补偏救弊为手段，实现"中和"的目标。

二、基于中和思想的肿瘤治疗

（一）肿瘤的病因、病机——失中和

国医大师孙光荣教授认为，肿瘤所致的"失中和"其病因多为遗传、气滞、血瘀、痰凝、毒聚；病机不外"正虚邪实"。"正虚"乃五脏之虚，"邪实"即意郁、气滞、血瘀、痰凝、毒聚，"正虚邪实"致机体"失中和"而发肿瘤。

（二）肿瘤的治则——致中和

孙光荣教授提出肿瘤辨证应以各种辨证纲领为主轴，即以阴阳表里寒热虚实的八纲辨证、卫气营血辨证、气血津精辨证、脏腑辨证等为辨证纲领，但无论用何种辨证纲领，针对各种不同的肿瘤患者，均需要做到"明经晰纬"。肿瘤之经为"正虚邪实"，肿瘤之纬为"病因、病机、病位"；肿瘤治疗当以益气活血、清热解毒、软坚散结为法，从"重形神－调气血－平升降－衡出入"着手。孙光荣教授强调，气血治则百病消，升降畅则滞瘀散，气血活、升降畅则阴阳平衡，便可达"致中和"的临床治疗效果。

针对肿瘤，特别是晚期肿瘤，孙光荣教授注重从患者的整体以及与外环境的关系着手，不是头痛看头、脚痛看脚，在辨证论治中，注重"因人、因地、因时制宜"。同时，肿瘤的治疗不可采用对抗思维，强调要"维和"，要与瘤共存，以和平共处为治疗原则。

（三）肿瘤的经验方——达中和

孙光荣教授执业中医半个多世纪，临证用药的特点是心中有大法，笔下无死方，其选方用药一是善于调气血、二是善于平升降、三是善于衡出入。孙教授用于肿瘤治疗的方药化裁于经方而不拘泥于经方，多采用三联药组，严格按照君臣佐使进行组方，在此基础上根据兼病及兼症灵活化裁。

1. 治癌基本方：扶正抑瘤汤

君药：生晒参 10g，生北芪 15g，紫丹参 10g。

臣药：天葵子 15g，白花蛇舌草 15g，半枝莲 15g。

佐药：珍珠母 12g，制鳖甲 12g，山慈菇 12g。

上方君药益气活血、臣药清热解毒、佐药软坚散结，共奏益气活血，软坚散结之效。

2. 治肺癌基本方：清肺抑癌汤

君药：生晒参 10g，生北芪 15g，紫丹参 10g。

臣药：天葵子 15g，白花蛇舌草 15g，半枝莲 15g，炙紫菀 10g，炙冬花 10g，生薏米 15g。

佐药：珍珠母 12g，制鳖甲 12g，山慈菇 12g。

使药：桑白皮10g，蔓荆子10g，生甘草5g。

随症加减：五心烦热者，加银柴胡、地骨皮以清虚热；痰中带血者，加仙鹤草、宣百合、白及粉以止血化痰，有冠心病史者应禁用白及粉；久咳不止者，加矮地茶、麦门冬、川贝母以润肺止咳，但咯痰不爽者应慎用川贝母；胸腔积液者，加全瓜蒌、葶苈子以化痰饮。

上方君药益气活血、臣佐药清热解毒、佐药软坚散结、使药补引纠合，共奏益气活血，解毒软坚之效。

3. 治脑瘤基本方：正天抑瘤汤

君药：生晒参10g，生北芪15g，紫丹参10g。

臣药：天葵子15g，白花蛇舌草15g，半枝莲15g，制首乌12g，明天麻10g，生薏米15g。

佐药：珍珠母12g，制鳖甲12g，山慈菇12g。

使药：紫浮萍10g，蔓荆子10g，生甘草5g。

随症加减：若血压升高者，加石决明、川杜仲、川牛膝以平肝潜阳；若视物不明者加夏枯草、木贼草、青葙子以清肝明目；若半身不遂者，加老钩藤、净全蝎、酥地龙以活血通络；若头痛呕吐者，加制南星、姜半夏、广陈皮以化痰止呕。

上方君药益气活血、臣佐药清热解毒、佐药软坚散结、使药补引纠合，共奏益气活血、清热解毒之效。

4. 治胃癌基本方：和中抑癌汤

君药：太子参15g，生北芪15g，紫丹参10g。

臣药：乌贼骨12g，西砂仁4g，广橘络6g。

佐药：白花蛇舌草12g，半枝莲12g，猫爪草12g。

使药：延胡索10g，川郁金10g，鸡内金5g。

随症加减：吞咽困难者，加真沉香、木蝴蝶、漂射干利咽理气；不思饮食者，加谷麦芽、路路通、大枣健胃消食，有糖尿病史者应慎用大枣；噎膈难受者，加鹅管石、刀豆壳、降真香以顺气通膈；痞格闷胀者，加隔山消、制川朴、大腹皮以理气宽脾。

上方君药益气活血、臣药健胃和中、佐药清热抑癌、使药补引纠合，共奏益气活血，健胃抑癌之效。

5. 治肠癌基本方：利肠抑癌汤

君药：太子参 15g，生北芪 15g，紫丹参 10g。

臣药：嫩龙葵 15g，猫爪草 15g，山慈菇 15g。

佐药：生牡蛎 15g，菝葜根 15g，珍珠母 15g。

使药：火麻仁 10g，生薏米 10g，生甘草 5g。

随症加减：腹泻不止者，加炒六曲、炒山楂、车前子以健脾渗湿；不思饮食者，加谷麦芽、鸡内金、炒扁豆以开胃消积；舌苔黄腻者，加佩兰叶、法半夏、广陈皮以祛湿化浊；腹痛腹胀者，加炒枳壳、大腹皮、延胡索以理气止痛。

上方君药益气活血、臣药清热攻毒、佐药软坚散结、使药补引纠合，共奏益气活血，清热攻毒之效。

6. 治肝癌基本方：护肝抑癌汤

君药：西洋参 12g，生北芪 12g，紫丹参 10g。

臣药：北柴胡 12g，川郁金 12g，佛手片 10g。

佐药：制鳖甲 15g，菝葜根 15g，山慈菇 15g，白花蛇舌草 15g，半枝莲 15g，鸡骨草 15g。

使药：田基黄 12g，车前子 10g，生甘草 5g。

随症加减：深度黄疸者，加草河车、绵茵陈、淡黄芩以清肝利胆；伴有胆疾者，加海金沙、金钱草、蒲公英以清热利胆；疼痛剧烈者，加延胡索、制乳没以理气止痛；癌块不散者，加净水蛭、土鳖虫以活血消癥。

上方君药益气活血、臣药疏肝解郁、佐使药软坚散结、使药补引纠合，共奏益气活血、疏肝解郁之效。

7. 治肾癌基本方：保肾抑癌汤

君药：西洋参 12g，生北芪 12g，紫丹参 10g。

臣药：川杜仲 12g，刀豆子 12g，金毛狗 12g。

佐药：菝葜根 15g，猫爪草 15g，山慈菇 15g。

使药：赤小豆 12g，车前子 10g，生甘草 5g。

随症加减：若咳喘不已者，加五味子、炙冬花、炙紫菀以敛肺止咳；若小便余沥者，加菟丝子、金钱草、蒲公英以清热利湿；若腰痛剧烈者，加鸡屎藤、延胡索、制乳没以活血止痛；若癌块不散者，加净水蛭、土鳖虫以活血消癥。

上方君药益气活血、臣药保肾壮髓、佐药软坚散结、使药补引纠合，共奏益气活血、保肾壮髓之效。

8. 治乳腺癌基本方：护乳抑癌汤

君药：生晒参 12g，生北芪 12g，紫丹参 10g。

臣药：山慈菇 12g，猫爪草 12g，菝葜根 12g。

佐药：川郁金 10g，白花蛇舌草 15g，半枝莲 15g。

使药：丝瓜络 6g，路路通 10g，生甘草 5g。

随症加减：癌块坚硬者，加制鳖甲、京三棱、蓬莪术以软坚散结；疼痛剧烈者，加延胡索、制乳没以活血止痛；月经淋沥者，加生地炭、地榆炭、当归身以补血止血；术后盗汗者，加龙眼肉、浮小麦、大枣以调营敛汗。

上方君药益气活血、臣药软坚散结、佐药解郁清热、使药补引纠合，共奏益气活血、软坚散结之功效。

9. 治宫颈癌基本方：养阴抑癌汤

君药：西洋参 12g，生北芪 12g，紫丹参 10g。

臣药：山慈菇 15g，猫爪草 15g，制鳖甲 15g。

佐药：芡实仁 10g，白花蛇舌草 15g，半枝莲 15g。

使药：川萆薢 10g，路路通 10g，生甘草 5g。

随症加减：阴道渗血者，加小蓟草、鱼腥草、白茅根以燥带止血；白带绵绵者，以煅龙骨、煅牡蛎、生薏米燥湿止带；白带腥臭者，加紫苏叶、蒲公英、鱼腥草清热燥湿止带；腰膝冷痛者，加川杜仲、刀豆子、熟附片以补肾祛寒。

上方君药益气活血、臣药软坚散结、佐药清热利湿、使药补引纠合，共奏益气活血、软坚散结之功效。

10. 治卵巢癌基本方：护巢抑癌汤

君药：西洋参 12g，生北芪 12g，紫丹参 10g。

臣药：山慈菇 10g，京三棱 10g，制鳖甲 15g。

佐药：土茯苓 20g，白花蛇舌草 15g，半枝莲 15g。

使药：夏枯草 10g，干漏芦 10g，生甘草 5g。

随症加减：阴道渗血者，加小蓟草、鱼腥草、白茅根以凉血止血；白带绵绵者，加煅龙骨、煅牡蛎、生薏米以燥湿止带；白带腥臭者，加紫苏叶、蒲公英、鱼腥草以清热燥湿止带；少腹胀痛者，加花槟榔、大腹皮、制香附以理气止痛。

上方君药益气活血、臣药软坚散结、佐药清热败毒、使药补引纠合，共奏益气活血、软坚散结之功效。

三、验案举隅

李某，男，64 岁。2009 年 12 月 18 日首诊。

患者以咳嗽伴胸闷、喘憋 2 个月余求治。刻下症见：持续咳嗽 2 个月余，伴咳吐白黄痰，胸闷气短，喘憋不能平卧，周身乏力，口干，食纳欠佳，大便不畅，眠欠安，无发热，无咯血，无胸痛；舌红，苔白，脉弦。影像学检查提示肺部占位，有大量胸腔积液。

辨证：气阴双亏，痰热毒蕴，水饮内停。

治则：益气养阴，清热解毒，化痰利水。

处方：生晒参 15 克，生北芪 12 克，紫丹参 10 克，天葵子 10 克，白花蛇舌草 15 克，半枝莲 15 克，瓜蒌皮 10 克，桑白皮 15 克，薏苡仁 20 克，化橘红 6 克，制鳖甲 20 克，山慈菇 6 克，金银花 12 克，麦门冬 12 克，生甘草 5 克，佩兰 6 克，炙紫菀 7 克，款冬花 7 克。7 剂，水煎内服，每日 1 剂。

2009 年 12 月 25 日二诊：患者服上方后喘憋减轻，已能平卧，仍有咳痰色白，胸闷，乏力，无发热，无咯血，无胸痛。查舌红，苔白，脉弦细。

处方：生晒参 15 克，生北芪 12 克，紫丹参 10 克，天葵子 10 克，白花蛇舌草 15 克，瓜蒌皮 10 克，桑白皮 15 克，炙百部 7 克，薏苡仁 20 克，化橘红 6 克，制鳖甲 20 克，山慈菇 6 克，金银花 12 克，苦桔梗 6 克，木蝴蝶 6 克，生甘草 5 克。7 剂，水煎内服，每日 1 剂。

2010 年 7 月 9 日三诊：守方化裁治疗至今，服前方后肺部肿块缩小 2/3，胸腔积液减少，胸闷、乏力等症明显改善，仅偶有咳喘，无发热，无咯血，无胸痛。舌略红，苔薄白，脉弦稍细。

处方：生晒参 15 克，生北芪 12 克，紫丹参 10 克，全瓜蒌 15 克，生薏苡 20 克，芡实 30 克，白花蛇舌草 15 克，葶苈子 10 克，半枝莲 15 克，猫爪草

15克，天葵子10克，山慈菇10克，制鳖甲15克，五味子3克，珍珠母15克，化橘红6克，炙紫菀10克，炙冬花10克，车前子10克，阿胶珠10克，生甘草5克。28剂，水煎内服，每日1剂。

按语：对于肺癌的治疗，孙光荣教授认为在诊断上要将中医的辨病与辨证相结合，同时要积极运用现代科学检测技术为我所用，丰富中医的诊断，为深入精准的治疗提供保障。孙光荣教授认为，在肺癌初期，癌细胞还主要在局部，无转移，通常无严重气短等症状，多属于肺气不宣；患者肺癌术后，如伴有胸腔积液，多属痰热内阻；肺癌伴转移者，多属于痰热互结，此时不可用半夏等温燥之品，否则可致吐血。肿瘤之发展与转移，总离不开邪气猖獗，所谓"积之成者，正气不足而后邪气踞之"，对年老体弱、不适手术及化疗者，尤重视扶正。孙光荣教授善用参芪为君以补中益气，尤喜用西洋参，因其具益气、养阴双重功能，切合肿瘤患者气阴两虚之机。本案患者为肺癌晚期伴有大量右侧胸腔积液，孙光荣教授根据其病程较长结合其症状及舌脉表现，辨证为气阴两虚，痰热毒蕴，水饮内停，治疗上予益气养阴，清热解毒，化痰利水。守法守方历经半年多，使得患者病势得到控制，病情减轻。

四、小结

综上，孙光荣教授强调任何肿瘤之发生，均系人体正气先虚，脏腑阴阳失调，由六淫、七情等诱发。其病位虽局限于身体某局部，但仍属全身性疾病，应将治疗全身与局部、治标与治本密切结合起来，故扶正为先，固本为要，改善机体内平衡，生发正气，增强并调动自身免疫功能，以清除及中和病理产物，控制癌瘤发展。人参、黄芪、丹参是孙光荣教授肿瘤基本方中不变的君药，三药合用，气血共调，共奏补气健脾，养血活血之功，彰显了孙老"重气血、调气血、畅气血"之基本临床思想。肿瘤之发展与转移，总离不开邪气猖獗，所谓"积之成者，正气不足而后邪气踞之"，孙光荣教授临床善于随症选用白花蛇舌草、半枝莲、蒲公英、嫩龙葵、土贝母、隔山消等清热解毒、软坚散结之草药，为扶正益气诸品之辅药，攻补兼施，每获良效。

（姜　敏）

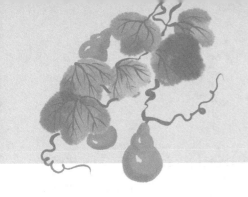

全国名中医郁仁存谈益气活血法治疗肿瘤的经验与创新发展

专家简介

郁仁存教授，主任医师，全国名中医、首都国医名师、全国老中医药专家学术经验继承指导老师，享受国务院政府特殊津贴，荣获中国中西医结合肿瘤防治特殊贡献奖、北京市中医药管理局"北京中医药薪火传承贡献奖"，中国卫生联盟理事会、华人杰出名医协会授予"中国杰出卫生人才"称号。从事中医临床工作60余年，在实践中形成了独特的中西医结合治疗肿瘤的学术思想和宝贵经验，基本形成了具有特色的诊治体系，是我国中西医结合肿瘤学科的奠基人和带头人之一，以中西汇通、学术渊博、经验丰富、疗效显著而享誉海内外。主要学术思想包括：1.提出肿瘤发病的"内虚"学说、气郁学说、失衡学说；2.提出中西医结合治疗肿瘤的原则、途径和方法；3.重视证型研究，最早提出"益气活血法"治疗肿瘤的观点，重视健脾补肾、扶正固本大法；4.提出在"平衡理论"指导下的肿瘤综合治疗原则。参加和主持国家"六五""七五""九五"中医肿瘤科技攻关课题研究，先后获原卫生部、国家中医药管理局、北京市科委和原北京市卫生局、中医药管理局的科研成果或科学进步奖20项，编著我国第一部《中医肿瘤学》，出版《郁仁存中西医结合肿瘤学》等专业书籍十余部，在国际、国内发表论文百余篇。多次应邀前往新加坡、马来西亚、印度尼西亚、泰国、菲律宾、美国、日本等国会诊治病，发扬中医药及中西医结合治疗的特色，疗效突出，为中医药治疗肿瘤走向世界作出了巨大的贡献。

🌸 导语

  中医学是实践医学，是中国古人经过漫长的生命规律探索和临床医疗实践的反复验证、不断总结和反复认识，形成的系统性中医理论，而后世医家也是通过反复临床实践提出各种学术思想丰富了中医学理论和治疗手段，促进了医学的进步。气血理论是中医的基本理论，气血是构成人体的最基本物质，两者相互联系、相互制约，气为血之帅，血为气之母，也是中医益气活血化瘀的理论基础。郁老在 20 世纪 80～90 年代最早提出采用益气活血法治疗肿瘤，当时经常有学生问是否是依据中医气血理论才提出的应用益气活血法于临床。郁老教导我们：这种思维的顺序错了，是我们通过长期临床观察发现中晚期肿瘤患者气虚血瘀证普遍存在，后来又进一步研究证实，如非小细胞肺癌患者经过化疗或放疗后，气虚血瘀证的出现率增高，除肺癌外，在其他肿瘤中也有这种情况。抓住这点，我们就对肿瘤患者气虚血瘀证及相应的益气活血法治疗进一步深入研究，使气血学说在肿瘤研究中有了创新和发展。所以，在临床实践中细致地观察总结、提出问题、深入研究、反复实践、知常达变，才能真正在实践中找对方法，提升临床能力，这是非常重要的。

  郁老领导下的科研小组多年来以益气活血法治疗肿瘤为研究方向，对气虚血瘀证开展系列实验，深入研究、探讨肿瘤患者气虚血瘀证的机理与实质，发现免疫功能低下以及血液高凝状态是肿瘤气虚血瘀证的主要病理基础和本质，从而在扶正培本及活血化瘀相结合的基础上提出益气活血法的实践方法，创立固本抑瘤系列方、固本祛瘀汤、化瘀丸等临床上行之有效的方剂广泛应用于肺癌、乳腺癌、大肠癌、胰腺癌等各种肿瘤，探索益气活血法的应用经验及配伍规律，并在临床上取得了很好的疗效及成果。郁老领导下的科研小组通过一系列机制研究，对单方、拆方、配伍后方进一步研究益气活血法的作用靶点和效应机制，探讨干预肿瘤细胞与微环境对话、抑制血管生成、外泌体摄入、FGF 信号通路等相关性，取得一定成果。后续又深入开展益气活血解毒法、益气活血利水法等研究，不断完善益气活血法的内涵和理论、实验基础，全面、科学地揭示益气活血法在肿瘤治疗中的作用，使之更好地服务于临床，发挥更好的临床疗效。

一、益气活血法的理论基础

气血是构成人体和维持人体生命活动的最基本物质，在生理上相互依存、相互制约、相互为用，病理上相互影响，互为因果。《素问·调经论》曰："人之所有者，血与气耳。"气血是人体生命的根源，气与血都由人身之精所化，同源异名，"气主煦之，血主濡之"，人体生理活动正常，不仅有赖于"气血畅行"，更有赖于"气血相随，各守其位"。"气为血之帅，血为气之母"，血液畅行无阻，需依赖气的推动、运行和固摄，气行则血行，气滞则血瘀。气的推动主要依靠元气，"气为血之帅"，元气帅血贯脉行心，流通于周身，五脏六腑及四肢百骸皆得其养，气虚则血液运行无力，"留而为瘀"，故两者之间气为主导。

肾为生气之根、脾胃为生气之源、肺为生气之主，元气、宗气、营卫之气、五脏之气等一身之气虽有诸多分布而各有具体功能，总而言之构成人体的防御机能和调节机能。"邪之所凑，其气必虚"，郁老提出肿瘤发病的"内虚"学说，强调正气不足是肿瘤发生的内在根本原因。各种病因导致气的生化乏源、耗散太过，正气不足、机能低下，都会形成气虚血瘀证。而气虚血瘀证在肿瘤患者中普遍存在且更为严重和明显，这与肿瘤疾病的自身特点密切相关。首先，肿瘤形成后，由于其生长、发展的速度超过了正常组织，消耗了大量的机体正常组织赖以荣养的气、血、津液，从而引起正气的进一步损伤；其次，现代肿瘤治疗中的手术伤气血、放疗耗津气、化疗损伤脾胃，这些也是导致肿瘤患者正气不足的重要原因；再次，肿瘤患者发病特点往往伴有七情内伤，情志损耗五脏气血，气血暗耗也是重要因素；最后，肿瘤患者久病、多脏受损，而血瘀形成后，有形之物阻滞经络，使五脏六腑赖以相互依存、相互联系的经气无法正常运转，会加重脏腑功能紊乱，正气内虚之象更甚。所以，我们在临床中会见到患者气短乏力、自汗懒言、面色㿠白、癌肿包块、疼痛（呈持续性、部位固定、得温不减）以及肌肤甲错，唇舌紫暗或见瘀点、瘀斑等气虚血瘀的表现。

正气内虚可导致瘀血内生，瘀血又会进一步损伤机体的正气，两者相互作用而形成一个恶性循环，其证候一旦形成，则气虚是其本，血瘀为其标，二者互为因果，构成本虚标实、虚实夹杂的病理特点，这也可能是肿瘤患者病情进展、治疗困难的重要原因之一。

二、益气活血法的临床观察和科研基础

（一）气虚血瘀证在肿瘤患者中普遍存在

通过长期的临床观察，肺癌、消化道肿瘤、乳癌等常见肿瘤中气虚血瘀证发生率均有临床报告，如王笑民教授报道47.1%的肿瘤患者存在气虚血瘀证。王禹堂等对260例肿瘤患者的血瘀证进行了研究，结果表明血瘀证是肿瘤患者，尤其是晚期及特殊病种（肺癌、食管贲门癌）患者中普遍存在的中医证型。肺癌患者出现血瘀证的比例高于其他类型的恶性肿瘤，占60.2%，其最常见的兼证为气虚证。放疗、化疗可加重肿瘤患者气虚血瘀证的表现，29例接受化疗患者的气虚血瘀证比例由化疗前的38%上升到疗后的72%。晚期肿瘤患者血瘀证的出现机会明显高于非晚期患者，Ⅲ期、Ⅳ期肿瘤患者气虚血瘀证的比例明显高于Ⅰ期、Ⅱ期患者。带瘤患者（原发灶未切除或存在转移的患者）血瘀证的比例明显高于不带瘤的患者。晚期以及存在血瘀证患者的血液流变性异常程度明显高于非晚期或非血瘀证患者。

（二）气虚血瘀证的本质

中西医结合防治肿瘤的研究已充分证明，气虚证与人体免疫功能低下、内分泌紊乱有密切关系；血瘀证与人体血液凝固系统异常、微循环障碍、血液高凝状态有必然的联系。我们对气虚血瘀证的病理机制进行了初步研究，发现气虚血瘀证肿瘤患者的全血黏度、血浆黏度、纤维蛋白原等指标显著高于非气虚血瘀证患者；气虚血瘀证患者同时出现血液流变学及免疫学指标异常的机会显著大于非气虚血瘀证；肺癌气虚血瘀证患者的血栓素Bz（TXBz）及纤维蛋白原显著高于正常值，而其T辅助细胞与T抑制细胞的比值（Th/Ts）以及NK细胞的活性低于正常值。由此可见，血液高凝状态及免疫抑制状态是肿瘤气虚血瘀证的重要病理基础，与肿瘤发生、发展、复发、耐药及转移存在密切联系。

（三）临床疗效及作用机制研究

郁老团队研发的有益气活血作用的固本祛瘀汤和固本抑瘤系列方，在临床应用中取得良好疗效，经证实益气活血法在临床中的作用包括：①改善患者疼痛、舌瘀斑、爪甲皮肤色素沉着等血瘀证的症状和体征；②减少气虚血瘀证的出现机会；③降低晚期非小细胞肺癌的 6 个月转移率，提高化疗的近期有效率；④改善患者的一般状况，提高生活质量；⑤减轻化疗的不良反应，提高化疗完成率。

同时，我们也注意到益气活血法对免疫及血液流变学指标的改善作用及对动物肿瘤的直接作用，具体结果：①能改善患者的纤维蛋白原、血浆黏度、血小板黏附率、血栓素 B_2 等血液流变学指标；②对患者 T 辅助细胞与 T 抑制细胞之比值（Th/Ts）及 NK 细胞活性均有不同程度的提高作用；③对 La795 瘤株、U14 瘤株的抑瘤作用均超过 30%；④对实验动物的生命有延长作用，生命延长率超过 30%；⑤能提高荷瘤动物的免疫功能，表现在 NK 细胞活性、红细胞免疫功能、淋巴细胞活化率、巨噬细胞吞噬活性等免疫指标均有不同程度地提高。

近年来，临床研究表明固本抑瘤 II 号（GY）治疗晚期三阴性乳腺癌（TNBC）具有化疗增效作用，能提高患者 5 年生存率，提高生活质量。实验研究发现 GY 能抑制 TNBC 生长、转移，延长小鼠荷瘤生存时间，增强化疗效果，与抑制乳腺癌细胞肝素酶表达、mTOR 通路自噬、FGF 信号通路、VEGF 表达等有关。此外，我们的最新研究显示 GY 有抑制 TNBC 细胞摄入外泌体的作用。目前研究结果表明：GY 对 TNBC 原位瘤及肺转移有抑制作用，与抑制血管生成及外泌体摄入有关。

所以，益气活血法的研究发现不仅能改变荷瘤机体的免疫功能及高凝状态，而且可能与干预肿瘤细胞与微环境对话、抑制血管生成、外泌体摄入、FGF 信号通路等细胞、分子水平相关。

三、临证经验

益气活血法广泛应用于中医临床，针对肿瘤患者气虚血瘀证的特点，异病同治、辨证与辨病相结合，郁老提出并总结了肿瘤患者益气活血法的临证经验，包括治疗的时机、药物和比例的选择、活血化瘀药物应用、配伍和兼夹证等方面，明确指导临床，而用药灵活，不拘一法一方，对我们中医临证具有很好的实践指导意义。

（一）治疗时机

首先应以辨证为基础，即"有是证，用是药"，发现有气虚血瘀证即可应用益气活血法。对于接受过放化疗的患者、中晚期肿瘤患者，有乏力、纳差、舌质瘀斑、舌下脉粗张、指甲色素沉着等症状，即可应用益气活血法。其次，亦可于诸症出现之初，或放化疗同时预防性应用，以减轻化疗、放疗的不良反应，提高疗效。对于术后存在一定气虚血瘀证征象而复发转移的风险又较大的肿瘤患者，如Ⅱb期乳腺癌、Ⅱ期低分化肺腺癌及鳞癌等，也可以应用以降低复发转移风险，其中蕴含了中医既病防变的治未病思想，也符合中医"各审其所属而司其治也"的治疗原则，探求病机和症状的所属关系。

（二）药物和比例的选择

益气活血法治疗肿瘤最关键的问题是选择什么样的益气药和活血药，益气药用量及活血药用量的比例也是成败的关键。益气药的选择，原则上是既要选择能提高细胞免疫功能又能调理肺脾肾脏腑功能的益气药为君药，如生黄芪、人参、淫羊藿、白术、茯苓、薏苡仁、山药、枸杞子、女贞子、山萸肉等；活血药则选择已证明对肿瘤细胞有抑制作用的，而且对免疫系统功能无明显抑制的活血化瘀药，如莪术、鸡血藤、苏木、姜黄、郁金、川芎、茜草等。益气药的用量应大于活血药（7:3～6:4），这样才符合"气行则血行"的益气活血法的根本宗旨。其中补气药郁老首推生黄芪，因其"其补气之功最优，故推为补药之长"。

如果没有采取有效抗肿瘤的治疗（化疗或生物靶向治疗）时，则要加上已证实有抗肿瘤作用的中药。选择活血化瘀药物时，应避免应用对免疫系统有较强抑制作用的中药，如果不得不选择免疫抑制药物，就更应注意加强扶正固本中药的选择应用。当然，部分中药对于免疫系统具有双向调节作用，我们不能拘泥于某一单药的单独药理作用，这不符合中医思维，更重要的是根据病机辨证用药，发挥配伍协同增效的作用。

（三）活血化瘀药物的应用

活血化瘀药具有和血、活血、破血作用，养血和血药如鸡血藤、当归、赤芍、茜草、丹参等；活血行气药如川芎、元胡、苏木、郁金、姜黄等；破血消癥药如土鳖虫、水蛭、虻虫、三棱、莪术等。根据血瘀证程度不同合理选用药物，而破血消癥药往往会攻伐耗气伤正，应用时一定加强补气扶正药物，元气既旺，必能鼓舞活血化瘀之力以消癥瘕。

同时，要根据血瘀证的部位配伍引经之品，以擅达病位，增强药效。病在上者活血药多配川芎等上行走窜之品，取其善达头面之功；病在络者用蒲黄、五灵脂等；病在下者用桃仁、红花、莪术、三棱、当归尾、泽兰、刘寄奴等下焦活血之品；病在腹者，多用归尾、水蛭、三棱、莪术等祛瘀通络之属。

肿瘤患者血瘀证的特点，第一是兼夹证多，夹虚、夹热、夹痰、夹寒、夹湿、夹饮；第二是变证多，可有出血、发热、精神神志异常、上腔静脉压迫综合征、血栓形成等；第三是肿瘤患者血瘀必夹"毒"，而不是单纯血瘀证，应用清热解毒法可以减轻瘀血症状；第四是肿瘤患者血瘀证因虚致瘀，因瘀重虚，缠绵难愈，病情反复；第五是肿瘤患者血瘀证和患者的精神情志密切相关，情绪乐观，情志调畅有助于血瘀证的改善。所以，临证时面对复杂证候一定要抓住主症、病机，视其轻重缓急，圆机活法，直指要害，才能效如桴鼓。

（四）益气和活血的主次、兼夹配伍

由于气虚、血瘀的主次、轻重、缓急不同，且兼夹亦异。郁老临证施治亦多有兼夹照顾，灵活应用。根据"血实宜决之，气虚宜掣引之"的治疗原则，掌握补泻主次，以气虚与血瘀的主次、轻重，决定益气与活血的孰轻孰重，或补泻并重，或以补气为主，或以活血为主。给患者用药后也要仔细观察患者病情的变化，气虚明显，药后不变或加重，则要增强黄芪等益气药的用量，酌减活血药；患者体强瘀滞明显，则少用黄芪，加用活血行气之品，不可一概而论。

当癌毒邪盛病进时，要加强抗癌解毒中药，配伍时佐以既有行气、活血作用，并有一定归经趋向的药物如香附、川楝子、元胡、降香、乌药等，要重视顾护脾胃，方中使以焦三仙、鸡内金、砂仁，开脾胃运化，则元气通达，尤其是鸡内金"能化瘀血，又不伤气分，尤适于气分虚甚者"。

四、知常达变，守正创新

我们研究益气活血法已经二十余年，随着生活条件和社会环境的改变，人的体质也在不断变化，现代医疗手段也越来越丰富，单纯气虚血瘀证在临床中的比例也在发生变化，不是说气虚血瘀证减少了，它在肿瘤患者中仍旧是普遍存在的，只不过变得更加复杂和隐蔽，我们要透过现象看本质，抓住病机。随着人们的饮食结构改变和运动量减少，临床中脾虚为主、痰湿阻滞的患者增多，临床常见舌质胖大紫暗伴有齿痕，这时益气要以健脾益气、健脾利湿为主；现代人社会和家庭压力增大，肿瘤患者精神焦虑抑郁状态普遍存在，辨证要充分兼顾气郁，配伍疏肝解郁之品。近几年，我们对"癌毒"的研究也不断深入，也认识到"癌毒"既是病理结果，也是发病病因，更是肿瘤反复进展、远期复发的因素之一，符合伏邪发病的特点，所以在益气活血法基础上要配合辨"毒"施治。总之，临床证型结构在不断变化，我们要进一步深入探讨和研究，气虚血瘀复合证型在增多，所以我们要知常达变，现在开展的益气活血解毒法、益气活血利水法等都是研究的拓展，守正创新才能不断进步。

五、验案举隅

钟某，女，44岁，2006年4月发现右锁骨上淋巴结肿大，手术病理报告为转移性腺癌，其后接受4个周期化疗，未见明显效果，肺部肿物增大，穿刺活检证明为肺腺癌，于2007年4月18日行局部切除术，病理同前。术后化疗数次，于2008年8月发现肺内扩散，两上肺见点片状病变，2008年10月8日CT示病变略见增大，10月19日初诊。现症见：头晕，头沉，不咳无痰，心情压抑，眠差，有时畏寒怕冷，血压偏低BP88~90/60mmHg，舌质暗胀，薄黄苔，脉沉细小滑，尺弱。

中医辨证：气亏阴虚，瘀毒内结。

治法：益气固本，解毒化瘀。

　　方药：生黄芪 30g，太子参 15g，沙参 12g，麦冬 10g，五味子 10g，鸡血藤 12g，女贞子 10g，草河车 12g，白英 18g，龙葵 20g，白花蛇舌草 30g，鸡内金 8g，砂仁 8g，山海螺 10g，高丽参 6g，冬虫夏草 6g（后二味另煎）。

　　另加固本消瘤胶囊，每服三粒，一日两次。

　　二诊（2008 年 11 月 1 日）：患者晚期肺癌，双肺转移，虽做过多次化疗均未见效，加之因家庭问题烦恼，经常情绪波动，心情抑郁，头痛头晕，极度乏力，肢凉怕冷，经中药治疗后精神好转，头晕见轻；舌质暗胀，薄白苔，脉沉细小滑，尺弱。因时有畏寒，头痛，故方改为：生黄芪 30g，炮附片 3g，细辛 3g，鸡血藤 12g，女贞子 10g，草河车 12g，太子参 15g，白英 18g，龙葵 20g，白花蛇舌草 30g，鸡内金 8g，砂仁 8g，山海螺 10g，石上柏 15g，徐长卿 12g，高丽参 6g，冬虫夏草 6g（后二味另煎）。另加固本消瘤胶囊，每服三粒，一日两次。

　　三诊（2008 年 11 月 20 日）：患者情绪波动，心情抑郁，头痛头晕，极度乏力，怕冷好转，上方去山海螺、石上柏、徐长卿，加枸杞子 10g，白术 10g，淫羊藿 10g，无花果 10g。

　　按语：此例为肺腺癌，中药治疗前已有双肺转移及右锁骨上淋巴结转移，说明已属晚期，患者有情绪波动，心情抑郁，原看心理医生每周一次，来看中医后，则首先予以心身并治，辅以情志调理，鼓舞斗志，同时根据临床表现辨证为气血双亏，以气虚、阴虚为主，但内有瘀结癌毒，故一直坚持扶正与祛邪相结合原则，扶正以益气固肾为主，久病阴损及阳，有时有阳虚表现，畏寒怕冷，血压偏低，故予附片、细辛等辛热温阳之品，并予以大补元气的高丽参及温补肺肾的冬虫夏草炖服，患者精神、食纳、一般情况一直保持在卡氏评分 90 分，肿瘤方面治疗后半年复查稳定，说明已得到控制。患者临床证候复杂，可以气阴两虚，本例则有气亏阳虚、瘀毒内结的表现，中医仍应辨证施治为主，不能拘泥于气虚血瘀，本案患者之后一直是中医治疗，未再用化疗药等。不幸的是，此患者 2 年后因家庭婚姻变故，经济来源中断，不能继续中医药治疗，加上精神打击而崩溃，病情急骤发展终而不治，这也说明中医辨证施治使气血阴阳平衡是病情稳定的关键。

（于　洁）

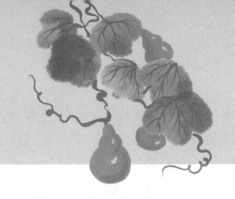

全国名老中医药专家沈敏鹤浅谈"心治为君，药治为将，食治为相"之肿瘤治疗观

专家介绍

沈敏鹤，主任中医师，专业技术二级，教授，博士生导师，全国老中医药专家学术经验继承工作指导老师，浙江省名中医，国家优秀中医临床研修人才。曾任中华中医药学会理事、肿瘤分会副主任委员，中国抗癌协会传统专业委员会常委，浙江省中医药学会肿瘤分会主任委员，浙江省抗癌协会理事、中医肿瘤专业主任委员。从事肿瘤治疗和研究30余年，师承省国医名师吴良村教授，运用"益气养阴"法治疗常见恶性肿瘤，提出肿瘤术后和维持治疗阶段"虚""瘀""郁"的病机特征，并运用"益气、行血、疏肝"法来治疗，擅长结直肠癌、胰腺癌、脑癌、卵巢癌等疾病的治疗。国家"治未病"重点学科带头人，浙江省中医肿瘤维持治疗学重点学科带头人，浙江省教育厅"消化道肿瘤中西医结合防治创新团队"负责人，浙江省教育厅"中医人才培养创新实验区"负责人，浙江省重点创新团队"常见实体肿瘤综合诊治科技创新团队"核心成员。主持国家自然科学基金、国家行业专项、科技部十一五专项和浙江省自然基金等课题二十余项，获省科技进步奖2项、中医药科技创新奖5项，在国内外发表论文百余篇。

导语

恶性肿瘤是全球面临的重大健康问题之一，随着人口老龄化和生活方式的改变，恶性肿瘤的发病率和死亡率呈现上升趋势，成为目前医学研究和临床实践的重点，而肿瘤虽然生长于局部，但属于全身性疾病。中医学从整体观念出发，强调"天人合一"，通过调整人体阴阳、气血、脏腑功能来纠正偏颇，通过调整患者的心理和饮食来自治，故中医乃治"病的人"，西医为治"人的病"。沈师主张"中西互补，提高疗效"为目标，重视脉诊，方从脉出，参合他诊，随证加减，提出了"心治为君，药治为将，食治为相"的治病理念。笔者有幸跟诊学习，聆听教诲，体会总结如下。

一、心治为君

《素问·痹论》曰："静则神藏，躁则消亡。"《三因极一病证方论》中记载："七情者，喜、怒、忧、思、悲、恐、惊是。若将护得宜，怡然安泰，役冒非理，百疴生焉。"可见情志因素致病的重要性。"人有五脏化五气，以生喜怒悲忧恐"，情志过极，反伤五脏气机。人于社会，环境多变，耳目所及，惑乱心意，气血不宁，五脏乃争，疾病乃起。神乃阳使，神气不足，精神颓废。神与形衰，安能不病？神与形去，安能生乎？故治病必先治神，若病至"神不使"时，必不可治。沈师临证望神了性，切脉知血，常言"脉为血脉，气血为先"，人生不过气血，性急之人气散，忧郁之人气滞，均能影响正常气血运行。由于肿瘤特殊的疾病性质，肿瘤患者心理复杂，常常会形成四类恐惧和担忧，第一是对肿瘤，第二是对治疗的不良反应，第三是对定期复查，第四是对高昂的治疗费用。这种恐惧和担忧常常影响着疾病的治疗进程和疗效。所以，如何进行因人而异的心理干预，使患者保持积极的心态，是医者的职责所在，故西医有"有时是治愈，常常去帮助，总是去安慰"和古人有"三分药治，七分心治"之言，沈师结合近三十余年的肿瘤治疗体悟，提出"心治为君"。

（一）医患相得

沈师常言《素问·汤液醪醴论》曰："病为本，工为标，标本不得，邪气不服。"病不仅指患者，也包含了精神神志、病因病势等；工不仅指医生，也包括了治疗方案、调护措施等。标本相得，主要是指医生的人文关怀、治疗调护，要与患者的病情、神机相契合，也包括医患的相互信任、配合。标本相得，正复邪去，病可愈也。相反，标本不得，邪气不服，治而无功。故医有仁术，患者信任，此乃相得。仁者，医生要有恻隐之心，为患者着想；术者，医生要读经典、勤临床、善总结，提高疗效。

（二）重视神明

"心主神明"最早见于《素问·灵兰秘典论》，"心者，君主之官，神明出焉"，将"心"的范畴扩展到藏象学说中，提出了心主神明。《灵枢·邪客》言："心者五脏六腑之大主也，精神之所舍也。"在中医整体观指导下，中医学概念中的"心"是功能心、系统心。心主血脉、主神明，在志为喜，心与其他系统之间存在紧密联系。沈师认为情志既是致病因素，也是治病之"药"。肿瘤作为慢性疾病，基于其治疗变化多、周期长、不良反应大和费用高等特性，需要患者有充分的心理准备和良好的身体素质，除了中医的扶正解毒治疗外，通过望诊知其神，通过切诊知其情，结合闻诊、问诊，不致有偏。再运用情志相胜法、从欲顺志法、劝说开导法等调其心，顺其意，开其结，励其志，克其难，才能安其体。

（三）形神并调

中医学"形神并调"的养生防病理念经过几千年的实践应用，时至今日仍发挥着积极的疗效，护佑着人们的身心健康。沈师认为，适当的锻炼对于身心健康具有重要作用，如太极拳、八段锦、易筋经、气功等导引功法的应用。沈师认为动静相合，首推太极拳。太极拳运动所追求的是精、气、神的不断生化，是练精化气、气化成神、神能聚气、气能生精相辅相成的过程。正是在三者互为因果的不断转化中，加速了人体的新陈代谢，培育了人体的生命力，增强了人体抵御疾病的能力和信心。沈师重视天人相应，除了打太极，还倡导患者通过禅修、抄经等方法平心降躁，耐心面对疾病，积极生活，也常言"旅行是最好的良药，带着快乐前行，把疾病与烦恼抛在身后"。《黄帝内经》云："喜则气和志达，荣卫通利。"故天人合一，形神并调才能更好地提高机体的自我调节能力，有利于疾病的康复和身体的久安。

二、药治为将

现如今，西医治疗肿瘤是根据肿瘤的细胞周期、生长转移特性和疾病分期来制定治疗方案，很难兼顾患者的体质，故而常常因为不良反应而不得不终止治疗。作为中医，不反对西医的治疗手段，但是必须遵循"衰其大半而止"的治疗原则，求"邪去正安"之目标，绝"过则死"之患。所以，中医必须针对西医的不同治疗阶段，采取相应的治疗手段。譬如手术后的功能恢复、化疗后的胃肠功能康复和气血补充、放疗后的清热解毒和气阴补充等。中晚期肿瘤容易复发转移，影响生命，中医必须遵循"有胃气则生""养正积自除"的指导原则，坚持"慢病守中""适时祛邪"和"随症加减"的原则，达到预防复发转移和与瘤共存的目的。"将"者，《说文解字》有云"帅也"，本义为将领、带兵的人，引申为扶持、扶助。沈师认为，西医的手术、化疗、放疗等治疗手段发挥着"斩首治疗和清剿治疗"的将帅作用，但其所引起的不良反应会影响疾病的治疗进程，故中医的"增效解毒，适时祛邪，随证施治"发挥着"灾后重建"的重要作用，此乃"将"也。

（一）慢病守中

沈师认为，对于手术带来的器官缺失、脏腑功能失调，化疗带来的消化道反应、骨髓抑制、手足综合征以及肝肾功能损伤，放疗带来的放射性炎症，靶向治疗带来的皮肤和黏膜损伤等，西医缺少有效的治疗手段，而中医有其所长，治之可相得益彰。沈师认为，这些治疗所带来的损伤，多与脾胃、气血相关，在中医证候方面以"虚"和"升降出入失常"为特征，故治疗以"守中"为法，达"健脾胃生气血，复升降能出入"之目的。

《金匮要略心典》言："中者，四运之轴，而阴阳之机也。"脾之与胃，互为表里，位于中焦，升清降浊，生化气血，灌溉四旁，是其他脏腑发挥功能的基础。故沈师在治疗肿瘤时强调慢病守中，宗仲景、东垣、子益之意，守其法，择其方，用其药，彰其效，收其功。故脾胃虚用建中、香砂六君、参苓白术；寒用理中，有热加黄连少许；痞而寒热错杂用半夏泻心；陷下用补中或升陷汤；气逆而暖用旋覆代赭；气逆而呕用生姜泻心；嗳气食臭用甘草泻心；苦眩用小柴胡；便秘气滞用厚朴七物；热用承气或泻心；寒用附子泻心，并结合运气与时令加减用药，求中气来复，病方可愈。

（二）安未受邪之地

"安未受邪之地"出自叶天士《温热论》，其曰"若斑出热不解者，胃津亡也。主以甘寒，重则如玉女煎，轻则如梨皮、蔗浆之类。或其人肾水素亏，虽未及下焦，先自彷徨矣，必验之于舌，如甘寒之中加入咸寒，务在先安未受邪之地，恐其陷入易易耳"，是"治未病"理论在临床的具体运用，而"治未病"理论源自《素问·四气调神大论》的"圣人不治已病治未病"和《素问·玉机真脏论》的"肝受气于心，传之于脾"，以及《难经·七十七难》的"所谓治未病者，见肝之病，则知肝当传之于脾，故先实脾气，无令得受肝之邪"。

当下，肿瘤的治疗除了治其本病，必须考虑肿瘤容易复发、转移的特性，而转移的途径不外乎血液、淋巴和局部浸润。如何运用中医"治未病"的理念来降低肿瘤患者的复发、转移是我们肿瘤医务工作者的职责所在。沈师运用"安未受邪之地"思想，常药先于症，如用疏肝法预防肝转移、补肾法预防骨和脑转移、化痰法预防肺和淋巴转移等，临床均收到了可喜的疗效。

（三）适时祛邪

现如今，肿瘤的治疗包括四个阶段：一是早中期肿瘤的根治性治疗；二是中晚期肿瘤的姑息性治疗；三是晚期肿瘤、老年肿瘤和复发性肿瘤的对症治疗；四是肿瘤康复期的维持治疗。西医学的快速发展已经逐步替代中医的祛邪治疗，但对于晚期肿瘤和老年性肿瘤，患者不能耐受手术与化疗，对于康复期的肿瘤患者，西医只能复查与观察，没有具体的治疗手段。所以，如何扶正与祛邪，提高晚期肿瘤和老年性肿瘤的生存质量和生存期，如何防止康复期肿瘤患者的复发转移是中医的优势所在。

春来阳气升发，万物生长；冬至阴气至盛，阳气微弱，不能固摄。中医学认为"邪之所凑，其气必虚"，此乃人体之虚。而人处天地之间，自然界的阴阳变化影响着人体的阴阳，故常人顺应自然而不病，而患者则需要调整阴阳偏胜，使之符合自然的变化，方能防病，此乃扶正以祛邪也。中医尚有"邪去正安"，故"祛邪"包括引起肿瘤的各种病因，如气滞、血瘀、痰湿、热毒、癌毒等，治疗上采用"有其因者去其因，无其因者补其虚"的原则。对于带瘤患者，扶正与祛邪并进，达到"扶正以抑邪，祛邪以匡正"，以平为期，与肿瘤保持一个相对稳定的状态，与瘤共存。沈师常根据不同肿瘤的致病特性，或化痰，或化瘀，或散结，或化湿。用药上，如乳腺癌常辅以漏芦、露蜂房；宫颈癌、膀胱癌常辅以二妙丸、国老散、米仁、土茯苓；卵巢癌常辅以红藤、大黄、皂角刺；消化道肿瘤常辅以藤梨根、水杨梅根、虎杖根、野葡萄根；脑肿瘤常辅以都梁丸、牵正散、蛇六谷；肺癌常辅以蜈蚣、海蛤壳、泽漆；甲状腺癌常辅以山慈菇、夏枯草；肝癌常辅以全蝎、生牡蛎、西黄丸；胰腺癌常辅以大黄、虎杖根、鸟不宿；鼻咽癌常辅以白茅根、露蜂房；淋巴结转移辅以消瘰丸，力求祛邪有度，勿使太过，邪去正安。

（四）随证加减

肿瘤的形成，非一朝一夕所致，其形成往往是由微妙的量变而逐渐到质变，其消失也需要经过量变才能达到质变。沈师认为病有其本，症有不同，治要求本，随证加减。

人生不过气血，性急之人气散，忧郁之人气滞，均能影响正常的气血运行。沈师调气不但在于舒畅气机，同时注重运用"虚则补之，实则泻之，郁则达之，结则散之，逆则降之，陷则举之，脱则固之"的方法进行治疗。在肿瘤临床治疗中，根据肿瘤患者"气虚血瘀"的病变特征，确立了以益气行血为治则，以益元汤和桂枝茯苓丸为基础方，总结出益元桂枝茯苓汤治疗"气虚血瘀"类肿瘤患者，能够提高患者的机体抵抗能力，抑制肿瘤的生长，延长肿瘤患者尤其晚期肿瘤患者的生存期，提高生存质量。对于肿瘤治疗过程中出现的如三系减少、手足综合征、恶性胸水与腹水、疼痛、发热、烘热等症状，在求本的基础上，随症加减用药。譬如患者出现胸水，《金匮要略》言："咳逆倚息，短气不得卧，其形如肿，谓之支饮。"沈师认为水为阴邪，非阳气无以温化，常以水饮在上用小青龙汤，在中用苓桂术甘汤，在下用真武汤、五苓散，在表用五皮饮、防己黄芪汤治之，症状好转后，再图治水饮生成之源。

三、食治为相

中医食疗源远流长,《黄帝内经》云:"大毒治病,十去其六;常毒治病,十去其七;小毒治病,十去其八;无毒治病,十去其九;谷肉果菜,食养尽之,无使过之,伤其正也。"肿瘤患者存在异常的能量消耗,营卫乏源,故在治疗肿瘤时,食疗在肿瘤患者的治疗和康复中起着不可替代的作用。合理采用食治,既能保证肿瘤患者足够的营养,又可调整机体的阴阳平衡,改善患者体质,提高生存质量,使肿瘤治疗得以顺利进行,可以获得一举多得的效果。沈师认为,"安身之本资于食",对于肿瘤患者而言,合理的饮食调护发挥着"相"的重要作用。

(一)饮食自倍,肠胃乃伤

世界卫生组织曾指出,肿瘤是一种生活方式疾病,约有30%的肿瘤疾病可归因于不健康饮食。"食复"概念从提出距今已有两千余年的历史,却未引起足够的重视。纵观现代人之饮食习惯,或饮酒无度,或贪凉饮冷,或暴饮暴食,或饥饱失常,或嗜食肥甘厚味,或过食瓜果,均可导致脾胃损伤,运化失常,气血生化乏源,中气亏损,正气不足。如《医学正传》所言:"饥而即食,渴而即饮,此造化之理也。饥不得食,胃气已损,脾气已伤,而中气大不足矣。"

肿瘤患者多采用西医综合治疗手段,当世之人普遍认为大病之后更需进补,往往进食鳖甲、燕窝等滋腻之品,殊不知会徒增脾胃负担。沈师认为,脾胃的调治不在于药物,要遵循《难经》所云"损其脾者,调其饮食,适其寒温"。肿瘤患者治疗过程中或康复期,若予肥厚难消之品,只会使脾胃更虚,正如《素问·痹论》云"饮食自倍,肠胃乃伤"。沈师认为手术、化疗之后,属大病初愈,宜初食糜粥清淡之类以养脾胃之气,渐至稠厚甘醇,荤素调配,饥饱有度,徐徐图之,莫犯食复。

(二)合理饮食,三因制宜

沈师认为肿瘤的产生、复发与不合理饮食密切相关,"有胃气则生,无胃气则亡",西医多途径的治疗手段最常见的不良反应是损中,表现为脾胃的升降失司。江南卑湿之地脾胃多虚，而喜食过食生冷食品则伤中。沈师饮食谨遵"三因制宜"，即因个人体质、地域、节气不同，顺天时，合地域，择膳食。故善治者，善于根据春生、夏长、秋收、冬藏之理治病延年，更深谙不治已病治未病之道。一方水土养一方人，饮食宜"入乡随俗""因地制宜"。四季轮转，春季初阳渐生，宜食芽菜、山药等甘温之品省酸增甘，以养脾气；长夏湿热交蒸，可食冬瓜、丝瓜等淡渗之类利尿化湿；秋季天干物燥，宜增酸减辛，多吃萝卜、百合、梨、银耳等食物，有助于生津润燥；夏季阳盛于外而虚于内，脾为阴中之至阴，与长夏之气相通，喜燥恶湿，不可过食苦瓜等苦寒之品，以防更伤内虚之阳；严冬阳盛于内而虚于外，温补适当，并常服萝卜之类行内盛之阳气。沈师善于"观物取象"，用精气学说、阴阳学说、五行学说分析"象"，并将"五运六气"的理论运用到平时的饮食用药指导，收效明显。

肿瘤患者常常合并有营养不良而导致术后死亡率、并发症发生率、放疗和化疗不良反应发生率升高，严重影响患者的生活质量，甚至缩短了生存期。研究表明：早期恶性肿瘤患者营养不良发生率达 15%～20%，中晚期恶性肿瘤患者营养不良发生率高达 80%～90%。胃气靠食物充养，改善食欲，才能使各种治疗得以正常进行，达到"治病留人"的目的。沈师强调患者平时可以麦芽、薏苡仁、白扁豆、萝卜、陈皮等健脾和胃；胃阴不足者予五汁安中饮少量频服，或铁皮石斛、芦根，徐徐图之，同时避免食用难以消化的食物。沈师认为，蛋白质的摄入固然重要，但需取之有度，西医讲究营养，中医更注重性味和个体差异。人有南北东西之别，脾胃有强弱之分，需铭记"五谷为养，五果为助，五畜为益，五菜为充"之理。

四、验案举隅

患者，男，72 岁，主诉为发现左肺恶性肿瘤 5 个月余。患者 2022 年 11 月 29 日于杭州市第一医院行 PET-CT 示左肺上叶下舌段见一不规则软组织肿块，考虑周围性腺癌，伴左侧胸膜局部浸润；前列腺 FDG 代谢不均匀增高；甲状腺 FDG 代谢增高；左侧肺门及肺门淋巴结肿大；FDG 代谢增高；全身多发骨质破坏，FDG 代谢增高，考虑转移；右肺下叶基底段磨玻璃结节考虑浸润腺癌。2022 年 12 月 3 日基因检测提示 EGFR exon21 c.2573T＞G p.L858R。

2022年12月9日予奥西替尼靶向治疗至今。

初诊（2023年5月13日）刻下症见：形体略丰，稍有咳嗽，夜寐不安，辗转反侧，腰骶右侧疼痛，以夜间为甚，大便数日一行，偏干；舌淡苔薄，脉细而弦。西医诊断：左肺恶性肿瘤Ⅳ期。中医诊断：肺癌（肝郁化火，痰浊阻滞）。就诊时开导其情志，指导其调息法及站桩。治以疏肝清热，理气通腑，通络安神为法。拟柴胡加龙骨牡蛎汤加减：北柴胡18g，黄芩6g，党参15g，姜半夏12g，制大黄9g，炙甘草9g，龙骨15g，牡蛎15g，蝉蜕6g，蜈蚣三条。14剂，水煎服，日1剂。

二诊（2023年5月27日）患者诉饮食起居规律，晨起调息站桩。刻下症见：夜寐较前好转，心情转佳，气息较前平稳，近期起卧时咳嗽明显，声音嘶哑，腰骶右侧疼痛较前略缓解，大便二日一行，偏干；舌淡苔薄腻，脉细。治拟以和解少阳，化痰通络为法。拟柴胡苇茎汤加减：北柴胡12g，黄芩6g，桃仁9g，鲜芦根60g，冬瓜子30g，薏苡仁30g，川楝子12g，延胡索12g，金荞麦30g，土鳖虫6g，鸡内金9g。14剂，水煎服，日1剂。

三诊（2023年6月10日）刻下症见：咳嗽、咳痰较前好转，夜寐安，偶有腰骶右侧疼痛，大便偏干；舌淡苔薄腻，脉细。继前方14剂水煎服，日1剂。

按语：本例患者为老年晚期肺癌患者，口服分子靶向药物治疗，发病乃由平素饮食不节，脾胃虚弱，加之情志不畅，肝脾不调，升降失常，腑气不通，内生痰湿，停滞于肺，久乃成积。病机为虚实相兼，错综复杂。治以疏肝清热，和解少阳，化痰通络，理气通腑，宁心安神为法，予柴胡加龙骨牡蛎汤、小柴胡汤、苇茎汤化裁，佐以抗癌散结、健脾祛风、通络止痛等药物，获得了较好的生活质量。沈师认为，世界凡人，理无不知，法无不明，而疾病之起，在于不规、不节、不舍，故防治疾病乃至肿瘤，要守"饮食有节，起居有常，不妄作劳，恬淡虚无"之教导，如能遵循生养之道，日久不废，如有所伤，知迷而返，合于"心治，药治，食治"之法，则能复归平衡，善始善终矣。

（徐海虹、陶方方、宋巧玲）

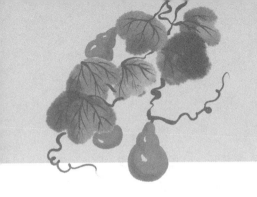

全国优才田建辉"通以治癌"理论
指导下肿瘤临床防治的探索与实践

专家简介

田建辉，医学博士，主任医师，博士生导师，博士后合作导师，上海中医药大学特聘教授，上海市中医医院肿瘤临床医学中心主任兼肿瘤一科主任，上海市中医医院肿瘤研究所所长，国家岐黄工程计划第五批全国中医临床优秀人才，上海市卫生健康委领军人才，上海市卫生健康委优秀学科带头人，全国首届中医药传承博士后。师承国医大师刘嘉湘先生，传承并构建道、法、术、理完备的"扶正治癌"学术思想体系。在"扶正治癌"学术思想指导下，长期从事中医药防治肿瘤转移的理论构建、临床与基础研究，创建了肿瘤转移核心病机"正虚伏毒"理论，丰富中医病机理论，拓展"扶正治癌"思想体系。此外，提出"调神治癌""通以治癌"观点，指导肿瘤转移的防治应用。在"扶正治癌"学术体系指导下，善于将中医药与放疗、化疗、生物等西医疗法相结合共同防治恶性肿瘤，尤擅呼吸道肿瘤、消化道肿瘤和妇科肿瘤。目前承担国家自然科学基金面上项目5项及上海市卫生健康委、上海市教委炎癌转化病证生物学前沿研究基地等科研项目多项，兼任国家食品药品监督管理总局新药评审咨询专家、科技部重点研发项目评审专家、国家自然科学基金项目评审专家、中国中医肿瘤联盟秘书长、中华中医药学会免疫学分会副主任委员、中华中医药学会肿瘤分会常务委员，以及上海市科技进步奖、上海市自然科学奖评审专家等。先后获上海中西医结合科学技术二等奖、上海市科技进步一等奖、上海市科技进步二等奖等7项。发表国内外科研论文160余篇，其中核心论文入选2019年中国科协优秀论文，SCI收录论文20余篇，发明专利6项。

🌸 导语

　　我国恶性肿瘤的发病率与死亡率居高不下，已成为威胁人民生命安全的主要病种。中医学以"天人合一"整体观以及"以人为本"辨治观为指导，在延长患者生存期、提高患者生存质量方面展示出明显优势，已成为我国恶性肿瘤综合防治体系的重要组成部分。田建辉教授从《易经》泰卦意蕴出发，传承《黄帝内经》精华，提出"通以治癌"理论，认为在以"正虚毒结"为核心的肿瘤病因病机演变中，正虚毒结基础上导致的"不通"是肿瘤发生发展的关键。治疗上应重视畅达邪毒，给邪毒以出路，从源头遏制恶性肿瘤。具体治疗上以"扶正蠲毒"为基本大法，同时注重机体"通态"的调节，并深入到"通"的三个层面，即窍、气、神。通过恢复机体通态，使得脏腑藏泄有度、气血经络畅达、神机调畅，促进肿瘤的预后转归。"通以治癌"理论的提出，为探索提高中医药防治恶性肿瘤疗效提供了新思路。

一、"通"乃生命之本

　　《周易·系辞》载："一阖一辟谓之变，往来不穷谓之通……穷则变，变则通，通则久。"人体作为一个有机的整体，其内部和外界之间能量与信息交换的通畅，是维持正常生命活动的基础。天地阴阳交互流通，才有可能生化万物，并使其得到养育和发展。中医学对"通"有着深刻的认识和应用。《素问·生气通天论》专论机体与自然界融合相通的规律："夫自古通天者，生之本，本于阴阳。天地之间，六合之内，其气九州、九窍、五藏、十二节，皆通乎天气。故圣人传精神，服天气，而通神明。失之则内闭九窍，外壅肌肉，卫气散解，此谓自伤，气之削也。"解释了天人合一，天人相通的重要性。《素问·上古天真论》载："女子七岁，肾气盛……二七天癸至，任脉通……月事以时下，故有子。"《灵枢·天年》载："血气已和，荣卫已通……乃为成人……人生十岁，五脏始定……血气已通，其气在下，故好走。"《灵枢·经脉》载："脉道以通，血气乃行。经脉者，所以能决死生、处百病、调虚实，不可不通。"这些都提示脏腑气血经络的畅通是人生长发育的根本。《难经》曰

"五脏不和，则九窍不通"，从五脏与九窍的关系出发，提示了九窍通畅的重要性。藏象学说认为，五脏是人体的中心，而气、血、精、津液是人体的物质基础，经络将脏与脏、腑与腑、脏与腑密切联系，外连五官九窍、四肢百骸，构成一个有机的整体。无论人与自然界的"通天""通神"，或脉道经络之通，或九窍通达，均强调"通"是机体生长发育和维持健康的根本，是养生瘳疾的关键。

二、肿瘤发病，咎由不"通"

肿瘤"有形"实积的形成，始于功能失调之"无形"阶段，经历了"无中生有"的过程。其中不"通"是肿瘤发病的核心过程，具体表现为"形"与"神"之不通。

（一）"形"之不通

《圣济总录》曰"瘤之为义，留滞而不去也"，《黄帝内经》《难经》多以"积""聚"来命名肿瘤。从中医学角度理解，肿块的形成无非是血瘀、痰凝、毒聚与水停。这些有形实积的形成均是在脏腑经络失用的基础上，引起气血津液代谢障碍，进而引起气道、血道、水道阻滞不通，又反过来影响到脏腑功能，进一步加重气血津液的敷布和代谢障碍，进而导致正虚邪毒稽留。因此，气、血、水道不通这些"形"之不通是肿瘤发生发展的关键。《灵枢·五癃津液别》载："阴阳气道不通，四海闭塞，三焦不泻，津液不化。"《素问·调经论》载："血凝泣，凝则脉不通。"《素问·缪刺论》载："今邪客于皮毛，入舍于孙络，留而不去，闭塞不通……而生奇病。"《伤寒论》曰："若三阴三阳五藏六府皆受病，则荣卫不行，府藏不通则死矣。"皆表明"形"之不通是肿瘤发病的关键。

临床上"形"之不通常表现为：肺气不通可引起咳嗽、咯痰、气喘、气短等；心气不通可引起真心痛等；肝气不通可引起情绪抑郁、烦躁易怒、胁肋胀痛等；肾气不通可引起少尿、水肿等；脾气不通可引起食少、腹胀、消瘦等；胃气上逆可引起胃脘胀满、嗳气、反胃、呃逆等；胆腑瘀阻可引起胁腹疼痛、黄疸等；膀胱闭塞可引起癃闭、关格等；肠腑不通可引起便秘、结胸等。上焦为心、肺之所居，常见的癌肿有肺癌、纵隔肿瘤等。机体通过肺与外界相通，应保持肺气通畅。上焦不通，易致宣肃失职，久则形成肺癌，而百脉皆朝会于肺，各种邪毒皆可经由脉道播散至肺，故常见各种肿瘤的肺部转移。中焦为脾、胃、胆、肠之所居，为气机升降之枢纽，脾气主升，胃气主降，脾胃之气的升降相因，出入有序，才能维持全身气机调畅。中焦脏腑大多有孔道与外界相连，如胃、食管、胆囊皆为空腔脏器，宜常保持通畅状态。中焦不通，脾胃升降失常，可致各种消化道恶性肿瘤，常见肿瘤有胃癌、胆囊癌、食管癌、胰腺癌等。下焦为肝、肾、大肠、小肠、膀胱、子宫之所居，通过魄门、尿道、产道与外界相通，其功能特点为"下焦如渎"，为排除体内代谢废物的主要通路，也是促进癌毒排出的主要途径。下焦不通，常见肝癌、肾癌、直肠癌、膀胱癌、子宫癌、卵巢癌等。

（二）"神"之不通

《灵素节注类编·卷八》载："盖神无形而气有形，神者气之体，气者神之用，故气和则神定而安，神动则气乱不顺。"患者的精神心理状态与肿瘤发病的关系极大，临床上以负性情绪表现为主。不良的情绪刺激和心理波动可通过下丘脑－垂体－肾上腺（HPA）轴促进糖皮质激素大量释放，进而对机体免疫系统产生抑制作用（例如引起淋巴器官的萎缩、诱导 T 和 B 淋巴细胞的溶解、抑制抗体以及细胞因子的产生和释放、降低自然杀伤细胞的活性等），最终导致免疫系统的免疫识别及免疫杀伤能力减弱，从而导致肿瘤的发生和发展。

三、畅达邪毒通路，通以治癌

综观有关古籍记载，历代医家已经注意到机体"通"之重要性，在治疗方面也积累了丰富的经验。《素问·至真要大论》载："谨守病机，各司其属，有者求之，无者求之，盛者责之，虚者责之，必先五胜，疏其血气，令其调达，而致和平。"其强调无论虚证实证，治疗的重要目的皆是使血气条达。西医学研究也表明，与外界直接连通的脏器肿瘤预后较好，外泄出路是否通畅与预后有一定的相关性，充分说明了"通以治癌"对延长患者生存期的重要性。因此，基于历代记载和临床经验，田建辉提出了"通"态在肿瘤发病中的重要性，认为在以"正虚毒结"为核心的肿瘤病因病机演变中，正虚基础上导致的各种"不通"是肿瘤发生发展的关键，导致脏腑功能紊乱，藏泄失序，进而引起经络气血不通，气、痰、瘀、毒稽留。而气、痰、瘀、毒的稽留，又会进一步导致气血经络的不通，最终形成癌积。"不通"既是病理产物，又是病因病机，贯穿了肿瘤发生发展的全过程。因此，田建辉提出"通以治癌"理论，并将"通"的状态深入至"窍、气、神"三个层面，强调九窍通利、气血畅达、神机畅达的重要性，旨在达到"以通为补"的目的，进一步提高扶正治癌的疗效。

（一）窍通

人有九窍与五脏六腑相通连，其功能状态反映脏腑经络的内部稳态，九窍畅通则提示脏腑功能正常无病。《难经》曰："肺气通于鼻，鼻和则知香臭矣。"《金匮要略·脏腑经络先后病脉证》强调临证时"勿令九窍闭塞"。此外，窍的范畴不应局限于眼、耳、口、鼻、二阴等狭义的"九窍"，亦应包含元真通畅之道及腠理，即以"九窍"统括遍布机体上下、内外、经络、脏腑、四肢百骸的沟通机窍。"九窍"的开阖启闭，是"元真之气"升降出入畅通协调的关键所在。正如张景岳所云："窍为门户要会之处，所以司启闭出入也。"李东垣的《脾胃论》载："脾为至阴，本乎地也。有形之土，下填九窍之源，使不能上通于天，故曰五脏不和，则九窍不通。"其认为九窍是脏腑与外界沟通的主要通路，九窍不通则提示有关脏腑功能失常，通过调整"窍"的功能状态，可以达到调理内在脏腑功能的目的。尤其是前后二阴，作为脏腑代谢废物排出的主要途径，与其相关的通利大小便的方法，已经在恶性肿瘤的治疗中得到了充分应用。例如，目前临床上常通过直肠给药的途径治疗消化道肿瘤，让药物直接作用于直肠局部，可通过提高药物浓度，提升结直肠癌的治疗效果。采用直肠给药同样可以用于治疗肿瘤引起的并发症，如癌性血便、肠梗阻、癌性便秘、肿瘤腹胀、癌痛、癌性发热，以及肿瘤治疗过程中的放射性肠炎及腹泻。

（二）气（血）通

气通，即气机通畅。气机通畅是脏腑功能正常的保证，气机不畅则百病丛生，所谓"百病皆生于气"。《素问·通评虚实论》载："隔塞闭绝，上下不通，则暴忧之病也。"《灵枢·百病始生》载："内伤于忧怒，则气上逆，气上逆则六腑不通，温气不行，凝血蕴里而不散津液涩渗，著而不去，而积皆成也。"《难经》载："积者五脏所生，聚者六腑所成。五脏之气积，名曰积。六腑之气聚，名曰聚也。"肿瘤的形成经历从无形之气到有形实积的过程，而无形阶段主要是气机郁滞启动，日久血瘀、痰凝、湿聚、水停，终致有形积块形成。肿瘤形成后影响到气机的畅通，导致肺失宣肃、肝失条达、脾不主升、胃失和降、肾失开阖等，久病入络，气滞血瘀，气虚血瘀，而瘀血既是病理产物又是致病因素，可加重病情，导致变证百出，故而治疗时应注意气血通畅，注重调气行血。九窍的开阖有赖于气机的调节，气机通畅则邪毒有出路，气机不利则气滞血瘀，邪毒瘀滞于脏腑经络。因此，保持气血通畅对于肿瘤的治疗尤其重要。蒋健教授认为，肝郁、气滞、血瘀、痰凝是乳癖的主要病机，而肝郁气滞又是血瘀痰凝的主导因素，主张以疏肝理气、活血化瘀、祛痰散结三原则组方治疗乳癖肿痛，气通则血瘀、痰结自除。

（三）神通

中医学极为重视"神"在生命中的作用。《素问·移精变气论》载："得神者昌，失神者亡。"《素问·上古天真论》开篇即讲："上古之人，其知道者……故能形与神俱，而尽终其天年。"其强调了神在生命中的核心作用。《灵素节注类编·卷八》载："盖神无形而气有形，神者气之体，气者神之用，故气和则神定而安，神动则气乱不顺。"气通是神通的基础，神通是气通在高层次的表现。《黄帝内经灵枢注证发微》载："上工则守人之神，凡人之血气虚实，可补可泻，一以其神为主……所谓神者，人之正气也。"其强调临证应把守神放在重要地位，认为上工治病当以谨守人之神为主，而不单单是看病。《素问·宝命全形论》载："针有悬布天下者五，黔首共余食，莫知之也。一曰治神……凡刺之真，必先治神。"其论体现出对于治神的重视。有学者认为，百病之始，必本于神，凡刺之法，先醒其神，神调则气顺，百病除矣，倡用醒神、调神法治疗急危重症，疗效显著。《疡医大全》载："以脏者，藏也；藏诸神流通也。"高学山所注《高注金匮要略》载："厥气入脏则神气不能复通，故死。"因此，我们在治疗肿瘤时，应深切体会领悟《医学心悟》所云之"古人恒以通剂，尽其神化莫测之用"的深刻内涵，调神之中尤以调摄心神为要。

《素问·灵兰秘典论》云："心者，君主之官，神明出焉。"《灵枢·邪客》载："心者，五脏六腑之大主也，精神之所舍也。"气为血之帅，血为气之母，两者互根互用，生理上相互依赖，病理上相互影响。而血为神的物质基础，血瘀导致新血不生，不能濡养神，可导致神的失调。心藏神，主血脉，为君主之官，血脉不畅则心神失养。心为五脏六腑之主，各个脏腑有病最终都会影响到心的功能，故而调心神在肿瘤的全程治疗中有重要作用。临床上，要时刻重视对患者精神心理的调整，保证其良好的社会适应能力，以助抗癌诸法更好地发挥作用。以调摄心神为主的具体方法颇多，临证可以辨证运用桂枝甘草龙骨牡蛎汤、朱砂安神丸等，也可通过心理咨询和行为疗法、静坐冥想等达到治疗目的。

四、验案举隅

某女，66 岁，卵巢癌（ⅢC 期）术后化疗后一年余，伴睡眠不佳、大便欠畅加重一年。患者 2020 年 9 月 25 日确诊右侧卵巢癌伴腹膜转移，行"卵巢癌根治术 + 大网膜切除术 + 全子宫切除伴双附件（腹式）+ 瘤体减灭术 + 复杂肠粘连松解术"，术后病理：（右侧附件）高级别浆液性癌（ⅢC 期），基因检测示有 BRAC2 突变。术后行化疗 8 个疗程：紫杉醇 210mg ivgtt D1+ 卡铂 400mg ivgtt D1，同时联合贝伐单抗 400mg ivgtt D1 抗血管生成治疗。化疗后 2021 年 4 月 2 日予奥拉帕利靶向维持治疗至今，奥拉帕利治疗期间引起骨髓抑制，白细胞偏低，定期予升白治疗。2021 年 10 月 8 日复查白细胞计数偏低，全腹部增强 CT 及肿瘤指标 CA125 无明显异常。患者既往有顽固性失眠与便秘病史二十余年，术后、化疗后症状加重，医治后病症反复，无明显改善。

2021 年 10 月 11 日来此初诊，刻下：患者诉大便干结，五六日一行，努挣无力，夜寐欠安，易醒，难以复睡，睡眠持续时间不足 4 小时，甚至彻夜不眠，纳差，痰黏难咯，面色晦暗，苔薄白舌紫暗，舌底瘀络明显，脉细涩。匹兹堡睡眠质量指数量表：18 分。中医诊断：癥瘕（脾肾亏虚）。西医诊断：卵巢恶性肿瘤术后化疗后；失眠症；便秘；骨髓抑制。治以补益脾肾，清热解毒为法，辅以行气通腑，活血通络，安寐调神。给予熟地黄 18g，山茱萸 9g，泽泻 9g，牡丹皮 12g，黄精 30g，藤梨根 30g，土茯苓 15g，龙葵 15g，半夏

18g，酸枣仁 30g，茯苓 18g，首乌藤 30g，远志 9g，黄芪 30g，当归 30g，桃仁 18g，益母草 30g，水蛭 3g，麸炒枳实 18g，生白术 54g，炒鸡内金 18g，大枣 18g，厚朴 30g，苦杏仁 9g，骨碎补 30g，炙甘草 9g。28 剂，1 剂／日，水煎服，早晚分服。配合大黄䗪虫胶囊 1.6g，口服，每日两次；氯硝西泮 1mg，口服，睡前一次；比沙可啶 10mg，口服，每日一次；地榆升白片 0.4g，口服，每日三次。嘱患者加强运动锻炼，饮食适宜，情志和调。

二诊（2021 年 11 月 8 日）：夜寐较前好转，睡眠持续时间延长至 6 小时，夜间仍醒一次，醒后可快速复睡。匹兹堡睡眠质量指数量表：13 分。食纳好转，大便干结之症仍存，面色晦暗，苔薄白舌紫暗，舌底瘀络明显，脉细涩。处方：原方基础上去大枣，生白术加量至 72g，加芦荟 3g，肉苁蓉 30g，28 剂，继续配合大黄䗪虫胶囊 1.6g，口服，每日两次；氯硝西泮 1mg，口服，睡前一次；比沙可啶 10mg，口服，每日一次；地榆升白片 0.4g，口服，每日三次同服。

三诊（2021 年 12 月 6 日）：患者诉夜寐明显好转，睡眠持续时间稳定于 6 小时左右。匹兹堡睡眠质量指数量表：8 分。大便畅，便次增多，2～3 次／天，纳食明显好转，近期予升白针后周身关节酸楚疼痛，化疗后手足麻木，苔薄白舌紫暗，舌底瘀络稍减，脉细涩。处方：去炒鸡内金、首乌藤、芦荟、肉苁蓉，加海风藤 30g，威灵仙 18g，全蝎 3g，鸡血藤 30g，28 剂。继续配合大黄䗪虫胶囊 1.6g，口服，每日两次；氯硝西泮 1mg，口服，睡前一次；地榆升白片 0.4g，口服，每日三次。

四诊（2022 年 1 月 17 日）：近日患者情志不调，烦躁易怒，夜寐转差，睡眠持续时间 5 小时左右。匹兹堡睡眠质量指数量表：15 分。手足麻木较前改善，食纳可，大便畅，乏力，苔薄白舌紫暗，舌底瘀络减轻，脉细涩。处方：去水蛭、全蝎、海风藤、加秫米 30g，柴胡 9g，桂枝 9g，熟附片 9g，熟大黄 9g，28 剂。配合大黄䗪虫胶囊 1.6g，口服，每日两次；氯硝西泮 1mg，口服，睡前一次；地榆升白片 0.4g，口服，每日三次同服。

五诊（2022 年 1 月 27 日）：患者夜寐明显改善。匹兹堡睡眠质量指数量表：4 分。食纳、大便可，乏力好转，无手足麻木，苔薄白舌暗，舌底瘀络稍减，脉细。处方：去秫米、柴胡、桂枝、熟附片、熟大黄、桃仁，余方药同前，28 剂。配合大黄䗪虫胶囊 1.6g，口服，每日两次；氯硝西泮 1mg，口服，睡前一次；地榆升白片 0.4g，口服，每日三次同服。后定期随诊，病情稳定。

按语：本案为晚期卵巢癌术后，辨病当属"癥瘕"范畴。病位在下焦，术后化疗后，正气大伤，虽癌瘤已去，伏毒尚在，潜伏于经络脏腑，流窜于全身，故辨证当以"正虚毒结"为核心病机，脾肾虚损，癌毒内潜。正虚毒结进一步导致脏腑经络失用，气、血、水道不通，瘀血、痰浊、水饮与癌毒等形成有形实邪，阻滞冲任督带，留滞胞宫。"不通"贯穿病机始末，是本案发生发展的关键，具体表现在三个层面：窍不通、气不通、神不通。基于"通以治癌"理论，治疗上以"补虚"与"攻毒"为基本大法，扶正培本，在正气尚耐攻伐时适当运用攻毒祛邪药物，使邪去而正安。在此基础上，进一步重视机体通态的调节，包括通窍、通气、通神。通过恢复机体通态，达到"以通为补"的作用，使得脏腑藏泄有度、气血经络畅达、神机调畅，促进疾病的预后转归。

（田建辉）

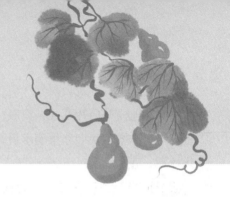

全国优才刘宁谈中西合璧——肿瘤与免疫

作者简介

刘宁，男，中共党员，民盟盟员，北京市政协委员、北京市通州区政协委员。北京中医药大学东直门医院针灸二区主任、疑难病诊疗中心主任。主任医师，中医内科学博士，针灸推拿学硕士。国家级名老中医、首都国医名师、著名温病学家刘景源教授的学术继承人、传承工作室主任，兼任世界中医药学会联合会温病专业委员会副会长。援鄂国家中医医疗队队员、第五批全国中医临床优秀人才。从事中医内科、针灸临床、教学及科研工作十余年，致力于中西医理论融合创新和复杂性疾病的多手段治疗，成立东直门医院刘景源工作室疑难病诊疗中心和多手段治疗中心、刘景源工作室疑难病诊疗联盟。坚持针药结合，多手段整体治疗，形气神同调。擅长治疗疼痛类疾病、肿瘤、免疫性疾病、外感热病、皮肤病、妇科病、内科疑难杂症及多系统复杂性疾病。近年来，出版学术著作9部，发表论文90余篇，主持和参与国家级、省部级课题5项。多次应邀录制"养生堂""健康之路"等健康科普节目。

导语

人体是一个有机整体，气血调和、阴阳平衡，机体免疫系统才会正常运转，而免疫系统与体内的"正气"密切相关，正气强大可以抵御外邪、调和阴阳，维持人体健康。肿瘤的发生可以视为人体内部阴阳失衡、气血不畅。因而，肿瘤的治疗需要中西医结合进行免疫系统的综合诊疗。中西医结合治疗肿瘤具有疗效显著确切、提高患者生活质量、预防肿瘤复发和转移、保持患者积极心态等多维度优势。

一、肿瘤发病机制——阴阳失衡，虚实失宜

肿瘤产生的机制包括免疫监视失调、免疫耐受、免疫细胞功能抑制、免疫炎症反应等，而肿瘤产生的背后往往存在免疫低下、免疫亢进、自身免疫攻击等问题。健康的免疫系统会定期检测身体中是否有异常细胞，包括潜在的癌细胞。如果发现异常细胞，免疫系统通常会采取措施来消除它们。然而，癌细胞有时会采取各种策略来逃避免疫系统的监视和攻击，它们可能通过改变表面蛋白、减少抗原呈递、激活抑制性免疫细胞等方式来逃避免疫攻击。一些情况下，免疫细胞的功能也可能受到抑制，导致它们无法充分发挥攻击异常细胞的作用。例如，肿瘤微环境中可能存在抑制性免疫细胞，它们可以抑制其他免疫细胞的活性，从而促进肿瘤的生长。而从中医视角下，关键节点无非是阴阳失衡，虚实失宜，应该"平其亢力，补其不足"，全方位地追根溯源，从整体与大的免疫环境去找切入点。

二、中医正气与免疫力

"天地与我共生，万物与我为一"（《庄子》）。人存在于天地之间，因此中医更加重视对宏观环境的调控，即人和自然界大环境的调和。人类和自然是共进化的，人类和微生物也是共进化的。免疫机制一直是医学研究的热点之一。在中医古籍里，我们也可以找到关于免疫的相关论述。早在先秦时期，《灵枢·百病始生》中就提到了正和邪之间的关系，也就是说人体的正气不足才会出现疾病。这种正气是否与西医学中的免疫相关呢？我们可以看到，西医学中的免疫概念也是指人体的免疫系统能够达到一个平衡状态，抵御疾病的功能强大。因此，中医学的正气与西医学中的免疫概念是有相似之处的。

（一）中医对免疫失衡、积聚内生的认识

在中医学史上，免疫的概念最早出现于明代的《免疫类方》中。虽然这里"免疫"的意思是针对传染性疾病的免除，但已经为中医对免疫系统的认

识和调控打下了基础。在汉代民间医生中，他们已经开始探索传染病的防治途径，并总结出了很多实用的预防和诊治传染病的方法。而《伤寒杂病论》则是诊治此类传染病的中医经典之一，作者是汉代医家张仲景，该书的大部分内容涉及传染病的预防和治疗，也包含了对许多免疫性疾病的描述，如白塞氏病、类风湿病和系统性红斑狼疮、肿瘤等，并给出了相应的诊断和治疗方案。

（二）中医对积聚的治疗

中医治疗免疫性疾病的方法也是多种多样的，中西医结合更是治疗肿瘤性疾病的有效方法之一。中医注重整体观念，强调调理身体的内外环境，从而提高人体的自我调节能力，而西医则注重通过药物、免疫疗法等手段来直接干预人体免疫系统。因此，中西医结合的方法可以更全面地治疗免疫性疾病，从而有效发挥两种手段各自的优势，进而解决肿瘤难题。

积聚见于《金匮要略·五脏风寒积聚病脉证并治》，积病属阴，病在脏，肿块固定不移，痛有定处；聚病属阳，病在腑，肿块或聚或散，痛无定处。癥瘕可见于《金匮要略·妇人妊娠病脉证并治》，曰："妇人宿有癥病，经断未及三月，而得漏下不止，胎动在脐上者，为癥痼害。妊娠六月动者，前三月经水利时，胎也。下血者，后断三月衃也，所以血不止者，其癥不去故也，当下其癥，桂枝茯苓丸主之。""癥属血病，瘕属气病"，可见癥瘕的主要病因病机为正气不足、瘀血内结、气血衰少。中医学认为，气为血之帅，血为气之母，气行则血行，气滞则血行不畅而成瘀。此外，患者也往往兼有痰湿凝结的病理状态。总之，癥瘕积聚的基本病机以正气亏虚为本，瘀血内结为标，临床须明辨虚实，辨证施治。

可以看出，中医在几千年的文明历史中与肿瘤的斗争由来已久，从先秦到汉代到隋朝到明清，中医免疫学得以逐步发展，虽然没有微观的诊断与病理解剖手段，也没有系统提出肿瘤的概念，但是通过外在观察探究出了肿瘤与机体免疫系统的关系，同时也总结出了很多行之有效的治疗方法。

三、癌细胞与人体

（一）共栖、共生和寄生

在癌细胞与人类细胞之间的关系中，类似微生物与人类细胞的共栖、共生和寄生关系，存在着一系列复杂的相互作用。这些关系揭示了癌细胞在人体内的行为和影响，从而引发疾病的发生。共栖是在某些情况下，癌细胞与正常细胞共栖在同一环境中。这种共栖可能不会立即对人体产生明显的影响，但随着时间的推移，癌细胞可能会逐渐积累并形成肿瘤。与微生物类似，癌细胞在体内定居，但并未立即对人体产生明显的伤害。共生是癌细胞可能与正常细胞存在的一种相互依存的关系，尽管这种依存是不健康的。癌细胞可能从人体的资源中获取所需，同时对正常细胞造成破坏。这种共生可能导致人体机能受损，免疫系统失调，最终促进肿瘤的生长和扩散。寄生是癌细胞依赖于人类细胞提供的资源，同时对正常细胞进行侵袭和破坏。这种寄生关系导致癌细胞在人体内大量繁殖，疯狂扩张，可能对健康细胞造成严重的损害。

虽然癌细胞与人类细胞的关系与微生物的关系在某些方面相似，但也有显著区别。癌细胞的发生与体内遗传变异、细胞分化等复杂的生物学过程密切相关，与免疫系统的协同作用、内环境的微小变化等也有关。了解癌细胞与正常细胞之间的相互作用，有助于我们更好地认识肿瘤的发展机制，为肿瘤的预防和治疗提供更深入的视角，就像微生物与人类细胞的博弈一样，癌细胞与人体也在不断地博弈、适应和演化，形成了独特的生物学现象。

（二）人体免疫系统与肿瘤的不断斗争

宿主的免疫系统也在数十亿年的共生和博弈过程中，形成了固有的免疫机制以应对病原微生物的侵袭，并且发展出了能够针对个别寄生生物进行防御应对的获得性免疫机制，也就是后天免疫，这也是机体针对癌细胞的关键手段。动物经过了数亿年的进化，形成了复杂的、有效的、多层次的免疫机制。人类的免疫系统是生物进化的高端范例，虽然已经进化得非常完善，但仍有不足之处。

免疫系统是宿主与寄生生物共同进化博弈的结果。在宏观的进化过程中，这种博弈就像是"魔高一尺、道高一丈"或者"道高一尺、魔高一丈"的不断重复，不断地进行着博弈。作为共生博弈中的竞争对手，人类与病原微生物不断进行武器升级和战备竞赛，同样肿瘤细胞也不断进化出了新型武器。微生物的进化是嵌合式的，其基因可以横向传递，非常容易变异，增殖周期短，容易适应环境，这是其与高等生物进化博弈中的优势，也是病原微生物快速进化的基础，因此病原体产生耐药机制的速度往往比宿主防御系统的反应快。未接触抗生素的微生物还可以通过基因横向传播从耐药微生物获得耐药基因。同时，微生物的毒力也会发生变异。人类和微生物的生存都离不开体内和外部环境的影响，当环境对微生物有利时，它们就会迅速繁殖；当环境不利时，它们就会促进基因表达和变异。人是恒温动物，当温度剧烈变化时，人体会容易患病，微生物也更容易感染人体。因此，在外部环境的不同湿度、温度等条件下，微生物会呈现出不同的变异趋势。

1. 肿瘤细胞群的选择与进化

理解微生物与免疫系统的博弈，有助于我们进一步理解肿瘤与免疫系统的关系。肿瘤也具有非常明确的耐药与进化性。肿瘤进化理论最常见的是达尔文的适者生存理论，即最能适应的肿瘤细胞群存活，具体还可分为分支进化、线性进化、平行进化和趋同进化等。分支进化是由于肿瘤基因组不稳定性，子代肿瘤细胞常具有特定的遗传变异，随着时间的延伸，不同子代肿瘤细胞表现出一定差别，表现像是一个个树的分枝。线性进化是某个肿瘤细胞群具有生存优势，把其他肿瘤群，甚至是父代的肿瘤细胞群给清扫替代。趋同进化是同一个肿瘤患者，不同的原发灶由于特定的选择压力，表现出相似的基因突变或信号通路异常。平行进化是不同的肿瘤细胞群体，由于受到相同或类似的选择压力，在进化方向上趋向一致，如同时出现了某个基因突变等。

2. 肿瘤细胞的伺机而动

中国最著名的关于兵法的书是《孙子兵法》，这本书非常灵活地应用各种策略来解决战争问题。类似地，在肿瘤细胞与宿主免疫系统的长期进化过程中，它们之间产生了一种共进化的博弈，形成了多层次的关系。癌细胞潜伏在宿主的体内，当宿主的免疫机制强大时，癌细胞就能被压制甚至完全清除，从而相安无事。然而，如果宿主的免疫机制出现问题，比如免疫低下或者免疫亢进，癌细胞就有可能利用这个机会伺机而起，也就是发动对机体的抗议乃至暴乱，这就形成了一种复杂的关系。

（三）如何防范与治疗

1. 未病先防——巩固人体非特异性免疫防线

首先未病先防十分重要，在癌细胞产生之前就要尽可能避免各种刺激，包括物理、化学、病原微生物的刺激。与秦始皇铸造万里长城为了防止匈奴入侵的防御思路类似，生物体也有着自身的一道防线，也就是膜结构，这是最基本的区分外界和内部的结构。人类进化出了皮肤和黏膜，皮肤覆盖在我们的身体表面，是与外界接触最为广泛的部位。皮肤的最外层是角质层，它可以隔离大量外界的物理化学侵害，因此也被称作"万里长城"，是人体的第一道防线。皮肤几乎可以防止所有病原体直接突破进入体内，但是如果被蚊虫叮咬或猫狗咬伤、抓伤，或者出现擦伤、烧伤等情况，皮肤就会被外界刺激破损，导致感染。

其次我们的眼睛、鼻子、口腔还有二阴直通外界，它们没有皮肤的包裹。包裹眼球的睑结膜每隔几秒便会扫过眼球一次，以其分泌物清洗眼球、清除外来微粒，让病原体很少有机会感染眼睛，但是一些受污染的环境仍有可能带来危害，例如不洁净的游泳池、用沾染病原体的手触摸眼球，或者空气悬浮物中的病原体接触结膜。

分子流行病学研究已经证实 HPV 感染与宫颈癌有着十分密切的关系，并且对宫颈癌组织标本的研究发现，99% 以上的宫颈癌患者有 HPV 感染，在病毒入侵的过程中，黏膜突破是一个重要的问题。以女性阴道为例，阴道上皮表层细胞不断脱落，这对于病毒的附着不利。此外，阴道中通常有黏液保护，有益的乳酸菌也会选择在这里生活，创造出低 pH 的酸性环境。许多病毒对酸性环境敏感，只能被阻挡在阴道之外。然而，当进行性行为时，阴道上皮组织可能被破坏或磨损，病毒就会获得侵入内层的机会。甚至臭名昭著的人类免疫缺陷病毒（HIV，也称艾滋病毒）都可以直接从上皮细胞中侵入。近些年，因恶性肿瘤导致的 AIDS 患者死亡率正在上升。

消化道是另一个病毒入侵的途径，病原体通过口腔进入消化道，其中唾液可以杀伤很大一部分病原体。剩余的病原体会到达胃部，在那里它们会受到胃酸和消化酶的作用，死亡的数量又会增加。接下来，病原体进入肠道，胆汁又将它们几乎杀个片甲不留。此外，肠道中有众多有益菌群，也增加了病原体入侵的难度。因此，只有具备特殊技能的病原体才能在这样的条件下生存下来。例如，可以造成肠胃炎的轮状病毒拥有三层蛋白质保护壳，从而帮助它抵御消化道"恶劣"环境的影响。然而，对于婴幼儿来说，他们的肠道菌群尚不完善，免疫系统也还未发育成熟，一旦病毒入侵肠道，就很容易引发腹泻。

最后是呼吸道，它直通外界，我们知道的 SARS、新冠病毒、H_1N_1 这些病毒很多都是通过呼吸道传染的。呼吸道表面覆盖有纤毛，还有一层黏液包裹。一些病毒颗粒被黏液捕获，由纤毛推入咽喉，随即被吞咽或被咳出，从而失去入侵的机会。

2. 未病先防——强化人体特异性免疫防线

在这些固有屏障之外，人体还进化出了一套完整的免疫防御系统，包括固有免疫和适应性免疫。固有免疫是指先天具备的在体液中的杀菌物质和吞噬细胞。吞噬功能从最早生命演化的初期就出现了，一方面是为了获得能量同化和吸收对自己有利的物质；另一方面是为了排除异己，吞噬对自己有害的物质，并将其通过新陈代谢排出体外。

固有免疫系统不需要预先认识具体的病原体，而是依赖于激活特定的信号途径和反应。它的主要作用是通过不同的机制，包括分泌杀菌蛋白、促进炎症反应和吞噬细胞来对抗各种病原体。固有免疫反应速度快，但其覆盖的病原体种类相对较少，因此在人体的防御系统中，它是第一道防线。与固有免疫相对应的是适应性免疫，它是指后天获得的针对特定病原体的免疫反应。适应性免疫需要预先识别病原体，并通过特异性 T 细胞和 B 细胞的活化和增殖产生抗体或者杀伤病原体的 T 细胞。适应性免疫系统反应速度较慢，但可以针对更多的病原体，并具有记忆性，即一旦接触到同一种病原体，可以快速地产生抗体和杀伤病原体的 T 细胞，从而更快、更有效地对抗病原体。这就是所谓的"点燃狼烟，精确制导"，人类现在已经演化出了几乎可以结合所有针对病原体的特异性抗体，可以说我们的演化机制非常精密。

免疫系统分为体液免疫和细胞免疫两个系统，它们协同作战，形成人体免疫防御的重要机制。抗原作为外来微生物入侵人体时的信号分子，首先刺激吞噬细胞，并通过 T 细胞呈递给 B 细胞进行识别、增殖和分化，最终形成记忆 B 细胞和效应 B 细胞。其中，效应 B 细胞能够产生特异性抗体，与抗原特异性结合，从而实现精确制导打击。抗体与抗原结合后，会形成沉淀或细胞集团，然后被吞噬细胞吞噬并消化，这就是体液免疫的过程。细胞免疫的主要过程是抗原直接被吞噬细胞传递给 T 细胞进行增殖分化，形成记忆 T 细胞和效应 T 细胞。其中，效应 T 细胞产生淋巴因子与靶细胞结合，使靶细胞裂解死亡，从而暴露抗原并与抗体产生特异性结合。这种双管齐下的免疫防御机制，使得人体能够针对病原微生物进行有效的反击。

与之类似，当免疫系统发现游离的癌细胞后首先会激活体液免疫，B 淋巴细胞产生抗体，并结合到癌细胞表面的抗原上，标记后巨噬细胞可以吞噬标记的癌细胞，而无法识别的癌细胞将由 NK 细胞直接杀伤。此外，细胞免疫也会被激活，细胞毒性 T 淋巴细胞（CTL）能够识别并攻击表现异常的癌细胞。CTL 释放细胞毒素，如穿孔素和颗粒酶，直接导致癌细胞死亡。这两种免疫机制相辅相成，通过标记、攻击、清除癌细胞，维护机体免受肿瘤侵害。

（四）治身如治国，用药如用兵

"治身如治国，夭寿人所为"。在之前的内容中，我们已经了解到在数十亿年的共同进化中，人类和肿瘤之间互相博弈并共生。但是，对于我们自己来说，如何治理自己的身体呢？中医学认为治理身体就像治理国家一样，因为治理国家和治理身体的道理是相同的。

1. 人体健康受外环境平衡的影响

人体内外环境对我们的身体有着重要的影响，包括微生物和肿瘤等。如果外部环境失衡，就会导致身体内部环境的混乱。因此，我们是否可以通过调整外部环境来调理我们的身体疾病呢？这就是"夭寿人所为"，也就是说，人的主观能动性对于身体健康有着非常重要的作用。人类对自然环境的改造对我们的疾病和健康也有着很大的影响。

2. 人体健康同样受内环境平衡的影响

伟大的政治家毛泽东曾经说过，"治国就是治吏"。所谓治吏就是治理管理体系，也就是政治生态环境。同样，治理身体就是调节身体内部的神经系统。人体可以看作是一个多细胞的社会生态，中医学认为心主神志，神分为先天之神和后天之神。通过调节神经系统，就可以调节身体的内外环境。我们现在知道神经、内分泌和免疫系统是相互联系的，通过调节神经系统，我们的自主神经、交感神经、副交感神经以及身体内外的环境都会对人体产生重要的影响。

3. 人体科学与社会科学的联系

现在，国家提倡多学科综合，社会科学开始研究并模仿人体生命科学的演变规律，而社科院开始研究人体生命科学。因此，人体生命科学开始通过社会科学的系统论和网络化进行整合，现在被称为系统医学，也称为整合医学。中医学从一开始就强调"天人合一"。人是自然界中演化出来的产物，人和微生物也是共生的状态，因此它一定是一个系统和一个网络，不能将其抽象地单独提取出来。然而，现在我们仍然只是使用抗生素治疗炎症，或单一药物干预人体，这往往会导致治疗效果不佳，不能解决根本问题和系统问题。因此，将人体生命科学向系统化和网络化进行整合是生命科学和中西医结合的必然发展趋势。

以人类原始社会为例，它类似生命演化初期由各种细菌组成的菌落，类似人类出现后形成的部落和国家。生命从细菌演化为多细胞生物，再到人类，其根本逻辑和内部组合方式是相似的。人类的五脏六腑，心脏为君主之官、肺为相傅之官等，身体中的这些集团和细胞集团类似我们现在社会中的各个部门。我们的免疫系统类似国防军、心血管系统类似警察部队、神经系统类似中央指挥系统，以及支配运动的运动系统、摄取能量的消化系统等，是否与人类社会有相应之处？

4. 人体疾病与社会环境的联系

此外，在社会政治生态学中，人类的细胞社会实际上是中央集权制，指导的细胞形成一个大的集群，也就是集权制的细胞生态。人类的大脑是指挥人体细胞的中央领导，就像中国和其他国家一样，都需要一个中央指导来维持社会的秩序和稳定。特别是在越复杂和越大规模的社会中，中央集权的管理更是必不可少，否则整个社会将陷入混乱不堪的局面。同样，如果人体失去了中枢神经系统的调控，生命就会受到威胁，这就是我们所说的脑死亡。

细胞的生态系统也是如此，它受到内部和外部环境的影响。在中医的传统理论中，外部环境的影响是非常重要的。《黄帝内经·四气调神大论》中提到，阴阳四时是一切事物的开始和结束，也是生死的基础。如果逆行不顺应自然界的规律，就会导致各种灾害的发生，例如风、寒、暑、湿、燥、火等外在环境的变化，都会对人体内部环境产生明显的影响。近来，立秋的早到导致门诊上有大量的过敏性哮喘和过敏性鼻炎患者，表明外部环境的改变对人体内部的生态平衡有很大的影响。

扩展到更广泛的范围，我们现代工业化社会对自然界的改造也对人体产生了深远的影响。自然界中存在着各种病原微生物，人类通过与之斗争和融合，不断进化自身的免疫和内分泌调节机制。但是，抗生素的广泛使用会扰乱这些机制，从而引发许多疾病和健康问题。在微生物与人体融合的过程中，一些微生物和人体是共生的。例如，目前已经明确存在某些疱疹病毒和一些潜伏于肠道中的病毒。然而，如果在年幼时（如 3 岁之前），过度应用抗生素或激素等，则可能导致免疫系统的失调和进化失衡，从而引发过敏性肠炎、过敏性哮喘等疾病。

现如今，为何过敏性疾病如此普遍，与我们过度应用抗生素和激素等干预措施有关。人类文明历史至少上下五千年，其中中华文明历史最为悠久，也可以上溯至五千年前。而在生物进化演化过程中，哺乳动物也有着亿万年的历史。在这个过程中，我们没有主动免疫和抗生素干预等外来措施，大多数情况下依靠机体自身的免疫机制来协调。因此，外来的过度干预措施可能会产生不可预测的后果，但目前已知的是，很多曾经罕见的免疫性疾病，如过敏性鼻炎和过敏性肠炎，现在变得非常普遍。

关于人体内部微环境，《灵兰秘典论》曾有云："主不明，则十二官危。"我们生活的调节、生活节奏、饮食和运动习惯对身体的影响至关重要。然而，现代人的饮食水平过高，运动量不足，导致腹型肥胖、2 型糖尿病和代谢综合征等疾病的增加，是我们内部环境出现变化的体现。我们还要看看工业化社会对人体细胞社会微进化的影响。作为细胞王国的人体，受人类社会变化的深刻影响。人类社会通过衣食住行、生活方式影响人体细胞的基因表达和表现遗传学的调节，进而影响超有机体微进化过程的细胞状态，这种异常状态下疾病的发生、发展和转归和以前是不一样的。人类细胞社会的进化受外环境的影响是非常大的，特别是工业化社会不到 200 年就出现了很多社会病。生态免疫也是一个重要的话题，人为因素改变宏观的生态环境，例如自然灾害、蝗灾、山火、洪水以及南极和北极的融化等，这些都会对我们的健康产生潜在的危害。

同时，还有人为因素改变生态环境的问题，如将核废水排入海洋。这些是不是对我们人类赖以生存的自然界生态环境一个巨大的改变？因此而产生的肿瘤风险也是呈指数级增长。

（五）以中西医融合思路解读肿瘤

1. 自然灾害频发与人体失衡

人类并不是自然的主宰，地球上存在着大量微生物，其存在时间和数量都远远超过人类。因此，我们需要思考如何与环境相处。环境的物理、化学以及核污染、微生物等因素会直接影响人体的免疫系统，从而影响整个细胞社会、超有机体的调控网络，以及神经内分泌和免疫网络。例如，这些影响可以导致代谢和代谢酶表达的改变，影响黏膜和皮肤上皮屏障功能等，其物理化学作用非常大。因此，现代文明快速工业化的弊端对人体免疫系统的发育产生了极大的影响，如饮食结构的改变、肠道菌群改变和工业革命后卫生设施的变化都是影响免疫系统的因素。尽管净化饮用水和减少接触病原微生物的好处是不言而喻的，但这种环境的快速改变也导致了一系列免疫失衡的状态，包括自身免疫性疾病。从人类出生以来，免疫系统就不断与自然界融合、斗争和进化，我们的骨骼、内分泌系统、神经系统等都是在不断接触自然界的过程中进化而来的。例如，骨骼的形成是为了适应地球上的重力，而宇航员在太空中的骨骼疏松现象也说明了这一点。在长期演化过程中，人类已经适应了环境以生存。然而，现在我们在快速改变环境，这意味着我们已经大量改变了人类赖以生存的自然环境。我们应该意识到，自然环境是我们的母亲，孕育了我们的生命，同时我们对其改变也会反过来对人类产生影响，这些变化已经导致了免疫系统失衡，这也是我们面临的一项严峻挑战。

我们现在需要考虑的是，近年来频繁发生的自然灾害和微生物传染病，其中新冠病毒只是其中之一。在人类已知的历史中，病原微生物对人体的侵害是非常多的。地球生态系统可以被视为一个生命体，自然灾害的频发也是对人类的一种调节作用。内环境对人体的影响是非常大的，人类的消化吸收功能消耗了基础代谢的大部分能量。长期的不平衡饮食会导致营养不良，这在以前，比如在民国时期战乱时期，是非常常见的。营养不良会导致能量供应不足，从而导致免疫力下降，易感染各种疾病。现在大部分人已经解决了温饱问题，但是富裕社会则出现了代谢综合征和肥胖症，这可以看作是不同的时代走向了两个极端。除了饮食，运动对人体的影响也是至关重要的，体力活动是人类生活的主要内容和生存基础，人类本身也是动物大家庭中的一员，我们可以观察自然界中的动物，猩猩和猴子每天都在运动，大量持续的体力活动能够保持机体旺盛的新陈代谢。华佗曾说："动摇则骨气得消，血脉则通。"可以看出运动对人体健康的重要性。现在人在办公室中，除了常见的颈肩腰腿疼，能量代谢以及内分泌也会出现问题，即各个细胞层面以及组织器官的用进废退。首先，免疫防御是指身体抵御病原微生物侵袭的能力，类似中医的正气卫外功能。其次，免疫自稳是指身体清除衰老和受损细胞以及外源性致病因素的影响，从而维持内部环境的稳定。最后，免疫监视是指身体监督细胞的突变，从而防止恶性肿瘤的发生。

2. 正气存内，邪不可干

与西医不同，中医更加强调"正气"对于维持身体健康的重要性。中医将许多疾病描述为"痰饮水湿"或"癥瘕积聚"，这实际上是在谈论身体内部的正气如何协调，以避免恶性病变的发生。中医学也关注身体内部"化形"的过程是否存在问题。因此，不论是免疫防御、自我平衡还是免疫监视，以及中医所称的"卫气"功能，也就是卫外功能、调节平衡以及协调脏腑经络以免生积聚的功能，是否有与之相似的功能呢？虽然中医并没有像微观显微镜那样能观察到病原微生物和人体的具体细胞，但从宏观角度上，已经提出了许多理论。不同学科的最终目标其实都是通过哲学的辩证思维来解决问题。中医有中医的哲学，西医有西医的哲学，虽然两个文化体系不同，但归根结底，它们的目的都是相同的。

首先，让我们来看看免疫失衡。健康的身体应该按照正常的生理功能规则运行，免疫系统是维护个体健康的基础。广义上的免疫异常与多数疾病相关。免疫系统的核心功能是保护自我，其中最基本的就是识别自我。一旦免疫系统出现错误的识别，就会导致疾病的发生和发展。例如，对病原微生物的识别能力减弱或者损伤就会导致感染的发生。当身体不能够正常地识别入侵的病原体时，这些敌人就可以在身体内复制，导致进一步的侵略和感染。对于转化细胞的识别能力减弱或者损伤，则会导致肿瘤的发生。这说明自身免疫监控的机制出现问题了，身体可能无法排除异形的细胞，也就无法对其进行监视。对于自身细胞也可能出现判断失误导致自身免疫性疾病的发生。异体移植是一种常见的治疗手段，而移植物的识别导致排斥反应是宏观进化不匹配的结果。人类整个生命演化的过程中，没有外来移植器官的存在，故而人体免疫系统就会识别它们，必然会对其发生排斥反应，这也是移植治疗中必须克服的治疗瓶颈，同时也是医源性疾病发生的原因之一。

因此，我们需要从中医的角度出发，采用"辨证论治"的方法，将患者的病情作为一个整体来看待。中医学认为，疾病的产生与人体的阴阳失衡、气血不畅、脏腑功能失调等有关。因此，通过辨别患者的病情，分析其病因病机，制定个性化的治疗方案，可以达到治疗疾病、调节机体平衡的效果。

3. 以中医之道驭西医之术

西医在疾病的诊断、手术治疗等方面拥有先进的技术和理论，对于某些疾病的治疗有着不可替代的作用。我们需要将中西医融合起来，充分发挥两种医学的优势，形成一种更为科学、更为有效的综合医疗体系，即"以中医之道驭西医之术"。中医以天人合一为基础，从宏观的哲学角度来把握生命的现象，虽然没有像西医一样精细的研究，但是这并不代表中医没有研究价值。如果中医希望继续发展，它需要向着何方发展？结合现代生命科学的微观技术手段，是中医发展的必由之路。中医需要走出自己的范围，与现代科技融合，才能实现更加完善的发展。西医在局部和微观技术手段的情况下，不断发现人体生命现象。但是这些现象需要进行整合和系统论的研究，这是运用中医思维模式的一种必要性。中医和西医的融合过程可以被视为阴阳的对立统一，最终形成融合达到平衡态的一种过程。这也是宇宙的真理，万物都是阴阳的对立统一。正如《黄帝内经》所说："阴阳者，天地之道也，万物之纲纪，变化之父母，生杀之本始，神明之府也。治病必求于本。"这里的"本"指的就是阴阳。无论是治疗人体、治理社会还是治理国家，都需要一个平衡观。天下之道，分久必合，合久必分。

中药对免疫的调控作用和机制备受关注。虽然古人并没有明确说明中药如何影响免疫机制，但中药已经成功地应用于免疫调节，以维持阴阳平衡的状态。中药可以促进T细胞的活化和增殖，增强T细胞介导的免疫反应，对B细胞的免疫有促进作用，从而促进机体产生抗体。某些中药可以增强巨噬细胞介导的细胞毒活性，增强机体的固有免疫和适应性免疫。中药还可以通过提高机体免疫球蛋白的含量来提高机体体液免疫能力。此外，中药还可以通过表面受体的免疫反应刺激造血干细胞的增殖和更新，从而维持机体的造血稳态和生态平衡。

在免疫亢进的情况下，例如自身免疫性疾病，西医会采用免疫抑制剂来治疗，而中医则需要针对免疫亢进进行调控。现代研究发现，许多免疫亢进性的疾病实际上是某些淋巴细胞亚群低下所导致的，而另一部分免疫细胞则会亢进，这就涉及攻补兼施的治疗方法。

之前比较热议的重症新型冠状病毒感染患者出现的炎症风暴。实际上，许多恶性肿瘤后期都可以导致机体产生暴发性的炎性反应。出现炎症风暴意味着若机体免疫力无法抑制病毒或者肿瘤，则只能选择全力出击，希望能够打败病毒或者肿瘤，即"不是你死就是我亡"。此时，固有免疫的过度激活将诱导炎性反应的暴发，这时候需要采取措施来抑制这种反应。西方医学常使用激素来处理这种情况，而在中医中有许多具有相似功效的药物。例如，在温病学派中，清热解毒和凉血的中药被广泛应用，这些药物对于气营两燔或血分热重等病证具有显著的疗效。现代研究也表明，这些药物具有抑制免疫亢奋和炎性反应的良好效果，而且比激素更为安全，避免了激素可能导致的不良反应。例如，黄芩就是一种具有清热解毒功效的中药，现代研究表明，黄芩对肺炎和肺部热证有良好的治疗效果。通过远红外成像技术观察人体，我们可以发现，在正常状态下，人体温度处于36～37℃时，会呈现出粉红色的状态，而当肺部发生炎症反应并升温时，远红外成像显示出红色，在服用黄芩两小时后，肺部的颜色开始变淡，即局部炎症反应得到控制，局部体温得以降低。现代科学通过远红外成像技术和分子生物学方法的研究，证实了古人经验的正确性。

中药合群之妙用，最好的应用场景是什么呢？如果人体某一项能力低而另一部分高，比如表寒里热、上热下寒等，中药可以在靶向作用下，给予不足的地方补足，将过亢的地方降下来。例如，在免疫炎症风暴时，我们可以使用一些中药，如黄芩、黄连、黄柏、牡丹皮、赤芍等，这些都能够抑制免疫亢进和炎性反应。同时，由于免疫炎症风暴的根本原因是抵抗力不足，要解决它的根本问题，需要增强免疫力。因此，我们可以同时使用人参、黄芪、附子等中药增强免疫力，同时也用上黄芩、黄连等抑制免疫。中医重视标本兼治，治病求本。因此，在治疗疾病时，我们需要关注根本原因，而不仅仅是症状。通过中药合群的使用，可以在整体上提高人体的免疫力和抵抗力，从而达到标本兼治的效果。总的来说，中药合群之妙用是一种思维方式，它可以在中药的应用中体现，帮助人们更好地理解和运用中药。根据《素问遗篇·刺法论》所述，"正气存内，邪不可干，内外调和，邪不能害"。其中，"正"是指正气，即一切能够抗病的物质，相当于免疫系统的正常功能。正气可以抵御外邪、调节机体内在的阴阳平衡和免疫平衡，从而增强免疫自稳。然而，对于邪气（即邪），中医讲求正邪对立统一的概念。通常将免疫系统看作"正"，病原微生物看作"邪"，将抗体视为正，抗原视为邪。任何会破坏免疫平衡和自稳的物质都可以视为邪，包括六淫邪气和机体阴阳失衡产生的病理产物等。不同于西医单纯地针对病原微生物，中医会通过调整体内外的环境，使其达到平衡状态。因此，中医不是要杀死病原微生物，而是通过调和环境，让微生物有机会转变为有益的物质，或者收编它们为我们所用。

正气充足可以提高免疫功能和抗病能力，使免疫系统保持稳定。事实上，我们的目的不是要强调免疫力的强大，而是要强调免疫的平衡。只有当免疫系统保持稳定时，它才能与邪气抗争，避免疾病的发生或促进病情的好转。反之，如果正气虚弱，机体的阴阳失衡会导致免疫功能紊乱，从而引发疾病。当机体的免疫功能正常时，它能够正常识别和清除抗原异物，维持机体生理功能的稳定。正如《素问·调经论》所述："阴阳匀平，以充其形。九候若一，命曰平人。"只有当免疫系统功能正常时，机体才能保持阴阳平衡状态，阴平阳秘，从而使机体生命活动稳定、有序、协调。

由于各种原因，阴阳失去原有的平衡，免疫系统稳定性被破坏，疾病就会发生。当机体免疫功能亢进时，类似中医的"阳胜"状态，机体感受阳邪或感阴邪但从阳化热等因素导致阳气偏胜，机体的免疫系统就会功能亢进，免疫反应过度，过度识别和清除抗原异物，将自身成分识别为非己成分，进而产生免疫应答引发属于"热证"的自身免疫性疾病。当机体免疫功能低下时，类似中医的"阴胜"状态，机体感受阴邪，阴气偏胜而正气虚衰等导致阴气偏盛，机体对抗原异物的识别和清除不完全，则形成属于"寒证"的自身免疫性疾病。当机体免疫功能缺陷时，类似中医的阴阳虚衰状态，也就是阴阳两虚，机体禀赋不足或久病体虚伤阴、伤阳导致阴阳偏衰，此时机体免疫功能低下或紊乱，导致免疫缺陷性疾病的发生。

肿瘤是一种老年病，甚至可以视为持续炎性反应，而带瘤生存是中医一直提倡的治疗方式。与此同时，针灸和中药也可以用于调节免疫平衡，应对免疫排斥反应、自身免疫性疾病等问题，甚至对强直性脊柱炎等疾病的临床治疗也有良好效果。实际上，中医已经可以完全治愈一些自身免疫性疾病，例如过敏性鼻炎。在这种背景下，朝阳医院肝胆外科李先亮主任总结了一个免疫评估量表，用于评估免疫机制的平衡状况。其通过流式细胞仪等检测技术，该量表能够将中医治疗手段进行直观化、可视化地评估，为中西医结合和未来研究免疫性疾病提供了重要的指引方向。在我与李主任之间的良好合作中，我通过调整中药配方成功治疗了术后胰腺癌和其他免疫性疾病的患者，通过该量表的评估可知患者的免疫平衡得到了恢复。此外，许多肿瘤患者在治疗前进行了免疫评估，发现免疫状态处于低下或抑制状态，通过对他们采用扶正温阳补虚的中药，以及针灸、外用药和艾灸等综合治疗，改变外部环境，干预内部免疫机制和失衡状态，均取得了很好的疗效。总之，肿瘤并不可怕，中医治疗手段可以成功治疗许多自身免疫性疾病。李主任的免疫评估量表为中西医结合提供了指引方向，并可以直观化、可视化地评估中医治疗手段的效果。我在临床工作中成功治愈了多例患者，这些都是中医治疗手段的成功应用。

中医强调的是宏观的调控和未病先防的思想，而更重要的是在疾病早期和中期阶段使用中医进行干预，当病情进入重症阶段时，我们应该使用西医的干预手段配合出击形成合力。中医非常伟大，但也存在缺陷，例如其对微观生理机制研究得不太明确，而西医对人体的生理生化、生命物理现象有很深入的认识，但缺乏系统论的思想。因此，两者的结合必须以中医的理论架构（中医之道）为基础，融合西医的微观研究（西医之术）。我们不应该局限于中和西这两个字，而应该跳出自己的圈子，不断汲取其他学派的精髓。

四、验案举隅

某男，68 岁，2022 年 2 月因口腔恶性肿瘤术后淋巴结转移行头颈部放疗，后出现口干无唾液，气短疲乏，干咳无痰，先后予口腔保湿护理，中成药促进黏膜修复，口服中药，针灸综合治疗，后口腔无疼痛或伤口，但气短口干症状无改善，现为求进一步诊治收入院。患者原放疗计划未完成，因发热而终止方案。刻下症：口干欲饮，时有轻咳，气短疲乏，双下肢无力，全身酸痛，无汗畏寒，蜷卧喜热，多食易饥，饮食量不多，大便干，每日1次，排尿等待，小便无力，近1个月体重变化不大，舌红苔少，脉弱。既往有肺气肿、间质性肺病史。中医诊断：癌类病，气阴两虚证；西医诊断：1. 上颌恶性肿瘤；2. 淋巴结继发恶性肿瘤；3. 间质性肺病；4. 轻度贫血；5. 前列腺增生。入院予以氧疗、促进残留尿排出、口腔护理、止痒、止痛等对症治疗；中医辨证属气阴两虚证，中药汤剂以益气养阴为主，方用竹叶石膏汤化裁，具体方药如下：淡竹叶6g，玉竹6g，麦冬6g，生姜6g，炙甘草6g，人参3g，陈皮6g，焦麦芽6g，黄芪6g，当归6g，郁金6g，桔梗6g。中药5剂，每天一剂，冲服。

另配合针灸治疗以补肺益肾为主，具体取穴主穴为肺俞、脾俞、肾俞、大肠俞、命门、腰阳关、腹四门、阳陵泉、阴陵泉、足三里、三阴交、太溪、太冲；特殊穴位为肺俞、脾俞、肾俞、大肠俞；特殊手法为阳陵泉青龙摆尾；腹针治疗为引气归元、腹四关、强健脾气；耳穴取脾、肺、肾、三焦、内分泌、腰骶椎、膝调整脏腑机能；皮内针取肾俞、大肠俞、气海俞、腰阳关、命门补益脏腑；艾灸条治疗取关元补益元阳；穴位贴敷治疗取神阙；予中药熏蒸、热奄包、水罐、膏摩、蜡疗等中医外治法综合治疗。入院27日后出院，患者夜间干咳，自觉乏力，口干欲饮，畏寒较前好转，全身酸痛稍减轻，无饮食拒吐发生，夜间无饥饿加餐情况，白日进食5餐，少量频服。

按语：本案为口腔恶性肿瘤术后，中医辨病属癌类病，患者恶性肿瘤术后化疗，《医宗必读》曾提出："积之成者，正气不足，而后邪气踞之。"体内痰、瘀、毒等邪毒少有留恋，正气受损，出现气短乏力症状，行根治性化疗后，口腔唾液腺受到严重的抑制，出现口干少津、干咳无痰等症状，结合舌红苔少，脉弱，辨证为气阴两虚证，正气虚损明显，治疗当以扶正为重点，兼以固护胃气、减轻化疗反应、增加化疗敏感性。"正气存内，邪不可干""邪之所凑，其气必虚"，针对患者气阴两虚病证，中药汤剂上以滋阴生津，益气和胃为基本治法，保胃气、存津液以匡扶人体正气，避免使用攻伐药物损伤正气。在此基础上，配合针刺、艾灸等综合疗法补肺益肾，强健脾气，使正胜而病退。目前放化疗是恶性肿瘤的必要治疗手段，而基于中西医融合的思路，充分发挥中医药治疗在肿瘤放化疗术后降低放化疗对人体伤害的优势，能有效保证疗效及提高患者的生活质量，促进人体脏腑气血阴阳恢复正常。

（刘　宁）

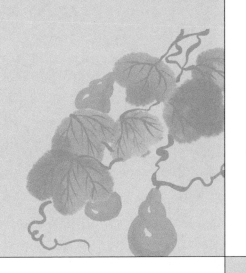

肿瘤各论篇

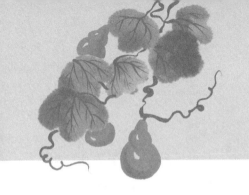

岐黄学者花宝金谈调气解毒学说指导下
肺癌临床防治的实践与创新

专家简介

　　花宝金，主任医师，博士生导师，岐黄学者，中国中医科学院广安门医院副院长，中国中医科学院肿瘤研究所常务副所长，中国中医科学院首席研究员，国务院政府特殊津贴专家，科技部重点领域创新团队负责人，国家中医药传承创新团队负责人，"万人计划"科技创新领军人才入选者，国家中医药管理局首批中医临床优秀人才，国家中医药管理局中医肿瘤重点学科、重点专科带头人，兼任中华中医药学会肿瘤分会名誉主任委员，第十、第十一、第十二届国家药典委员会委员，中国中医肿瘤防治联盟主席，2022年荣获"中国好医生"称号。师承国医大师段富津教授、全国名中医朴炳奎教授，继承肿瘤"扶正培本"思想，从事临床工作30余年，积累了丰富的临床经验，创立"调气解毒"学说并应用于中医肿瘤防治工作中。作为国家重点研发计划课题负责人，从"十五"到"十三五"期间，提出"关口前移、防治结合、以防为主"的肿瘤防控理念，并成立全国首家中医防癌门诊，将肿瘤临床工作重点集中在癌前病变、复发转移的预防康复等方面，充分发挥中医"治未病"的特色与优势。作为课题负责人先后承担国家科技支撑计划项目、重大新药创制专项、国家自然科学基金项目等国家级课题10余项，先后荣获国家科学技术进步奖二等奖2项，省部级科技奖励10余项，并获"全国卫生系统先进工作者"等荣誉称号。目前累计发表学术论文400余篇，其中SCI文章65篇，出版学术论著20余部。

导语

肺癌是当今重大疑难疾病的典型代表，在世界范围内，其发病率和病死率均居前列，肺癌的种类众多，涵盖非小细胞肺癌、小细胞肺癌、大细胞肺癌等不同类型，其西医分型有异，但归属中医皆可看作气机不利、癌毒内袭。围绕肺癌的临床防治，我们团队多年来在肺癌防治领域开展了有益探索，半个世纪以来的科研攻关与临床实践表明，预防为主、防治结合是控制肿瘤发生与演进的根本出路。中医药防治肺癌具有独特优势，其在阻断炎癌转化，改善肿瘤转移前微环境，调控肿瘤化疗多药耐药等方面优势显著。调气解毒理论认为"虚、郁、痰、瘀"是肺癌的基本病机，基于此提出的"调气解毒"治法是临床防治肺癌的优势手段。在发挥技术引领、优势整合的基础上，系统挖掘肺癌防治方药，建立临床疗效评价体系，将有助于突破肺癌中医药研究的瓶颈，实现肺癌防控的关口前移，使肺癌防治的疗效提升。

随着社会进程的快速推进与人口老龄化因素的显著影响，肺癌发病例数与死亡例数在全球范围内逐年增长，肺癌已成为全球各个国家和地区影响公共卫生健康的重要因素。生物医学技术的高速发展推动了免疫治疗、分子靶向治疗等抗肿瘤新药的研发，肺癌治疗逐渐向个体化、精准化方向发展，但耐受性、耐药性、依从性及不良反应等用药问题却不断涌现。中医药作为我国肿瘤综合治疗的重要一环，具备完善的思维体系，中医病机学揭示了肿瘤发生、演进的内在逻辑规律，治疗学则指导着辨证论治法则下的遣方用药，数千年的临床实践也表明中医药在肿瘤防治领域具有显著而确切的疗效。我们团队推崇中医肺癌治疗调气解毒特色理念，构建了肺癌防治"调气解毒"的学术脉络与传承体系，是中医肿瘤辨治理论删繁就简、回归证治本源的一次尝试。

一、调气解毒理论的继承与完善

回顾近现代肺癌病机的传承发展历程，国内众多肿瘤研究学者基于理性思考，坚持从中医思维角度阐释肿瘤的病机内涵，形成了以"虚实病机""脏腑病机""经络病机""气血病机""阴阳病机""邪正病机""癌毒病机"为代表的肿瘤病机认识。我们团队既往坚持运用中医思维阐释肿瘤发生、转移的原理，提出了以"正虚""癌毒"为核心的肿瘤发生与发展的病机认识。自20世纪70年代起，余桂清、刘嘉湘、周岱翰、朴炳奎、孙桂芝等老一辈中医肿瘤专家围绕"扶正培本"学术体系，牵头中医肿瘤行业科学研究，引领了"扶正培本"治疗思想在全国的发展，极大地促成推动中医对肺癌新的认识与临床辨治。从国家"六五"科研攻关计划"扶正冲剂合并化疗治疗晚期肺癌的研究"，到"十二五"科技支撑计划"基于真实诊疗的中医'病证结合'方案降低非小细胞肺癌术后复发转移的临床研究"，再到"十三五"国家重点研发计划"康莱特注射液治疗晚期非小细胞肺癌生存获益及真实世界的安全性研究"，半个世纪以来，由广安门医院肿瘤科研团队牵头的科研攻关项目都对中医药防治肺癌的效应机制进行了深度诠释。我们通过聚焦正虚、毒聚、气机失调的宏观视角与炎症、代谢、免疫等微观机制，梳理出一条以"扶正培本""固本清源""扶正调气""调气解毒"为架构的学术传承发展脉络，确证了中医药防治肺癌的理论内涵，形成了"非小细胞肺癌中医药治疗体系"，提出了肺癌全周期（癌前病变－肺癌术后状态－复发转移－带瘤生存－肿瘤康复）治疗理念，为干预调控肺癌提供了中医药诊疗可推广、可持续、可复制的基础方案。

二、正气亏虚、虚而留滞为肺癌的发生创造条件

肺癌形成的本质为正气异化为邪气的过程，在这一过程中，由正气亏虚诱发的病理改变（痰毒、瘀毒、湿毒等）是肺癌发生的关键要素。多年来，围绕临床实践，我们认识到气虚是"虚气"概念的重要组成部分，而从"虚气"变生规律与次第过程的角度，正气亏虚可看作是"虚气"概念中初始的病变部分。气虚可发展为气滞、气逆等改变，再者，又可继发痰凝、血瘀、湿阻等邪气"留滞"于肺。《证治准绳·诸痛门》言："气与血犹水也，盛则流畅，少则壅滞。故气血不虚则不滞，既虚则鲜有不滞者。"既往研究认为，气是肺癌发生及其生命过程演进的物质及能量基础。肺癌或由外感六淫，邪气循经入里，风伤络脉，寒凝气血，热灼津液，于机体极虚处留邪，邪气盘踞日久伺机而

发，若机体素虚，气血衰乏，正气无力抗邪，则内生邪毒可久攻脏腑更致荣养失源，邪气郁久化毒成瘤；致癌邪气自内变生，气血津液因"虚气"而停滞，停久化痰成瘀搏结而为癥瘕积聚。正如《医宗必读·古今元气不同论》所云："气血虚损，则诸邪辐转，百病从集。"《诸病源候论·积聚病诸候》亦言："虚劳之人，阴阳伤损，血气凝涩，不得宣通经络，故积聚于内也。"由此可见，"正气亏虚"是肺癌形成与发展的重要条件。

三、气机逆乱、升降失谐为癌毒流袭提供动力

《庄子·至乐》言："万物皆出于机，皆入于机。"气机即气的运动变化，是脏腑间生克制化平衡的纽带与维系，气的升降出入运动可看作为生命活动过程的体现。肿瘤发病的病理过程中，在前期研究的指导下，我们认为气机的异常状态可缩短致癌邪气的伏藏与发病时间，而机体在"虚气"的干预调控下，气机可发为逆乱，若因外受风邪兼夹风毒或内有虚风内动者，气机逆乱表现则更为明显。《丹溪心法》卷二言："痰之为物，随气升降，无处不到。"逆乱之气易裹挟癌毒流袭经络、脏腑，风毒侵凌，变化多端，最是伤人。再者，气机升降出入失谐可致病理产物蓄积，如《中藏经》中指出肿瘤发展过程与脏腑"蓄毒"密切相关，毒邪久蓄则郁而化火，在风、湿、痰、瘀基本病理特点的基础上又兼夹热（火）毒之性，火热癌毒发病急迫，善炎上，其性燔灼，可耗气伤津、动血生风。由此观之，虚与滞二者互为因果，兼夹影响是癌毒流袭恶性循环的诱发条件。机体在"虚气"逆乱的影响下，热毒炼瘀成栓，风毒致众邪流窜，气机升降出入的失调又为肿瘤演进提供动力，造成肺癌转移、逃逸的病理结局。

四、肺癌炎性机制与微环境研究

中医"治未病"理念是古代预防医学思想的高度概括，而着眼于肺癌预防的关键环节则是强调对肺癌癌前病变的防治过程。癌前病变是肿瘤发生和演进过程中极为常见的病变阶段，临床发展具有可逆性，以肺癌癌前病变为靶标，或为降低肺癌发病率的最佳切入点。因此，聚焦肺癌"炎癌转化"这一癌

前病变过程，是强化中医药防治手段、提升中医药防治疗效的重要举措。自19 世纪德国病理学家 Virchow 提出"肿瘤源于慢性炎症"的观点以来，慢性非可控性炎症参与肿瘤"炎癌转化"过程一度成为肿瘤研究的热点，多年来的研究也证实长期暴露于可吸入空气颗粒物以及由慢性阻塞性肺疾病、支气管炎、支气管哮喘引发的局部持续慢性炎症环境会诱使肺癌的发生。炎症反应在抑制肿瘤细胞凋亡的同时也促进其增殖，由炎症诱导肺癌发展的机制复杂，是在炎性因子（IL-1、IL-4、IL-6、TNF-α、TGF-β、COX-2）、炎性通路（NF-κB、STATs）及新生微血管建立等因素共同作用下的结果。在持续的慢性炎症反应刺激作用下，活化的白细胞可释放更多活性氧（ROS）和活性氮（RNS），导致细胞基因的损伤，增加基因组的不稳定性，诱导细胞基因突变的发生。多年来"调气解毒"的临床实践也告诉我们，中医药凭借多成分、多靶点的优势，在干预肺癌炎癌转化方面意义重大，可有效抑制异型病变，控制炎症反应，降低慢性持续性炎症的发生率，延缓甚至截断肺癌的进展过程。

肿瘤微环境是由恶性肿瘤细胞、肿瘤浸润免疫细胞、细胞外基质、血管内皮细胞、脉管系统及细胞因子和趋化因子等组成的酸性缺氧高压体系，是有别于机体正常内环境的功能单元。随着世界卫生组织将肿瘤重新定义为可以治疗与干预的"慢性病"观念的提出，控制肿瘤疾病发病进程，预防肿瘤复发转移就显得尤为关键。而肿瘤微环境可促进肺癌细胞的增殖、侵袭、黏附并加速新生血管的生成，在肺癌转移方面扮演重要角色，因此调控肺癌微环境"稳态"是稳定局部肿瘤病灶、提升临床肺癌防治疗效的重要策略，也是肺癌患者生存获益得以改善的重要内容。几十年来，我们团队在传承中医肿瘤"调气解毒"临床诊疗学术思想的基础上，开展了一系列调控肺癌微环境的科研性工作，在团队老一辈中医专家的引领下，研发出以肺瘤平膏、双参颗粒为代表的肺癌防治系列方药。经多次实验证实，肺瘤平膏可有效提高荷瘤小鼠树突状细胞的含量，上调树突状细胞与抗原递呈功能相关膜分子的表达，抑制肿瘤微环境中肺癌细胞上皮间质转化过程中引起的形态学变化，从而起到调节肿瘤微环境、增强机体免疫功能、延长瘤体稳定时间等效果。2015 年，我们团队与美国国家癌症研究所（NCI）合作开展有关中药复方预防肺癌方面的系列研究，通过记录小鼠肺 6 个月的变化情况，发现团队研发的中药复方制剂双参颗粒可提高肺内中性粒细胞数量，降低肺内巨噬细胞数量，有效预防了 L-IKKα$^{KA/KA}$ 自发性肺鳞癌的发生。

五、调气解毒理论下肺癌防治的中医药探索

平衡意为恒动变化中的相对静止，在人体中气机的调达疏畅是精、气血、津液运行与转化的原动力，是维持物质代谢与能量转化平衡的关键所在。通过前期研究，我们团队已经发现气机的升降失调是机体平衡失调的实质反映，借助调节气机恢复人体升降出入平衡的方法，可达到致癌邪气得以去除的理想状态。我们认为，调气是防治肺癌的关键。调气也并非单纯地调节气机的升降出入，临证中益气、降气、理气、行气等方法皆应灵活运用，调节正气与邪气的虚实平衡，气逆与气陷的升降平衡，气闭与气脱的出入平衡，所谓"非出入，则无以生长壮老已；非升降，则无以生长化收藏"（《素问·六微旨大论》）。我们临证在调节气机平衡的过程中，针对肺癌患者全身状态开展调理，常采用培先天联合补后天的复合治疗方法，脾胃偏虚多选用补中益气汤、升阳益胃汤、黄芪赤风汤、六君子汤为基础底方加鸡内金、炒谷芽、炒麦芽、焦山楂、焦神曲等补脾益胃以生气。《本草纲目》言："壅者，塞也；宣者，布也，散也。郁塞之病，不升不降，传化失常。"肺癌作为壅塞不通的积聚类病证，其是受"虚气"影响，而致病理产物"留滞"而成。我们认为，痰浊、血瘀与毒邪痼结不解、癌瘤夺精微以自养是肿瘤演进的关键。因此，肿瘤治疗消解癌毒的本质是采用清热解毒、活血解毒、化痰解毒、通络解毒等方法，祛除局部壅滞之郁热、瘀血、痰浊、阻络病邪，达到祛壅散结、消滞除积的效果。临证中常在调节气机的基础上，加以藤梨根 - 蛇莓、龙葵 - 白花蛇舌草 - 白英、夏枯草 - 浙贝母、石见穿 - 猫爪草、蒲公英 - 金荞麦等抗癌解毒对药或角药，以攻毒散结的治疗方法辅助调气药物，达到调和脏腑、祛邪解毒的功用，综合提升肺癌诊治的效果。

六、验案举隅

某女，63 岁，右肺浸润性腺癌术后 3 年 8 个月。患者 2018 年 5 月体检时

发现肺部占位性病变，于7月30日在中日友好医院行肺病变部位切除手术，术后病理示：右肺下叶浸润性腺癌，3cm×1.8cm×1.3cm，侵及胸膜，无转移。胸部CT示：右上肺磨玻璃影5mm，右侧胸腔积液。患者既往有乙型肝炎30年、2型糖尿病8年。家族中父亲因胃癌去世。8月22日来此初诊，刻下症见：周身乏力，多汗易渴，干咳无痰，食欲不振，食量减少，寐佳无梦，大小便调，体质量近1个月下降5kg；舌淡红，苔厚腻，脉弦。治以调气和胃、清肺解毒为法。给予黄芪100g，炒白术15g，茯苓20g，陈皮6g，防风12g，浮小麦30g，射干12g，生石膏45g，炙附片15g，干姜9g，肉桂6g，鸡内金15g，炒谷芽15g，炒麦芽15g，红景天15g，焦山楂15g，焦神曲15g，炒杜仲15g，川牛膝15g，夏枯草15g，半枝莲30g，生甘草12g。共14剂，水煎服，早晚分服。

2018年9月27日二诊：9月4日检查提示：CA199（-），血常规（-）。乏力依然，咳嗽减轻，体重稳定。舌、苔、脉基本同前。初诊方去夏枯草、半枝莲，加石见穿15g，猫爪草30g，继服。

2018年11月23日三诊：复查CT维持原样，血常规（-），生化（-），肿瘤标志物（-）。口干多饮，腰腿酸软，四末畏寒，无恶心呕吐。舌、苔、脉基本同前。二诊方加葶苈子15g，椒目9g，泽泻15g，石斛15g，继服。

2019年2月27日四诊：2019年1月29日复查CT示：右侧胸腔积液较前减少。诸症状较前减轻，舌、苔、脉基本同前。初诊方去夏枯草、半枝莲，加紫菀20g，金荞麦30g，葶苈子15g，蒲公英30g，椒目9g，继服。

按语：本案患者为肺腺癌术后的康复患者，基于调气解毒理论，此类患者应围绕患者远期生存状态，灵活运用药物进行辨证治疗。从术后开始，治疗上应在扶正、调气的基础上灵活加用抗癌解毒药物，并有效协调抗癌解毒的药物比例。患者初诊时呈现身体虚损状态，此为肺癌术后气虚、正气不足，故出现乏力等症状，因此立法组方应以平和为要，不宜攻伐过甚。二诊时患者机体恢复较快，咳嗽等症状缓解，此期可加大抗癌解毒药物比例，防止余毒复来，三诊利水消积，四诊宣肺化痰，此皆常法。

（庞　博）

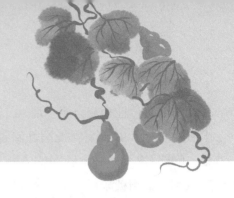

岐黄学者贾立群从"风"论治小细胞肺癌

专家简介

贾立群，岐黄学者，首都名中医，第二届"国之名医"。现任中日友好医院中西医结合肿瘤内科主任医师，博士生导师，第七批国家老中医药专家学术经验继承工作指导老师。自1986年起从事中西医结合肿瘤临床及科研工作至今，传承张代钊教授、李佩文教授学术思想，擅治食管癌、肺癌，以中医外治肿瘤并发症、中医舌诊智能辅助诊疗为技术专长；主持国家及省部级课题18项，发表论文260余篇，主编专著7部，牵头制定专家共识与临床路径6项。全国中医药行业高等教育"十四五"规划教材《中西医结合肿瘤学》主编，兼任中华中医药学会理事、中华预防医学会中西医结合预防与保健分会主任委员等。

导语

肺癌的发病率和死亡率居高不下，其中小细胞肺癌（SCLC）约占所有肺癌总数的15%，由分化不良的神经内分泌细胞引起，因此恶性程度高、转移快，对治疗的反应差、预后极差。小细胞肺癌根据病程可分为局限期和广泛期，其5年生存率分别仅为15%和3%。Ⅰ～ⅡA期的SCLC患者可能从手术中获益，并能显著改善患者5年的生存率。但由于该病早期症状不明显，侵袭性强，约2/3的患者在初诊时已出现转移。因此，对于广泛期患者，放疗、化疗仍是治疗的基石。近年来，免疫检查点抑制剂在SCLC治疗中显示了良好的临床活性。尽管SCLC对于初始治疗非常敏感，但大多数的SCLC患者治疗后容易出现复发及耐药。因此，SCLC的治疗仍面临巨大的挑战，而中医药在我国 SCLC 的治疗中发挥着重要的作用，能一定程度上提高 SCLC 患者的生存时间及生活质量。

一、小细胞肺癌的"风邪"理论

小细胞肺癌属于中医学"肺积""咳嗽""咯血""胸痛"等范畴。中医学认为，肿瘤的发生是由于机体正气亏虚、脏腑功能失调，邪毒乘虚内侵，导致体内气滞血瘀，痰瘀毒互结，日久发为癌瘤。肿瘤的发病是内外因素相互影响、相互作用的结果，而属于外感六淫、内生五邪的"风邪"在恶性肿瘤发生发展的重要性往往受到较少关注。

"风邪"的性质和致病特点包括以下几个方面。第一，风为百病之长，《素问·风论》曰："风者，善行而数变……故风者，百病之长也。"风邪为外感六淫之首，亦是他邪致病的先导，寒、暑、湿、燥、火多依附风邪侵犯人体致病，且风邪常兼夹他邪致病。所以，《黄帝内经》中经常以"风"作为所有致病因素的总称。第二，风性主动，《素问·金匮真言论》曰："风胜则动。"自然界的风是大气流动，所以风邪致病也同样具有"动"的特征。第三，风为阳邪，易袭阳位。第四，风善行而数变，风邪致病具有游走不定、变化多端等特征。

贾立群教授认为，从风邪的致病特点可以看出风邪与恶性肿瘤发生及转移的特点是相符的。风邪有外风与内风之分，"外风"指外感六淫之风，中医古籍中针对风邪与肿瘤的关系也早有阐述，如《诸病源候论》中说："积聚者，由阴阳不和，脏腑虚弱，受于风邪，搏于脏腑之气所为也。"《灵枢·九针论》曰："四时八风之客于经络之中，为瘤病者也。"即人体正气亏虚，外风日久不去，兼夹他邪由表入里，壅滞经络，导致气滞血瘀痰凝的积聚以引发癌肿。内风是机体脏腑阴阳失衡，阳气亢逆变动而形成的一种病理状态，在肿瘤转移的过程中更加重要，恶性肿瘤患者本就存在正虚邪积、阴阳不和的病理状态，故在其发生发展过程中，易致内风自生，而内风可夹痰、夹瘀、夹毒等，或上扰清窍，或入侵脏腑，或流窜于经脉、皮毛、骨肉，导致恶性肿瘤的转移。

贾立群教授认为小细胞肺癌与风邪的关系尤为紧密。从病位上讲，肺为五脏之华盖，位居高位，外合皮毛，开窍于鼻，与外界相通，故易受六淫外邪侵袭；而风邪易袭阳位，肺脏首当其冲，外风与内风皆可侵袭肺脏，因此肺系疾病与风邪相关。同时，肺为娇脏，其他脏腑病变容易影响肺脏，外因、内因相互作用，风邪（外风与内风）袭肺，损伤肺气，宣发肃降失常，致体内气机不畅、痰饮水湿内停，久而痰、瘀、湿浊等邪气蕴结，变生肺癌。如《黄帝内经》中论述了风在肿瘤形成、发病中的作用："若劳伤肺气，腠理不密，外邪所搏而壅肿者……名曰气瘤……夫瘤者，留也随气凝滞，皆因脏腑受伤，气血乖违。"从疾病特点上讲，小细胞肺癌恶性程度高，侵袭性强，转移快，与风性主动、风邪善行而数变的致病特点相符。从转移部位上讲，小细胞肺癌易转移至脑和颈部淋巴结，约10%的患者在确诊时就已经出现脑转移，另有40%～50%的患者在诊疗过程中出现脑转移，有学者从风论治脑瘤，强调了风邪与脑瘤的关联性，头为诸阳之会，而风为阳邪，其性轻扬开泄，易袭阳位。一方面，癌毒内踞，耗伤人体气血津液，致阴虚、血虚生风；另一方面，肺虚则金不制木，致肺虚肝旺，阳亢于上而化生肝风。外风引动内风，风多夹痰，上窜入脑，留滞成积，形成脑转移。

由此可见，风邪与小细胞肺癌的发病、转移密切相关，无论是外风还是内风，均能相互为患，促进小细胞肺癌的生长、扩散和转移。

二、小细胞肺癌的治法与方药

（一）益气养阴息风

恶性肿瘤发病的根本在于正气亏虚，如《黄帝内经》所言"正气存内，邪不可干"。小细胞肺癌患者正气亏虚，肺气受损，宣发肃降失常，容易受到外风侵袭，加重病情，而在发病过程中，癌肿不断消耗气血津液，导致阴血亏虚，久之则化生内风。贾立群教授在治疗肺癌时注重补益脾肺之气以扶正抵御外风侵袭，滋养阴血以平息内风。五味子、太子参为常用药对之一，《神农本草经》中言五味子"益气，咳嗽上气，劳伤羸瘦，补不足，强阴"，具益气敛阴之效，而太子参功能补益脾肺，益气生津，与五味子配伍取生脉散之意，主治耗气伤阴，两者相须为用增强补益肺气、养阴息风之效。小细胞肺癌易出现脑转移，一方面风为阳邪，易向上侵袭阳位；另一方面阴虚阳亢，致肝阳亢于上，风自内生，上犯于脑。因此，贾立群教授常佐以养阴平肝息风药物以预防脑转移，常用药物有蔓荆子、钩藤、天麻等，以制约肝旺太过，调和阴阳。

（二）祛风化痰，行瘀散结

小细胞肺癌的病机既有风邪内伏，又有痰瘀内结成积之虞。风邪会导致气血运行不畅，经络阻塞，而痰瘀状态也会影响气血运行，加重气血的瘀滞。同时，风邪可挟痰瘀流窜经络，促进转移，导致病情的恶化。治疗时应祛风化痰、行瘀散结并举。贾立群教授常用僵蚕、木蝴蝶等祛风化痰；用当归、川芎等补血活血，而使用补血活血之品亦可发挥祛风之效，正如《妇人大全良方》所言："治风先治血，血行风自灭。"

（三）搜风剔风，攻毒散结

恶性肿瘤的发生并非一日而蹴，当癌肿已形成时，体内的风邪实毒已深伏日久，非攻难克，如《仁斋直指附遗方论·卷二十二·癌》中言，"癌者……毒根深藏，穿孔透里"。贾立群教授常用虫类药治疗恶性肿瘤疾病，而在治疗小细胞肺癌中虫类药可发挥搜风剔风、攻毒散结之效，常用药有地龙、露蜂房、全蝎、白花蛇等，虫类药药性峻猛，能搜剔全身经络之伏风，又可攻毒散结以起沉疴。

三、验案举隅

杨某，男，70岁，已婚，湖南人。2022年12月患者因咳嗽，痰中带血于当地医院查胸部CT提示左肺上叶占位（报告未见），2023年1月19日行左肺上叶纤支镜活检病理诊断为小细胞肺癌，免疫组化：CK点状（＋），CD56（＋），Syn（＋），CgA（＋），TTF-1（＋），NapsinA（－），p40（－），CK5/6（－），p63（－），SMARCA4（＋），Ki67约90%(+)。2023年1月至2023年3月行2个周期化疗（EP方案），后因无法耐受化疗患者及家属停止化疗。后至我院门诊就诊，刻下症见：咳嗽，咳痰，头晕，纳查，眠可，二便调；舌淡红、苔白腻，脉滑。查胸部CT（见图1）：①左肺上叶软组织肿块影，最大径约8.5cm×4.2cm，考虑左肺癌伴远端阻塞性炎症可能；②纵隔及左肺门多发肿大淋巴结；③左侧胸腔积液；④多锥体密度不均，L1锥体压缩性骨折。血常规、肝肾功能基本正常，胃泌素释放肽前体（PRO-GRP）1391.33pg/Ml，CA_{125}71.7U/mL。中医辨证为风痰内阻、气血亏虚，以祛风化痰、益气养血为法治疗。给予僵蚕 20g，防风 10g，川芎 20g，蔓荆子 10g，姜半夏 10g，地龙 20g，钩藤 30g，太子参 10g，当归 20g，阿胶珠 10g，生甘草 6g，五灵脂 10g。21 剂，日 1 剂，早晚分服。

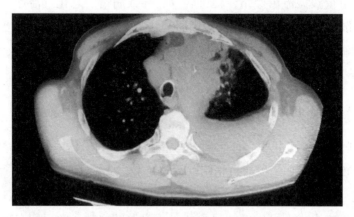

图 1　2023 年 4 月 17 日胸部 CT（PR）

二诊（2023 年 5 月 9 日）：患者家属代诊，诉服上方后症状较前改善，仍咳嗽、咳痰、头晕。辨证治法同前，予原方加地龙 10g，紫苏子 10g，五味子 10g。28 剂，日 1 剂，早晚分服。

三诊（2023 年 6 月 8 日）：患者家属代诊，诉患者咳嗽、咳痰明显改善，纳食较前明显好转，仍头晕。查胸部 CT（见图 2）：①左肺上叶前段少许斑片状、条索状密度增高影，斑片状影，最大层面直径 3.8cm×1.6cm，无明显肿块性病变，左肺病灶较前明显缩小；②原左侧胸腔积液完全吸收。PRO-GRP 214.7pg/mL，予二诊方继服 28 剂，煎服法同前。

四诊（2023 年 9 月 6 日）：患者家属代诊，2023 月 9 月 5 日颅脑核磁提示：①皮层下脑动脉硬化；②筛窦炎。胸部 CT：①左肺上叶前段少许斑片状、条索状密度增高影，斑片状影最大层面约 3.2cm×0.9cm，未见明显肿块性病变，左上肺病灶较前缩小；②纵隔淋巴结较前明显缩小；③双侧多发肋骨、胸椎椎体高密度灶。患者诉服药后头晕较前减轻，辨证治法同前，予原方加白花蛇 1 条，五倍子 10g。28 剂，日 1 剂，早晚分服。

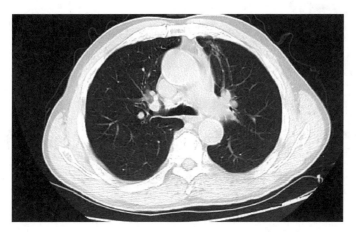

图 2　2023 年 9 月 5 日胸部 CT

按语：本例患者发病时已失去手术机会，由于正气亏虚太过，无法耐受化疗药物的不良反应，化疗 2 个周期后转为持续中医药治疗。辨证属本虚标实，以扶正祛邪为治法。方中以太子参、甘草、阿胶珠扶正，达到益气养阴之效；方中地龙、当归、川芎、蔓荆子、防风活血祛风，并用大剂量僵蚕 20g 为祛风化痰祛邪之主药。复诊时根据患者病情加减祛邪之品，以防药性峻猛产生伤正之弊，针对咳嗽、咳痰、头晕等临床表现，以紫苏子、五味子降气化痰止咳，佐葛根以清利头目，平息肝风。整个方药针对正虚邪盛的根本病机，在治疗上扶正与祛邪并举，整体调整，使患者的肿瘤明显缩小，肿瘤标志物明显下降，目前患者的一般状况良好，提示中医药治疗疗效佳。

（贾立群　黄　蓉）

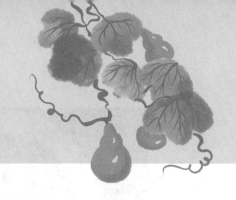

全国优才金春晖基于燥毒伏肺新解肺癌"态靶因果"

专家简介

金春晖，主任中医师，肿瘤科主任，医学博士，南京中医药大学博士研究生导师，肿瘤科学科带头人，第五批全国中医临床优秀人才培养对象，江苏省第六期"333高层次人才培养工程"第三层次培养对象，第三批江苏省临床中医优秀人才，无锡市中青年医疗卫生"双百"拔尖人才，无锡市医学重点人才，中华中医药学会免疫学专业委员会常委，中国抗癌协会中西整合胃癌专业委员会常委，国家肿瘤微创治疗产业技术创新战略联盟－中西医结合微创治疗专业委员会常委，中国老年学和老年医学学会肿瘤康复分会委员，江苏省老年学学会中西医结合诊疗专业委员会副主任委员，江苏省中医药学会肿瘤专业委员会委员，江苏省中西医结合肿瘤专业委员会委员，英国皇家马斯顿癌症研究中心、意大利国家肿瘤研究中心高级访问学者。先后师从国医大师王新陆、全国名中医南京中医药大学经方学院院长黄煌教授、全国老中医药专家学术经验继承工作指导老师赵景芳学习肿瘤及疑难杂症的诊治，擅长肿瘤的中西医结合诊治，尤其擅长消化道肿瘤、肺癌、乳腺癌的精准个体化防治。至今共主持包括国家自然科学基金（面上项目）在内的国家、省、市局级课题10余项，并作为分中心负责人参与国家科技部重点研发专项及国家中医药管理局课题，获江苏中医药科学技术三等奖一项、江苏省医学新技术引进二等奖一项，迄今共发表核心期刊论文三十余篇，SCI期刊论文12篇，作为主编、副主编、编委出版专著四部。兼任SCI期刊《Traditional Medicine Research》青年编委。

🌸 导语

　　肺癌作为目前威胁人类健康的常见恶性肿瘤之一，具有病死率高，治愈难度大，5 年生存率偏低的特点。手术依然是肺癌早期患者的首选治疗方案，中晚期肺癌患者以放化疗、靶向治疗、免疫治疗为主要治法。即使在肺癌的靶向治疗飞速发展的今天，依旧无法解决耐药的问题，而通过中医中药能进一步提高肿瘤治疗的疗效，减轻患者治疗过程中的不良反应，提高患者的生存质量。如何进一步挖掘中医肿瘤的治疗理论，以提高临床疗效就显得尤为重要。

　　"态靶因果"是仝小林院士提出的一种中西医结合治疗的新型辨证方式，既要重视疾病发展原因以及发展规律，又不能忽略疾病进展的进一步传变。其内涵有二：一是"分类—分期—分证"的"病证结合"模式；二是"宏观调态与微观打靶相结合"的"态靶结合"模式。程海波教授等根据肿瘤发生发展中的邪气层面，将肿瘤归纳为"风、寒、湿、痰、热、郁、瘀"7 种基本"实态"。由于古代对燥生积聚的论述较少，多以痰瘀进行辨证分析，仅有少数著作提及燥生积聚的病机见解。本文试图基于古籍文献所述，为燥毒伏肺致癌提供理论依据。

一、辨态、调态

　　"态"指疾病发展变化的态势，"证候"是基于患者就诊时的表现的总结。由于治疗干预以及病情进展等因素的变化，患者的证型往往会受到影响而改变，因此患者整体疾病过程并不能被单一的证候所反映。仝小林院士就此观点提出"态靶辨证"理论，试图通过对疾病发病过程中"偏态"的分析，把握某一疾病发展的全过程。

（一）燥毒伏肺——肺癌"因态"理论基础

　　燥毒伏肺致癌是肺癌发生发展过程中的一大类成因，根据疾病发展的不同阶段，可以分为燥伏、燥痹、燥结成瘤 3 个不同时期。

1. 伏邪的概念

伏邪是指伏留于体内而不立即发病的邪气，常以一种对人体产生慢性消耗与侵蚀的状态长期潜伏于人体。提到伏邪，以往最常论述的是伏气温病、伏寒化温，但并非只有寒邪可以伏留，燥邪也可以伏留于肺。如《温病正宗·伏邪病名解》中提到："夫伏邪，有伏燥，有伏寒，有伏风，有伏湿，有伏暑，有伏热。"并且燥邪伏留的发病方式与新感燥邪是不同的，如《时病论·干咳》曰："干咳者，乏痰而咳逆也。此因秋分之后，先伤乎燥，燥气内侵乎肺，当时未发，交闭藏之令乃发，斯为金寒水冷之咳也。前论秋燥条中，是为燥之新邪；此论干咳，是为燥之伏气。"

2. 燥伏期

燥伏期以燥毒伏留肺部，暗耗人体阴津，涩滞气机为主。燥性干涩，耗伤津液，虽然不会耗伤气机，但能涩滞气机，如《证治准绳·郁》曰："夫人气之变，一如天地六淫而分之，故郁者，燥淫为病之别称也……在病之冲逆奔迫即属之火，气液不得通即属之燥。"气机涩滞不行，又反过来妨碍津液运行，形成恶性循环。

雾霾、烟草、粉尘等有害空气污染因素是导致肺癌发病的致癌因素。此类有害环境因素持续存在，刺激肺脏组织，促使肺泡、黏膜反复修复，耗伤人体正气，最终成为燥毒小邪伏留人体。此阶段主要以戒烟、远离有害环境为主，属于肿瘤的一级预防范畴。

3. 肺痹期

肺痹期以燥毒痹阻肺脏为主要病机，以满闷、喘息、干咳为主要表现，如《潜斋医话·辨指南十六条》曰："虽《经》言风寒湿三气杂至合而为痹，而暑燥二气亦何尝不侵肺而为痹乎？所以病机之诸气膹郁、诸痿喘咳，喻氏谓即生气通天论秋伤于燥之注脚，则喘咳之来于肺痹，亦不为谬。"由于患者素体禀赋与正气强弱不同，因此病情表现轻重不一，甚至过于轻浅而尚未感触。肺癌患者或有此期，或燥毒迅速入里，深结血分，直接进入燥结成瘤期。

炎症 - 肿瘤学说认为部分慢性炎症可以刺激肿瘤的发生发展，如慢性非萎缩性胃炎 - 慢性萎缩性胃炎 - 肠上皮化生 - 胃癌的疾病进展。一方面，组织细胞因慢性炎症造成的反复修复损伤，使细胞突变增加了可能；另一方面，部分与慢性炎症相关的生理病理学机制也有促进肿瘤生长的作用。相关研究发现，IL-6 作为一种促炎因子，通过上调 T 细胞免疫球蛋白及黏蛋白域蛋白 4（T-cell immunoglobulin domain and mucin domain 4，TIM-4）、诱导 COX-2/PGE2 信号通路以促进肺癌细胞的转移。Albrengues 等发现，长期暴露于烟草烟雾或持续的肺部炎症都可诱导中性粒细胞细胞外陷阱（neutrophils extracellular traps，NETs）形成，进而促使小鼠发生肺转移。肺为娇脏，燥毒长期伏留肺脏，致使癌毒化燥伤阴，痹阻肺脏，暗耗正气。

值得注意的是，本文所述肺痹，为肺脏痹阻病机，非《黄帝内经》所特指肺痹病。如徐灵胎云："(《临证指南医案》)另立肺痹一门，甚属无谓。内经有肺痹之名，却非此义，当考之。"

4. 燥结成瘤期

燥毒结聚日久，与血分相持，可生积聚，如《温病条辨·秋燥胜气论》曰："燥气延入下焦，搏于血分，而成癥者，无论男妇，化癥回生丹主之。"《医原·人身一小天地论》中也有相关记载："其七情致伤心气，燥热结于血分者，则为乳岩。"燥热毒邪结于血分，日久结聚成肿瘤。石寿棠还根据《黄帝内经》中"二阳之病发心脾，有不得隐曲，女子不月，其传为风消，传为息贲者，死不治"，提出"思则脾气结而心气亦结，心气结而心血亦结，燥从中起……息贲者……脏腑阴液，销亡殆尽，故直断之曰死不治"。因此，燥毒伏肺成肺积息贲者，仍当顾护阴液。

由于目前临床上缺乏能提前于影像学检查的肺癌细胞精准检测手段，此期常以 CT 提示肺结节为主，穿刺则见肿瘤细胞。

5. 燥毒伏肺病机辨析

态靶结合理论告诉我们，应该在把握疾病的发展态势问题上，基于燥毒伏肺致癌的不同分期、分型动态观察，掌握疾病发展的全局态势。燥毒伏肺，或为伏燥本气伤人，证见肺阴虚损；或以化气为病，证见阴伤化热、燥郁化湿生痰；或见燥火内聚，"壮火食气"，证见肺气耗伤；或生继发病机，血亏脉涩成瘀。

燥毒耗伤津液，燥气偏盛，症见干咳少痰，或有微热，必辛而润之，如《医原·燥气论》言："以燥气论，燥邪初起，在未化热时，宜用辛润开达气机，如杏仁、牛蒡、桔梗之属。"阴伤偏重，症见口干夜甚，五心烦热，可仿养阴润燥、金水相生之法；燥毒日久化热伤阴，阴虚火旺，虚火灼络，或见咯血，宜在甘寒养阴之品中加入少许止血之药；燥毒涩滞气机，津液不行，可化湿生痰，症见喘咳痰多，痰湿蕴肺之证，如《医原·百病提纲论》言"燥郁不能行水而又夹湿，湿郁不能布精而又化燥"，此时除了急则治标以燥湿化痰治疗化气为主，还需兼顾燥气本气，因而宜在燥湿化痰之品中加入少许辛润不滋腻之药，如"因燥化湿者，仍当以治湿为本，而治燥兼之""湿为燥郁者，辛淡之中参辛润以解燥""辛润又能行水，燥夹湿者宜之"；燥毒痹肺，症见喘咳气逆不得卧，当开痹气、润肺燥，如《临证指南医案·肺痹》曰："因燥则梨皮、芦根、枇杷叶、紫菀；开气则蒌皮、香豉、苏子、桔梗、蔻仁。"燥毒结聚，血结成积，临床可见肺结节，当化痰软坚，兼以润燥，常用消瘰丸。

（二）已病防变——肺癌"果态"防变

了解"果态"，即掌握疾病的传变发展规律，有利于疾病的预防和康复。肺癌患者发展至后期，可见远处转移以及各种并发症，如以咳嗽少痰、质黏为主的燥痰态；以咯血为主的燥热态；以局部疼痛、面色黧黑为主的瘀态等；尤以正虚为主虚损态多见。因此，临床辨证调态论治之时，需要根据患者具体情况，酌情考虑扶正与祛邪治法的用药比例。此外，在肿瘤的治疗过程中，需要及时定期监测各项理化指标以及随访，做到提前干预，以防"果态"发展至最坏结局。

二、识靶、打靶

由于传统中医的诊疗手段有限，其对于病因、病机的把握多基于临床症状及体征。随着科学技术的进步，人们对中医治疗作用的生物学基础及干预机制进行了深入的探索，以中药药理学为代表的现代本草赋予了临床医生更多的用药选择。打靶治疗就是在宏观的传统中医辨证论治基础上，运用微观的现代化药理学研究，使中西医有机地结合，西学中用，衷中参西。微观打靶具体可分为针对病靶、症靶、标靶的治疗。

病靶治疗是针对疾病层面的特异性靶向治疗，即病因治疗，如淫羊藿素（阿可拉定）具有抗肝癌的效果，已被《CSCO原发性肝癌诊疗指南》列选为晚期原发性肝癌的一线治疗药物。症靶治疗是指直接治疗某一临床症状，即对症治疗。标靶治疗即针对某一理化指标的治疗，如黄芪多糖可以提高患者化疗期间的白细胞水平。

三、燥毒伏肺致癌的靶方、靶药

燥毒伏肺为"燥毒态"，故选百合固金汤、沙参麦冬汤、清燥救肺汤等靶方。周洁等发现百合固金汤可诱导非小细胞肺癌细胞凋亡和细胞周期 G0、G1 期周期阻滞，以抗肿瘤。沙参麦冬汤不仅具有抗肿瘤的功效，还能降低放射性肺炎的发生率。清燥救肺汤可通过抑制 STAT3 的激活，调节 Th1/Th2 的平衡状态，以抗肿瘤。其中，百合多糖能显著抑制 Lewis 肺癌的生长，促进具有抗肿瘤效应的细胞因子（TNF-α、IL-2、IL-6 和 IL-12）的分泌。熟地黄多糖可以抑制 Lewis 肺癌细胞增殖，促进凋亡。麦冬皂苷 B 通过抑制 Nrf2/HO-1 抗氧化通路，促进细胞铁死亡，抑制非小细胞肺癌 A549 细胞增殖。桑叶提取物对肺癌 A549 细胞具有较高的体外抗肿瘤活性。

在"靶方"基础上根据患者疾病、症状、指标，配伍相应的"靶药"，如针对癌性发热可用既有抗肿瘤功效，又能退热的黄芩、青蒿、鳖甲。研究发现，黄芩中的黄芩素通过下调炎症微环境中的诱导型非小细胞肺癌细胞中 ezrin 蛋白亚硝基化（S-nitrosylation，SNO），降低一氧化氮合成酶（Inducible Nitric Oxide Synthase，iNOS）表达水平，从而改变细胞膜与细胞骨架间的力学传递，抑制非小细胞肺癌的侵袭和转移。癌性胸水可用葶苈子、桑白皮、泽漆等；癌因性疲乏可用黄精、女贞子、黄芪等。临床上多选用既能对症的症靶治疗，又有一定的抗肿瘤功效的病靶治疗的药物。可惜的是，针对肿瘤标志物的标靶药物却不多见。

四、讨论

"态靶辨治"是中医与西医治癌理念相结合的一次新的尝试，试图从西医某一具体疾病入手，开创以西医学"疾病"为基础，中医"分类—分期—分证"的"病证结合"模式相结合的新方案，以期整体、动态地认识和把握疾病的发生发展过程。在治疗上，以把握当下某一"态势"的基础上确立靶方，再根据"病靶""标靶""症靶"选取或调整靶药。

　　同时，本文通过梳理古籍中关于燥邪的相关论述，提出燥毒伏肺成积聚的观点。肺为娇脏，邪气最易犯肺引起伏留，暗耗正气，致使气阴亏虚，故而临床肺癌患者多见气阴两虚者。从肺癌患者的体质角度来看，我国各地区肺癌患者的阴虚质占比是靠前的；从中医治疗肺癌临床文献来看，肺癌患者的证型以阴虚多见。因此，对于体检发现肺结节的患者，在散结的同时兼以润燥，以防结节进一步增大，也是一种新的思路，如消瘰丸中的玄参，入肺经以滋阴解毒，味咸而又可兼以散结；生牡蛎同为软坚散结兼益阴气。燥类毒邪生积聚虽有别于以往痰瘀生积聚，但是积聚的治法均以"通"法为核心。基于燥邪的特性，在燥毒伏肺生积聚的治法上，一方面要考虑燥最易伤津伤阴，治以辛润之品；另一方面，燥邪在气分少而阴血分多，若日久病及阴血分，则需在治以辛润的同时尽量选用辛咸而润之药。

五、验案举隅

　　吴某，女，44岁。主诉：右上肺腺癌术后1年，发现右下肺结节1周。患者于2020年年底体检发现右上肺混合密度结节，于2020年11月30日行胸腔镜下右上肺结节根治术。结节大小为1.8cm×0.5cm×0.5cm，术后病理提示右肺上叶浸润性腺癌（Ⅱ级），脏层胸膜及肺组织切缘未见癌组织，未行淋巴结清扫。后定期复查未见异常。此次2021年12月10日复查胸部CT提示右下肺结节，大小0.8cm×0.6cm，为磨玻璃样结节，无空泡征，无胸膜牵拉征，患者因害怕复发转移来我门诊。刻下症见：轻咳，少痰，时有咽干欲饮，无咽痛，时感乏力，动甚则觉胸闷气喘，胃纳一般，二便调，夜寐安。体格检查：面色少华，偏瘦，舌偏红，苔薄白而燥，脉细而弦。辅助检查：CA19-9、CA125、CEA均在正常范围内。西医诊断：①孤立性肺结节，②肺癌术后。中医诊断为积病，辨证为燥邪伏肺、肺脾气虚，治以润肺止咳、健脾益气为法。处方予以太子参15g，麦冬15g，南沙参15g，山药15g，百合30g，蜜桑白皮10g，苦杏仁10g，白术15g，茯苓15g，甘草5g，郁金10g，枇杷叶10g，薏苡仁30g，金荞麦30g，莪术15g，生牡蛎45g，浙贝母15g，玄参10g，夏枯草15g，蒲公英15g，白花蛇舌草30g。14剂，水煎服，日1剂。

二诊（2021年12月26日）：患者服药除前三天大便稀溏外，后未有任何不适，以该方为基础继续连续服用三个月后复查胸部薄层CT原右下肺结节缩小为0.4mm×0.3mm，密度降低，后间断服用该方，定期复查血常规及肝肾功能正常，2022年12月2日全身体检复查未见肿瘤复发转移，胸部CT未见结节。

按语：本例患者既往体检发现肺部结节，行手术后病理明确为浸润型腺癌，术后未服用中药而定期复查，一年后复查又发现一孤立性结节，虽然不是混合型结节，但仍为磨玻璃样，尽管无法穿刺明确病理性质，但研究表明磨玻璃结节有50%~60%的概率为腺癌，加之既往已有腺癌病史，因此，仍需要积极介入治疗。结合患者证候分析，为燥毒宿伏于肺，郁而成结，久而耗气伤阴，治疗首当扶正益气养阴，以生脉饮为君方调态，四君子汤健脾培土生金为臣方，佐以郁金、莪术、白花蛇舌草、桑白皮、杏仁解郁化瘀祛毒，泻肺止咳，最后以消瘰方为打靶药软坚散结，坚持服药并随访一年，结节消失，获得了较好的生活质量。

（金春晖　蒋晨宇）

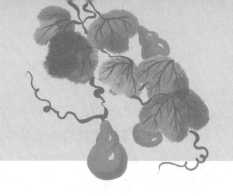

全国优才张婷素调脾胃论治肺癌经验介绍

专家简介

张婷素，女，1980 年 12 月出生，汉族，主任医师，医学硕士，浙江中医药大学硕士生导师，现任宁波市中医院肿瘤科大科主任，第五批全国中医临床优秀人才，浙江优秀中青年中医师，宁波市中青年名中医，浙江省肿瘤中医分子医学中医药多学科交叉创新团队成员。从事中西医结合肿瘤临床工作 20 余年，擅长将中医经典与西医学进行融合，运用中医药从防 – 筛 – 诊 – 治 – 康全周期对肿瘤进行防治干预。

导语

肺癌目前是我国发病率和死亡率最高的恶性肿瘤，严重威胁人们的生命健康。世界卫生组织国际癌症研究机构（IARC）发布的 2020 年全球最新癌症预估数据显示，2020 年全球新发癌症病例为 1929 万例，其中中国新发癌症 457 万人，占全球 23.7%，癌症新发人数远超世界其他国家；2020 年全球癌症死亡病例 996 万例，其中中国癌症死亡人数 300 万，占癌症死亡总人数 30%，癌症死亡人数位居全球第一。2020 年中国癌症新发病例数前十位的癌症中肺癌 82 万排名第一，中国癌症死亡人数前十的癌症中肺癌 71 万排名第一，所以我国肺癌防治形势非常严峻。中医药是中华民族的瑰宝，中医药在不影响西医治疗方案的前提下能起到稳定瘤体、增效减毒、延缓耐药、提高生活质量的作用，故实施中医药覆盖预防、早筛、科学治疗、康复随访的癌症全程化诊疗，对肺癌的防治及延长生存期、提高生活质量具有重大意义。

一、调脾胃论治肺癌的中医理论依据与临床运用

自古各家学说皆认为正气不足是肺癌发病的基础。如《素问·刺法论》言："正气存内，邪不可干。"《医宗必读·积聚》曰："积之成也，正气不足，而后邪气踞之。"中医学所讲的正气，是维持人体生命活动的最基本物质，其运行不息，推动和调控着人体内的新陈代谢，并维系着人体的生命进程。李东垣阐发《黄帝内经》"土者生万物"的理论，提出了"人以胃气为本"的学说，又在《脾胃论·脾胃虚实传变论》曰："脾胃之气既伤，而元气亦不能充，而诸病之所由生也。"由此可见，脾胃是元气之源，元气又是人身之本，脾胃伤则元气衰，元气衰则疾病便可发生。《脾胃论·脾胃盛衰论》又曰："百病皆由脾胃衰而生也。"所以脾胃是人体发病与否的根本原因。脾胃有病与其他脏腑不同，脾为中土，其病每无定体，即"至而不至，是为不及，所胜忘行，所生受病，所不胜乘之"。肺癌的发生发展不外乎内伤与外感，均离不开脾胃，脾胃（属土）居于中焦主宰着升降沉浮之变化，为升降之枢纽。《天地阴阳生杀之理在升降沉浮之间论》曰："盖胃为水谷之海，饮食入胃，而精气先输脾归肺，上行春夏之令，以滋养周身，乃清气为天者也；升已而下输膀胱，行秋冬之令，为传化糟粕，转味而出，乃浊阴为地者也。"

故脾胃是元气之本，是肺癌发生的根本原因，脾胃是升降之枢纽，主宰着升降沉浮之一切事物的运动变化，影响着肺癌演变转归的全过程。

目前，临床上对于肺癌的治疗无外乎手术、放化疗及靶免结合的综合治疗。外科手术伤气耗血，术后机体气血亏虚，加之饮食不当或情志因素，脾胃易伤；90%以上的肺癌需要接受化疗治疗，化疗药物属"药毒"之邪，无论是输液还是口服，其常见的恶心、呕吐、纳呆等不良反应，严重影响胃肠功能，导致脾胃受损；放疗属中医的热毒，热毒侵袭机体，耗伤脾胃之阴，临床上常见纳差、腹胀、恶心、便秘或便溏等伤脾胃之阴的症状，靶向和生物免疫药物亦然。故在肺癌治疗的过程中，患者常常可见脾胃虚弱之症。周高峰探讨培土生金法治疗肺癌的研究认为，肺癌的发病机制主要与气虚有关，尤其是肺脾气虚，该法在肺癌的防治、改善症状、提高生活质量、减少放化疗不良反应、防止转移等方面作用显著。

脾胃是人体生、长、寿、养之本。人体所需的阳气、阴气、阴精、营血，须并于脾胃、须化于脾胃、必源于脾胃、必统于脾胃。调脾胃论治肺癌贯穿于肺癌防-筛-诊-治-康的全周期。

古人云"治脾胃，即安五脏"，"善治病者，尤在调理脾胃"；反之，脾失健运，气血亏虚，则人体易病。脾胃虚弱，则运化失常，气、水、痰、毒、瘀随之而生，出现一系列的病理产物，进一步加重病情。《医林绳墨》曰："脾胃一虚，则脏腑无所秉受，百脉无所交通，气血无所荣养，而为诸病。"故而，治疗上尤要重视调理脾胃，调脾胃不仅在补脾胃之虚，而且还要遵循"病从脾胃所生，养生当实之气者"，即人体气之变化规律。

二、治则方药

调脾胃论治肺癌，应从肺与脾的关系入手。脾主运化，为气血生化之源，但脾运化的水谷之气，必赖肺气的宣降方能输布全身。肺为主气之枢，脾为生气之源，肺主气，脾益气，两者相互促进，形成后天之气。肺为贮痰之器，脾为生痰之源，脾应运化水湿，肺应通调水道，所以肺与脾的关系在气和水两方面的相互作用尤为显著。"调和气血、调畅气机"是治疗肺癌的基本治则之一。培土生金，土为金母，土气不足，则肺金失其资化，故治疗宜大补脾土以生金。脾胃位于中焦，中焦为枢，可旁及四维，中焦枢机一转，大病乃散，故治疗肺癌调脾胃是核心，并贯穿于始末，调中焦脾胃，意在既调气血，又调气机，既能补又能运，补而不运，真补难奏效，只有中焦脾胃健运，不补之中亦有真补存焉。临床上运用调脾胃治疗肺癌的具体形式主要有以下几种治疗法则方药进行辨证加减：①健脾益气法，适用于肺癌术后初期或者放化疗期间肺脾气虚明显的患者，临床表现以乏力、气短、纳少等为主，常以补中益气汤加减为基础方；②健脾理气法，适用于肺癌的全过程，常用四君辈加以枳壳、厚朴等通降理气之品为基础药物组方；③健脾通腑法，适用肺癌中期，出现肺热腑实的患者，常以调胃承气汤为基础方加减；④健脾燥湿法，适用于痰湿蕴肺证肺癌患者，常用二陈汤加减为基础方；⑤健脾润肺法，适用于放疗后津液损伤严重，阴虚的患者，常以四君辈合生脉饮加减为基础方；⑥健脾散结法，适用于肺癌晚期转移患者，常以健脾和胃药中加入鸡内金、瓜蒌、浙贝母、杏仁、猫爪草为基础药物组方。上述各法均立足于中焦脾胃，灵活应用补、消、下、清等法，常常相得益彰，从而达到良好的临床疗效。

三、验案举隅

胡某，女，65岁，2021年10月11日初诊，主诉：乏力，气短，咳嗽痰白，纳一般，眠欠佳，大便稀近半年。患者因体检发现右肺中下叶占位，考虑肺癌，遂于2019年5月7日于上海胸科医院全麻下行"VATS右肺中下叶切除术＋淋巴结清扫术"。术后病理示：（右肺）浸润性腺癌伴微乳头样成分，中－低分化，大小4.5cm×3cm×3.5cm，肿瘤破脏层胸膜；后基底段胸膜见癌结节直径0.6cm，考虑转移；淋巴结4+/6见癌转移；酶标：TTF-1（＋），CK7（＋），P40（－），ALK（－）。先后行AC方案化疗4个疗程，2021年2月28日查PET-CT：右肺癌术后改变，右残肺多发转移，右肺门、纵隔及腹膜后多发淋巴结转移；右侧胸膜粘连，右侧胸腔积液。4～8月再次去上海胸科医院行PC-T2化疗4个疗程。后因癌胚抗原进行性升高，改为凯美纳口服治疗，半年后继续进展，改为安罗替尼100mg口服治疗。2022年10月复查癌胚抗原持续升高，胸部CT示：肺部肿块较前增多增大，基因检测均为阴性。为求中医药治疗，患者至我处求诊。

初诊时患者诉乏力，气短，咳嗽痰白，纳一般，眠欠佳，大便稀，舌质红、少苔，脉沉细弱。辨证属肺脾气虚证；治以健脾益气，佐以宁心安神；给予补中益气汤加减：生黄芪30g，炒白术20g，茯神15g，生晒参6g，陈皮6g，升麻9g，柴胡9g，当归12g，酸枣仁12g，山茱萸20g，炒白芍15g，前胡12g，浙贝母15g，炙甘草6g，白毛藤30g，鸡内金20g。考虑前面的血液基因检测可能不准，建议活体组织做基因检测，家属拒绝。此方水煎服，早晚各服用1次，1个月后，复查肿瘤指标除癌胚抗原较前升高一点，其他各项检查均未见异常。

1个月后二诊时患者自述精神状态较前明显好转，胃纳可，大便成形，睡眠较前好转，偶有干咳；舌质淡红，苔薄白，脉沉细。继以上方为基础减柴胡、升麻、山茱萸、前胡、生晒参、酸枣仁，易生黄芪为党参，加用麦冬、五味子、桔梗、夜交藤、山药、猫爪草、鳖甲等健脾宣肺、润燥散结之品。3个月后再次复查肿瘤指标癌胚抗原略下降。胸部 CT：右肺癌术后改变，右残肺多发转移，右肺门、纵隔及腹膜后多发淋巴结转移，较前相仿；右侧胸膜粘连，右侧胸腔少量积液。

3 个月后三诊患者自诉感觉除偶有咳嗽外，无明显不适，血液检验指标亦未见明显异常，治以健脾宣肺散结法，效不更方，续上方减夜交藤，党参改为太子参 20g，加杏仁 6g，姜半夏 9g，山茱萸 20g。此后患者每 3 月复诊，至今未见明显进展。

按语：肿瘤的复发转移始终是难以攻破的痛点。西医新药不断问世，给肿瘤患者带来了福音，部分药物确实能延长患者一点生存的时间，但伴随着这些新药带来的不良反应，给患者带来了极大的痛苦，严重影响着他们的生活质量。我们中医人，也在不断探索研究，并且临床实践也验证了中医药的优势不仅可以推迟复发转移的时间点，而且可以预防肿瘤的复发转移。在充分了解了肿瘤的发病机制，即西医所说的微环境、免疫功能改变等，均离不开我们的中医学"阴平阳秘"内环境的和谐平衡状态，即"正气存内，邪不可干"。正气亏虚是发病之根源，脾胃是元气之本，故《金匮要略·脏腑经络先后病脉证》云："四季脾旺不受邪。"治疗肿瘤就是一个扶正固本、纠偏调衡的诊治过程，可以涵盖肿瘤预防 – 发生 – 发展演变的全周期。对本例患者始终坚持从调脾胃入手论治肺癌，从健脾益气到健脾润肺再到健脾散结，其实始终遵循脾胃中焦属土的特性，同时结合肺的生理功能，方中处处能体会到肺的宣发肃降生理特性，充分利用桔梗、陈皮等药对的特点，达到事半功倍的效果，剂量的轻重亦体现君臣佐使之间的配伍关系。

（张婷素）

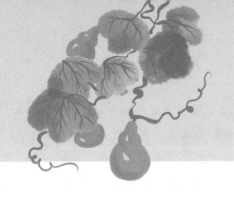

国医大师林毅运用祛湿化瘀结合"子午流注"理论防治乳腺癌全疗程经验介绍

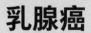 专家简介

　　林毅，第四届国医大师，首届全国名中医，桂派中医大师，现任广东省中医院主任医师、教授，广东省中医院乳腺科学术带头人，广东省中医药学会乳腺病专业委员会顾问，广东省保健协会乳腺分会顾问，广东省中医药学会外科专业委员会顾问，中华中医药学会乳腺病分会名誉主任委员，世界中医药学会联合会乳腺病专业委员会第一届理事会顾问，国家中医药管理局及国家卫生健康委员会乳腺病重点专科学术带头人，第二批、第四批全国老中医药专家学术经验继承工作指导老师，两次荣获全国卫生系统先进工作者称号，享受国务院政府特殊津贴。于1984年于桂林市中医院建立全国首个中医乳腺病专科，1995年获国家中医药管理局授牌成立首家"全国中医乳腺病医疗中心"，牵头将乳腺病专业委员会从外科分会中独立出来，成立国家级二级学会，带出广东、广西两个国家级乳腺病重点专科，使广东省中医院乳腺科发展成为国家中医药管理局重点专科，是全国规模最大的中医、中西医结合乳腺病中心。桂林市中医院乳腺科成为国家卫生健康委重点专科，是亚洲首个通过EUSOMA认证的乳腺中心。2016年荣获中华中医药学会"中医乳腺病学术发展杰出贡献奖"、中国中医科学院"大医精诚医德医风先进个人"称号、"南粤最美中医"称号，2017年获"科学技术二等奖""最美中医"等荣誉称号，2020年荣获中华中医药学会"李时珍医药创新奖"。从事乳腺临床、科研、教学工作50余年，临床治疗乳腺提出"识病为本，辨证为用，病证结合，标本兼治"纲领，创立"六郁治乳"乳腺病学术思想，提出"乳腺癌分期辨治"等一系列重要学

术观点，确立了中医治疗乳腺恶性肿瘤的阶段优势、中医药治疗全程优势，提出未病先防、既病防变、已变防渐的乳腺癌防治体系，充分发挥中医药"治未病""整体观""辨证论治"的特色和优势。主编学术专著 7 部，参编著作10 余部，发表论文 100 余篇，其中《现代中医乳房病学》被引 1200 余次，是现代中医乳房病学的奠基之作，作为第一完成人获 2020 年度广东省科技进步二等奖、2019 年度教育部科技进步二等奖等省部级科技奖励多项，研制纯中药专利制剂 15 种，获得国家知识产权局发明专利一项，研发"金蓉颗粒"于2018 年获批新药证书，是国内首个由研发机构持有的中药创新药，也是第一个按中、西标准同时通过审评的中药。

导语

　　乳腺癌是发病率最高的女性恶性肿瘤，其发生发展与雌激素密切相关，因此女性乳腺癌多与内分泌疾病相关联。乳腺癌根据病理分型可分为非浸润性癌、早期浸润性癌、浸润性癌等，根据分子分型可分为激素受体阳性、HER2 阳性、三阴性乳腺癌。80% 的乳腺癌患者因乳腺肿块首诊，乳头溢液、皮肤酒窝征、乳头及乳晕形态异常、腋窝淋巴结肿大都是乳腺癌的典型临床表现，影像学检查包括针对局部病灶的乳腺 X 线、MRI、超声检查以及针对全身转移情况的 PET-CT、骨显像检查，而组织病理学诊断则是乳腺癌确诊的依据。近年来，针对不同类型乳腺癌的治疗方案进一步细分，但总体上仍以手术、放疗、化疗等手段为主并辅以内分泌治疗、靶向治疗、中医药治疗。乳腺癌属中医"乳岩""乳石痈"范畴，中医学认为"百病生于气"，认为肿瘤是人体正气亏虚所致，而正气是人体脏腑组织功能活动正常的前提。在各种因素作用下导致正气亏虚，加之气机郁结、脏腑气血阴阳失调、经络阻塞，痰凝血瘀癌毒聚集而成。对于乳腺癌的临床防治，经过我们团队多年来的积极探索，发现防治结合、中西结合的治疗方式对于乳腺癌发生发展有着重要作用。中医药具有多靶点、多成分的优势，在改善肿瘤局部微环境、调节机体内环境、提高手术放化疗耐受性等方面具有显著优势。祛湿化瘀理论认为"虚、湿、痰、瘀"是乳腺癌的重要病因病机，并在此基础上，结合"子午流注"理论防治乳腺癌是中医药治疗肿瘤的临床优势。在现代科学技术引领、中西结合、融合古今、继承创新的基础上，系统挖掘防治乳腺癌的中药，建立中医药防治乳腺癌的完整体系，将西医学纳入中医整体观，与子午流注理论相结合，根据子午流注纳支法选择用药时间，指导患者用药，提高运用中医药防治乳腺癌的疗效。

一、子午流注的继承与创新

子午流注是基于中医学中天人相应、阴阳、经络等经典理论综合而提出的一种治疗理论，其核心思想认为人的气血分别在一天的子、丑、寅、卯、辰、巳、午、未、申、酉、戌、亥十二时辰流注于胆、肝、肺、大肠、胃、脾、心、小肠、膀胱、肾、心包、三焦十二正经，认为在某一时辰内，循其对应经络的气血会更加充盈，对应脏腑的功能也会更加旺盛，同时气血随时间的流注也会影响对应腧穴的开阖。子午流注理论指导下的治疗多在辨证论治的基础上选择与病位所在脏腑对应的时间施治，迎合气血的充盛与穴位的开阖进一步发挥治疗手段的疗效。同时，子午流注理论下的季节、方位、气候等细分因素也体现了"因人制宜""因时制宜""因地制宜"的治疗法则。

子午流注理论起源于《黄帝内经》，《黄帝内经》中虽没有明确提出"子午流注"一词，但许多有关于天人相应的记载为子午流注理论的形成提供了重要理论指导，《灵枢·卫气行》曰："岁有十二月，日有十二时辰，子午为经，卯酉为纬。"《素问·六微旨大论》曰："天气始于甲，地气始于子。子甲相合。命曰岁立。谨候其时。气可与期。"《灵枢·本输》曰："凡刺之道，必通十二经络之所终始，络脉之所别处，五俞之所留，六腑之所合，四时之所出入，五脏之所溜处。"这些记载多体现出了天、人、脏腑、经络、气、血之间的关系，与子午流注理论密切契合。张仲景所著《伤寒论》中所言"太阳病，欲解时，从巳至未上"等关于六经病择其经气旺的时辰进行治疗的记载也反映了子午流注学说的核心思想。金元时期的何若愚系统论述了子午流注纳甲的组成和应用，其撰写的《流注指微赋》是子午流注理论的早期专著，而窦氏《标幽赋》中的"一日取六十六穴之法，方见幽微，一时取十二经之原，始知要妙""推于十干，十变，知孔穴之开阖；论其五行、五脏，察日时之旺衰"明确说明了子午流注的具体方法。子午流注理论发展至今，以其普适、易融合的特点广泛存在于临床多种疾病的治疗过程中。凡国华等通过子午流注择时揿针的治疗方法，有效预防了非小细胞肺癌患者化疗后骨髓抑制状态。李娜等将子午流注理论与五行音乐疗法相结合的治疗手段与林毅教授倡导的养生方式不谋而合，经研究，通过这种方法能有效改善患者睡眠质量并减轻疲劳程度。同时，近年来多项研究证明，子午流注理论指导下的治疗方式能够显著改善肿瘤伴随的疼痛症状。

　　林毅教授将子午流注理论融会贯通，同时创新性地将局部药浴、音乐疗法、养生导引功法等辅助疗法融入其中，制订了一套治病、防病的规律起居时间计划。其指导患者应在卯时（5:00～7:00）起床及排便，此时为太阳初升之时，应当早起以升举阳气，同时此时大肠经气血充盛，大肠主传导糟粕，此时排便有助于毒素排出。辰时（7:00～9:00）胃经当令，胃主受纳腐熟水谷，应在此时吃早饭以助于食物的消化和吸收。巳时（9:00～11:00）脾经气血充盛，脾为气血生化之源、后天之本，此时应顾护脾胃以助脾造血。午时（11:00～13:00）为一天中阳极阴生、由阳入阴之时，生阴宜静不宜动，故应在此时午饭、午睡，汗为心之液，若在此时活动致出汗则会伤心。未时（13:00～15:00）、申时（15:00～17:00）分别对应小肠经和膀胱经，小肠主水，膀胱又为州都之官，津液藏焉，气化则能出矣，在此时用下午茶及排毒能最大程度发挥小肠和膀胱的水液代谢功能。酉时（17:00～19:00）为肾经当时，五脏之余精藏于肾，肾经作为封藏的经脉，在此时宜静，同时肾生髓上归于脑，在此时冥想有助于活跃思维。戌时（19:00～21:00）为心包经当时，其主通行血脉，在此时散步有助于心行血，但此时切忌剧烈运动增加行血的负担。亥时（21:00～23:00）为三焦经充盛之时，元气从下焦自三焦经输布至各原穴，即三焦通百脉，此时沐足能有效地增强温养脏腑之功效。子时（23:00～1:00）、丑时（1:00～3:00）、寅时（3:00～5:00）分别对应胆、肝、肺经，"凡十一脏皆取决于胆"，其他十一脏皆有赖于胆的升发功能，而肝主藏血解毒，肺又受承经肝脏处理的气血将其输布全身，因此此三个时辰应当睡眠以调整全身气血，从而开始新的一天。

二、脾虚湿盛、痰瘀互结为乳腺癌发生的重要因素

乳腺癌的本质为正气亏虚，脏腑亏损，化生邪气的过程，在此过程，脾虚为重要因素，由脾胃脏腑亏虚产生的病理改变（痰浊、血瘀）是乳腺癌发生的关键。"乳岩"正气亏虚为内因，正虚以脾胃最为关键，脾胃为水谷之海，气血生化之源，五脏六腑之海，滋养他脏，补充正气；脾胃一升一降，调节气机，"中焦致郁多也"；脾虚生痰生湿，与气滞血瘀搏结，形成肿块。《脾胃论·虚实专变论》云："元气之充足，皆由脾胃之气无所伤，而后能滋养元气，若胃气之本弱，饮食自倍，则脾胃之气既伤，而元气亦不能充，而诸病之所由生也。"《素问·玉机真脏论》又云："脾为孤脏，中央土以灌四旁。""脾为后天之本，气血生化之源。"脾胃健运，气血充足，可见脾胃功能正常，吸收运化功能健全，气血得以化生，先天之肾得以滋养；将精微物质输布全身各处脏器，脏腑经络等得到濡养，正气充足，人体不易受到邪气侵袭，若脾胃虚弱，运纳不佳，气血生化不足，冲任亏虚，外邪易袭，诸病由生。《景岳全书》曰："凡脾胃不足及虚弱失调之人，多有积聚之病。"脾胃为后天之本，气血生化之源，气机升降之枢纽，脾主运化，运化水湿及水谷精微，脾胃虚弱，运化失司，水液输布失常，气血不行，酿生痰湿血瘀，痰湿瘀血结于乳房，引发乳腺癌。

乳腺癌的病机为本虚标实，标实乃痰凝、血瘀、热毒相互胶结。王燕昌的《王氏医存》云："伏匿诸病，六淫、诸郁、饮食、瘀血、结痰、积气、蓄水、诸虫皆有之。"气滞、痰瘀、热毒之间相互关联。乳腺癌患者大多有肝郁气滞之症，"气为血之帅，血为气之母""气行则血行"，气郁可影响血液运行，气郁郁而化火，灼阴，血行不畅，可导致血瘀；"诸湿肿满，皆属于脾""脾乃生痰之源"，肝主疏泄，肝气不舒，犯胃克脾，脾失运化，水湿、痰浊内生，饮食停滞；足阳明经多气多血，乳房为足阳明经所过，加之女性多情志不畅，郁而化火，入血分，蕴而成毒，血热搏结，灼津液，气血痰浊热毒搏结于乳络，日久成肿块，发为乳癌。

三、百病皆由痰作祟

朱震亨云："人身上、中、下，有块者多是痰，痰为之物，随气升降，无处不到……痰滞乳房，脉络不通，肿块内生，发生乳岩，则乳痛皮溃溢脓。"痰浊既是病理产物也是致病因素，中医有言"百病多由痰作祟""怪病责之于痰"。痰即人之津液，如《仁斋直指方》曰："夫痰者，津液之异名。"《景岳全书》曰："痰即人之津液，无非水谷之化。"凡能引起津液代谢障碍者皆可能化为痰。痰源于肾，动于脾，与脾肾关系密切，尤以脾为重。《景岳全书》云："其病全由脾胃。"又有"脾为生痰之源"，若脾肾功能障碍，水液代谢失常，停滞体内，为痰、为湿，阻滞气血运行，血停而为瘀，痰与瘀交博成癌。

痰邪为病，或随气走窜全身，或停留于局部，内而五脏六腑，外而四肢肌腠。痰邪易流走变形，无处不到，《杂病源流犀烛》有言："痰之为物，流动不测，故其为害，上至巅顶，下至涌泉，随气升降，周身内外皆到，五脏六腑俱有。"首先，痰邪随经络气血流窜全身，导致痰湿阻滞、痰瘀阻络，一定程度上与乳腺癌的发生及转移走窜、停留相关。如乳腺癌经手术、放化疗、内分泌等治疗后，余毒未根除，伏邪未除尽，在人体正气亏虚之时，痰瘀毒邪趁虚致病，循经络气血流窜，导致乳癌复发转移。其次，痰性黏滞，易致病情缠绵难愈，与瘀血搏结更难去除，这与乳腺癌黏附、生长、复发特点相似。因此，痰邪作为乳腺癌的核心因素，也是复发转移的关键因素。

四、乳腺癌病理机制与局部微环境分析

乳腺癌的发生与遗传和环境因素相关，雌激素暴露是其重要危险因素。雌激素通过结合特定的受体，调节乳腺的发育、生长和功能。雌激素暴露的时间和水平会影响乳腺癌的风险，例如月经初潮提前、绝经推迟，或激素替代疗法等都会增加雌激素暴露的时间和水平。雌激素暴露还会导致 DNA 损伤和基因突变，如 BRCA1 基因和 BRCA2 基因，这些基因正常情况下参与 DNA 修复和细胞周期调控，但突变后会失去这些功能，从而增加乳腺癌的遗传易感性。

而乳腺癌的发展是一个相对复杂的过程，涉及 DNA 损伤、基因突变、生

长因子信号传导、免疫系统功能失调等多种分子机制。其中 DNA 损伤导致的原癌基因和抑癌基因的突变使得癌细胞的增殖、分化、凋亡过程失调，进而导致肿瘤的发生。生长因子信号传导是一些介导细胞间通信和响应外界刺激的途径，它们通过特定的受体和下游效应分子来调节细胞周期、代谢、迁移等过程。在乳腺癌中，一些生长因子信号传导途径被异常激活或抑制，导致癌细胞的增殖、侵袭和耐药性。如人表皮生长因子受体 2（HER2）是一种生长因子受体，在正常乳腺细胞中表达较低，在约 20% 的乳腺癌中过度表达或扩增，导致下游 RAS/MEK/ERK 和 PI3K/AKT 通路的持续激活，促进癌细胞的生存和转移。在乳腺癌中，免疫系统功能失调或被癌细胞逃避或抑制，导致癌细胞的免疫逃逸和免疫耐受。例如，癌细胞可以通过表达免疫检查点分子 PD-L1 来抑制免疫效应细胞的活化和杀伤功能。而导致乳腺癌患者死亡的主要原因为转移，常见的转移部位包括骨、肺、肝，在此过程中涉及癌细胞的侵袭、血管内化、循环、血管外化等多个过程。

乳腺癌微环境是指乳腺癌细胞周围的细胞和非细胞成分，它们与乳腺癌细胞相互作用，影响着乳腺癌的发生、发展、转移和耐药性。外泌体是乳腺癌微环境中细胞释放的小型细胞外囊泡，其通过融合和（或）分泌的方式释放到细胞外，其中的多种 RNA 可以在受体细胞中调控基因表达，影响细胞的生长、分化、迁移和凋亡等过程。外泌体参与着乳腺癌细胞与同类型或不同类型细胞之间的 RNA 交换。在同类型细胞的相互作用中，乳腺癌细胞通过外泌体传递 oncogenic RNA，促进肿瘤的发展、侵袭、转移和化疗耐药性。在不同类型细胞的相互作用中，乳腺癌细胞与癌相关成纤维细胞、内皮细胞、脂肪细胞和免疫细胞等之间进行外泌体介导的 RNA 交换，这些相互作用可以促进肿瘤微环境的改变，影响肿瘤血管生成、免疫逃逸和转移等过程。

随着近年来对中医药治疗乳腺癌研究的深入，从分子层面逐步揭开了中医学对肿瘤治疗显著疗效的神秘面纱，其对于肿瘤局部微环境的明显改善作用成为研究中医药防治肿瘤的重要方向。目前，多项研究表明，中医药对乳腺癌微环境的干预作用主要在于重塑免疫微环境，以及保护血管通透性方面。黄芩作为祛湿的重要药物，其主要成分黄芩苷被证明能够通过降低微血管密度、改变毛细血管的通透性来改变机体缺氧微环境从而影响恶性肿瘤的生长。而姜黄作为破血行气祛瘀的代表药物，其活性代谢产物四氢姜黄素被证明可以抑制肿瘤细胞的生长，调节肿瘤微环境，增强免疫细胞活性。多项针对祛湿化瘀药物的药理研究也从西医学及分子角度为林毅教授治疗乳腺癌"祛湿化瘀"理论提供了更全面的佐证。

五、祛湿化瘀结合"子午流注"理论下乳腺癌化疗期的中医药探索

总结林毅教授多年治疗乳腺癌的经验，发现患者经化疗后临证多表现为脾胃虚弱、痰湿蕴结、瘀毒内结等，同时针对脾虚、痰湿用药以温平为主，药物归经则以脾胃两经为著。而通过对患者症状分析发现，乳腺癌患者原发症状及化疗后的不良反应虽然复杂多样，但纳少、腹胀、少气、失眠、头晕、胸闷等脾虚湿困症状广泛存在。脾失健运，水液不行则成痰湿蕴结证，加之脾胃虚弱，气血生化乏源。同时病情迁延，导致癌毒与化疗之药毒累积，责之肝、脾、肾三脏，伤肝则气机运化失司，伤脾肾则先后天之源受损，加之肝肾同源、肝脾枢纽等多种因素纠结，共同导致气血两虚。故治以益气补血，方用归脾汤加减，方中以黄芪、人参、白术、甘草之甘温补脾益气；以酸枣仁、远志、茯神宁心安神；当归、龙眼肉补血养心；用木香行气舒脾，以使补气血之药补而不滞，得以流通，更能发挥其补益之功。随着患者病情发展，癌毒、药毒不断累积，以致气血大虚、血行不畅，炼化成瘀，同时局部癌毒所致癥瘕积聚亦与瘀相通，临证多以三七、丹参、桃仁、全蝎化瘀消癥，又合白花蛇舌草、莪术、薏苡仁等抗癌解毒。而骨髓抑制作为化疗后普遍存在的不良反应，其中医学病理过程与脾肾损伤、气血生化乏源、肾生髓乏源相关，故林毅教授以填精益髓经典方剂龟鹿二仙汤为基础，并配伍善于固气的人参和善于滋阴的枸杞子，四药合用以生精、益气、养血，阴阳双补，补阴而不凝滞、补阳而无燥热，并以沙参养胃阴，阿胶养阴血，共奏补肾生髓之效。

林毅教授根据乳腺癌患者正虚邪实、脾气虚弱、骨髓抑制的整体状态，以及多湿、多痰、多瘀、毒邪的病理特点，创新性地将祛湿化瘀理论与子午流注思想结合起来，根据天人合一的整体观念，三因制宜，调整脏腑气血阴阳。通过时间表规律患者作息，调节生物钟，控制褪黑素、激素水平及生物钟基因表达，以发挥治疗作用。结合辨证论治，在辰巳时、未时口服中药借脾胃经、小

肠经气血充盛之势以增强燥湿健脾、行气利水之力。同时根据春夏日长夜短、秋冬日短夜长的特点，春夏季 19:00～19:30 服药，秋冬季 19:30～20:00 服药，在酉时肾经旺盛之时，补肾益髓以顺阴阳盛衰之势治疗化疗后骨髓抑制。林毅教授还创新性地将子午流注理论与西医的放疗、化疗、靶向治疗联系起来，因病制宜，在下午 4 时用顺铂，晚 10 时至次日上午 10 时用氟尿嘧啶，能在提升疗效的同时降低不良反应。而林毅教授强调的顺时、顺气血、顺人体生长壮老养生理念贯穿治疗全程，从患者的精神、起居、饮食、运动等方面综合调养。

六、验案举隅

郭某，女，右乳癌术后 1 个月余，疲倦乏力 1 周，拟行化疗。患者于 2013 年 5 月 8 日行右乳癌改良根治术。术后病理示：右乳浸润性导管癌、LN（3/16）、PT1N1MO，ER（+），PR（-），HER-2（1+），G-67（10%+）。近 1 周疲倦乏力，拟行 EC-T 方案化疗，为求中医药治疗前来就诊。专科检查：右乳缺如，右乳术区少许积液，无红肿渗出。辅助检查：血常规无异常，治以益气养血之法。

初诊（2013 年 6 月 14 日）：疲倦乏力，右乳术区偶有疼痛，纳眠可，二便调；舌质淡红，边有齿痕，苔白，脉沉细。处方予以归脾汤加减：黄芪 50g，当归头 10g，酸枣仁 30g，茯神 15g，白术 30g，龙眼肉 15g，蜜远志 15g，鸡血藤 30g，黄精 15g，木香 10g（后下），党参 10g，太子参 10g，炒麦芽 15g，炒稻芽 15g，生姜 10g，大枣 15g。上方 28 剂，每日 1 剂，每日 8:00 及 14:00 水煎服。辅以益肾生髓液，每晚 1 次，每次 1 瓶。每日 19:00 以大枣 20g，炒山楂 20g，枸杞子 20g，入盅加水 150mL，隔水蒸 40 分钟，送服益肾生髓液。每日 21:00～21:30 沐足，沐足方（艾叶 30g，干姜 30g，当归 30g）水煎 30 分钟，静置至温度 38～40℃，沐足 20～30 分钟，沐足时按压太溪、照海、涌泉、三阴交穴，每个穴位按压 1～2 分钟，沐足后配合劳宫拍打涌泉 10 分钟。给予五红汤以补气养血，将 20 颗红豆、20 颗枸杞、20 颗红皮花生、5 颗大枣、1～2 勺红糖加水煮开，后转小火炖 20 分钟。

二诊（2013 年 7 月 10 日）：6 月 20 日完成第 1 个周期化疗。化疗以来未出现骨髓抑制，未使用 rhG-CSF 治疗。精神良好，无疲倦乏力，纳眠可，二便调；舌淡，边有齿痕，苔白，脉细。复查血常规无异常。中药汤剂在初诊方的基础上去太子参，党参用至 20g，继服 14 剂。中成药、服法、外治及药膳同初诊。

三诊（2013 年 7 月 26 日）：2013 年 7 月 17 日完成第 2 个周期 EC 化疗。精神疲倦，纳眠可，无恶心呕吐，大便烂；舌脉同前。血常规：WBC 2.99×10^9/L，NEUT 1.72×10^9/L。中药汤剂在初诊方药的基础上，改白术为 15g，改炒麦芽为 20g，炒稻芽为 20g。继服 14 剂，服法同前，外治及药膳同初诊。

四诊（2013 年 11 月 22 日）：2013 年 7 月 29 日复查血常规：WBC 4.06×10^9/L，NEUT 2.3×10^9/L，已恢复正常。8 月 6 日完成第 3 个周期化疗。患者守初诊原方原法治疗。11 月 17 日完成第 8 个周期 EC-T 方案化疗。后多次化疗，其间均未出现骨髓抑制，未使用 rhG-CSF 治疗。精神良好，无疲倦乏力，纳眠可，二便调；舌淡红，苔薄白，脉细。复查血常规未见异常。守三诊方原法继服 14 日。

2013 年 12 月 25 日随访患者，8 次化疗期间均采用林毅教授中医药特色疗法，未出现过重度骨髓抑制，仅化疗第 2 个周期出现轻度骨抑制，其余 6 个周期均未出现骨髓抑制，未使用过 rhG-CSF 治疗，按时按量顺利完成了化疗，疗效良好。

按语：本案为乳腺癌术后行化疗患者，由于化疗的不良反应伤及脾胃，导致脾失健运、生化乏源，加之癌毒、药毒侵袭，肝、脾、肾三脏损伤，先天与后天皆受损，气血阴阳亏虚，致髓海失养、骨髓抑制。应以补益气血、补肾生髓为治疗大法，同时配合沐足、药膳等养生手段，医养结合。

对本案中患者采用归脾汤以补养气血，以党参、黄芪、白术、大枣甘温之品补脾益气以生血，气旺而血生；当归、龙眼肉甘温补血养心；茯神、酸枣仁、蜜远志宁心安神；木香、生姜、炒麦芽、炒稻芽辛香而散，理气醒脾，升清降浊，与大量益气健脾药配伍，复中焦运化之功，又能防大量益气补血药滋腻碍胃，使补而不滞，滋而不腻；鸡血藤、黄精填精益髓。全方共奏益气养血、健脾补肾之功。肾精受损，髓失所养，于酉时加服益肾生髓液以加强补肾生髓之功。在此基础上结合子午流注理论，指导患者服药、起居、沐足、食疗等，借脾胃、小肠经旺势促进健脾生化气血之效，借肾经旺势补肾生髓。外治方面，中药沐足配合穴位按压，在三焦经旺时以通行百脉，同时遵循健脾补肾的辨证原则，取三阴交、照海、涌泉、太溪等穴。并以药膳五红汤配合治疗，此汤中大枣养脾补益气血；枸杞能补肾益精，养肝明目，补血安神，生津止渴，润肺止咳，治肝肾阴亏，腰膝酸软，头晕，目眩，目昏多泪，虚劳咳嗽，消渴，遗精；花生连红衣一起与大枣配合使用，既可补虚，又能止血，提升血小板，但血脂黏稠者不宜多加；红豆被李时珍称为"心之谷"，赤入心，形似肾，可清心养神，健脾益肾；红糖性温、味甘、入脾，具有益气补血、健脾暖胃、缓中止痛、活血化瘀的作用，能渐复正气，提高机体免疫力，并有助于改善贫血，提升白细胞及血小板数量，对放疗过后的骨髓抑制有调节作用。

二诊时患者一般情况良好，舌转淡，恐化疗药毒损伤正气，故去太子参，加用党参增强益气健脾之功。林毅教授认为，白术小剂量益气大剂量润肠，故三诊大便溏时，白术减量，以健脾化湿；并增加炒麦芽、炒稻芽用量，以升清降浊。

患者化疗以来，始终坚持林毅教授中医药特色疗法预防骨髓抑制症，未出现重度骨髓抑制，仅化疗第 2 个周期出现轻度骨髓抑制，其余 6 个周期均未出现骨髓抑制，无须行 rhG–CSF 治疗，取得了良好的疗效。

（佟　颖）

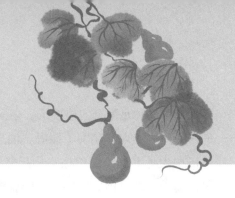

全国优才潘国凤论中医药在乳腺癌
全程管理中的临床应用

专家简介

潘国凤，中西医结合专业医学博士，首都医科大学附属北京世纪坛医院主任医师，耶鲁大学与哈佛大学高级访问学者，第五批全国中医临床优秀人才，晁恩祥国医大师学术继承人，主要从事中西医结合肿瘤临床工作。兼任世界中医药学会联合会肿瘤经方专业委员会副会长兼秘书长、中国抗癌协会中西医整合肿瘤专业委员会常委兼青委副主委、中国抗癌协会北京中西医整合肿瘤专业委员会副主委兼秘书长、中华中医药学会免疫分会常委、中国中西医结合学会肿瘤专委会委员、国家远程医疗与互联网医学中心肿瘤专家委员会副主委、北京慢性病防治与健康教育研究会中医肿瘤免疫代谢专业委员会副主任委员、北京中西医结合学会肿瘤专业委员会常委、中国医促会肿瘤专业委员会常委、中国中医药信息研究会临床研究分会常务理事等职，以及北大核心期刊《中国肿瘤》通讯编委、《中华中医药杂志》青年编委与《肿瘤学杂志》编委。曾主持国家自然科学基金项目、北京科技新星计划项目、北京市"首特"项目、中华中医药学会青年求实项目等多项省部级及以上课题，主办国家继教项目4项；2011年被列为第三批北京市中医药125人才，2013年获得北京市优秀人才项目资助，2014年获北京科技新星计划资助，同年入选北京市卫生系统高层次卫生技术人才，2019年入选北京市优秀人才青年拔尖团队项目PI，同年入选全国中医药创新骨干人才，2022年入选第五批全国中医临床优秀人才、第七批国家中医学术继承人，2023年入选第二批北京市卫健委高层次公共卫生技术人才学科骨干。2012年被评为北京地区优秀中青年医师，2016年被评为首都优秀青年医生，2018年被授予"国之名医 – 青年新锐"的称号。

🥦 导语

乳腺癌（breast cancer）作为女性常见恶性肿瘤，其发病率在世界各地总体上呈上升趋势。在多数发达国家，乳腺癌的发病率已跃居女性常见恶性肿瘤的首位。据2020年2月国家癌症中心发布的最新全国癌症统计数据表明，乳腺癌已成为中国女性发病率最高的癌症，我国每年大约新增乳腺癌患者42万人，近年来发病率每年递增3%～4%。乳腺癌患者的总体5年生存率已达83.2%，在所有肿瘤中是最高的。北、上、广等城市三甲医院早期乳腺癌的5年生存率能达到90%以上，与西方发达国家基本一致。因而，目前全国现存的恶性肿瘤患者中乳腺癌患者的数量居于首位。我国女性乳腺癌的发病率除了逐年升高外，还具有年轻化的特点，发病高峰在45～55岁，早于西方国家的55～59岁。再则，由于我国人口基数大，绝经前女性数量多、新发患者多、年轻患者多，这些都导致了我国乳腺癌患者的平均发病年龄相对较小。

由于乳腺癌的5年生存率比较高、生存时间比较长，所以乳腺癌是肿瘤领域代表性的慢病，从2005年开始推行多学科参与乳腺癌的诊治，到2010年提出了乳腺癌全程管理的概念。随着"乳腺癌健康关键十年行动"以及《中国乳腺癌规范性诊疗质量控制年鉴》等重要项目的开展和推进，乳腺癌质控体系的建立，乳腺癌"全程、全方位"理念已相当成熟，这个理念覆盖了乳腺癌从早期的预防、筛查，到诊疗（包括手术、化疗、放疗、靶向治疗、免疫治疗、内分泌治疗），再到预后恢复的全过程的治疗模式，并推行"单病种、跨学科"，构建由乳腺癌直接或间接导致的心血管管理、骨安全管理、精神健康管理、内分泌管理等横向跨领域的健康管理模式，改善患者后续生存质量。中医在全程管理中担任了全程参与、不同治疗阶段有不同获益的重要角色。

乳腺癌患者的5年生存率显著提高，患者的生存时间显著延长，由此也带来了新的问题。因治疗引起的不良反应或乳腺癌患者本身由于年龄、激素水平等自身因素的变化所导致的种种问题逐渐凸显，不仅影响到患者的生活质量，甚至转化为疾病复发和死亡风险，中医药在解决乳腺癌相关临床问题方面疗效显著。

一、乳腺癌的中医病因病机

乳腺癌属中医学"乳岩""乳核"等范畴，在古代医学典籍中，乳腺癌被称为"乳岩""乳石痈""石奶"。该病多由七情不遂，营气耗伤，血无以充，冲任失调，经脉血海该充盈而未满、该疏泄而不畅，气血聚于冲任，经脉壅阻，血脉凝滞，久而不散，结块不消，由结而坚；病因病机与瘀血内阻、肝气郁结、气血亏虚、冲任失调有关。《圣济总录》最早论述了冲任失调而致乳病的病机，认为"盖妇人以冲任为本，若失于将理，冲任不和，阳明经热，或为风邪所客，则气壅不散，结聚乳间，或硬或肿，疼痛有核"。《冯氏锦囊》有"妇人不知调养，有伤冲任"，以致乳疾之说。

现如今，诸多中医肿瘤临床学家赞成乳腺癌与肾及冲任功能失调、气血亏虚与瘀滞有关。陆德铭教授认为脏腑功能失常、血气失调均可导致冲任失调而生乳病。冲为血海，任主胞胎，胞脉系于肾，冲脉与肾脉相并而行，得肾阴滋养。而肾气化生天癸，天癸源于先天，藏于肾。冲任下起胞宫，上连乳房，其血气促使胞宫和乳房的发育及其功能活动。肾气、天癸、冲任相互影响，构成一个性轴，成为妇女周期调节的中心，而肾气是这个性轴的中心。肾气不足，则天癸不充，冲任二脉不盛，胞宫与乳房必同时受累而发病。肾气不足，则肝失所养，肝之疏泄功能失常，肝气郁结，以致冲任失调，气滞夹痰瘀凝聚而成乳癖，日久由结而坚。国医大师林毅教授认为"乳中结核，虽云肝病，其本在肾"，乳核的发生发展是一个因虚致实、因实而虚、虚实夹杂的过程，其本虚而标实。肾气不足、冲任失调为发病之本，气滞、痰凝、血瘀为发病之标。

二、中医药如何参与乳腺癌的全程管理

乳腺癌的综合治疗包括手术、放化疗、内分泌治疗、靶向治疗、生物免疫治疗与中医药治疗，中医药治疗可以在乳腺癌治疗全程的不同阶段，协同其他

的治疗手段发挥减毒增效的作用。

（一）癌前期中医药治疗防微杜渐

乳腺癌的发生、发展与肝密切相关。李佩文教授认为，乳腺癌患者常素体气郁，发病多缘于肝气不舒，又因病进一步加重气郁，故在疾病初期阶段，多以肝郁气滞为主。古代文献也记载过乳腺癌与肝的相关性，如《外科大成》指出"乳头属足厥阴肝经"，《素问·举痛论》云"思则心有所存，神有所归，正气留而不行，故气结矣"，《外科正宗》亦指出"忧郁伤肝，思虑伤脾，积想在心，所愿不得者，致经络痞涩，集结成核"。

乳腺癌患者确诊恶性肿瘤前常常有多年的乳腺增生与乳腺结节病史，部分乳腺囊性增生病可由典型增生发展为非典型增生，继而发生癌变的潜在危害，应足够重视，并积极采取一级预防措施，定期复查，跟踪治疗，以防癌变之虑。中医药治疗该病有独特的优势和潜力，通过个体化治疗，在"疏肝理气，调畅气机"的基础上，或"活血化瘀散结"，或"化痰软坚散结"，从整体出发，辨证与辨病相结合，从多方面、多角度起到调整内分泌，增强机体免疫能力的作用，可促使肿瘤消散于无形。方药方面，一般可选用柴胡疏肝散，加通草、漏芦、路路通，再加郁金、乳香、三棱、莪术等组方，嘱患者餐后半小时服用，经前连续服用7～10天，经期停药，每年可服用2～3个月经周期。乳腺结节分类诊断在3类以上且暂时不愿接受手术治疗的患者，在上述基础方中加用黄芩、蒲公英、山慈菇、全虫等清热解毒与活血解毒中药以增强疗效，并建议连续服药（经期除外）。每2～3个月复查乳腺超声，如疾病进展，建议尽快手术。

（二）中医药配合手术治疗扶正固本

手术治疗能够通过根治性或者完整切除来减轻肿瘤在体内的负荷，对于乳腺癌早期的患者，其5年临床治愈率非常高，对一些中期的患者手术治疗也是一个很重要的治疗办法。然而，患者接受手术治疗后，常常会出现神疲乏力、少气懒言、多汗、失眠等诸多不适，对患者生活质量的影响很大。如能及时求诊中医，施以补肾益气、养血安神的中药，选用玉屏风散合归脾丸等加减，饮食中加一些含人参、黄芪、当归等中药的药膳，将有利于患者尽快恢复元气。

相关研究表明，乳腺癌术后患者经半年左右的中医药治疗后，大多数患者有较充沛的精力及良好的心态，并能积极地参加社会活动或做家务，治疗前后比较，神疲乏力、食欲不振、夜寐不安、潮热汗出等症状均可明显缓解甚至消失，对生活质量的总评价有显著改善。乳腺癌早期患者术后无须放化疗者，仅予中药治疗（或者配合内分泌治疗），中药处方用药以扶正为主，扶正与祛邪相结合，患者配合定期复查即可。

（三）中医药联合化疗减毒增效

化疗是乳腺癌治疗非常重要的手段，但化疗期间出现的种种不良反应，对很多患者来说都是刻骨铭心的。绝大部分化疗药物对患者机体来说是"敌我不分"的，在杀灭癌细胞的同时，也会不同程度地损伤机体的正常细胞，特别是那些新陈代谢较快的细胞。化疗后大多会引起患者全身症状和各种损伤，出现许多不良反应，如骨髓抑制、肝肾毒性、胃肠道反应、内分泌失调等，其典型的症状包括恶心、呕吐、厌食、疲劳、心悸、肢体麻木、脱发，以及骨髓抑制引起的血细胞数量下降、免疫抑制引起的抵抗力下降等。化疗导致的不良反应常使患者难以承受，在肿瘤治疗的过程中，若能制订一个中西医结合的个性化治疗方案，全程辅以恰当的中医药治疗，往往胜算更大。

健脾和胃降逆中药可减轻患者痞满纳呆、恶心欲呕或呕吐、嗳气频作等症状，可以选用香砂六君子汤合姜半夏、姜厚朴等健脾和胃降逆中药。补肾填精中药可改善中度骨髓抑制，且能持续发挥作用。白细胞减少常常辨证为气血两虚证，故治疗应以健脾益气、滋补肝肾为主，药用黄芪、太子参、黄精、菟丝子、补骨脂、鸡血藤、山萸肉、淫羊藿等。血小板减少一般多为气阴两虚，也有气不摄血、血热妄动等因素，治疗常用女贞子、旱莲草、地黄、鹿角胶、鳖甲、升麻、花生衣、紫草等。针对部分对化疗耐药的患者，已有研究证实，合用活血化瘀、软坚散结、清热解毒等方药对化疗药有协同增效的作用。

（四）中医药联合放疗凉血解毒

由于病情需要，很多乳腺癌患者需要进行放疗，保乳手术患者一般都需要放疗。放射治疗是以高能射线攻击局部肿瘤，其导致的机体损害中医称为"火邪热毒"。放疗后，患者会出现骨髓抑制、消化道症状、口干口疮、放射性肺炎、放射性皮炎等不良反应，中医临床运用清热解毒、养阴生津的中药内外兼调，可以减轻口干咽痒、口腔溃疡等热毒伤阴、气阴两虚症状，缓解急性放射性肺炎引发的咳嗽、肺通气功能障碍等。针对口干口疮可选用口炎清颗粒等养阴生津的中成药或中药汤剂，放射性肺炎可选用沙参麦冬汤加减，放射性皮炎可在辨证基础上加用紫草、水牛角、丹皮、赤芍等凉血中药。另外，活血化瘀药三棱、莪术、丹参等可提高患者对放疗的敏感性，且有预防肺纤维化的作用。

（五）中医药联合内分泌治疗滋水涵木

雌激素和（或）孕激素受体阳性的患者需要进行5～10年的内分泌治疗，内分泌治疗就是药物通过抑制或减少雌激素的分泌，阻断激素与受体的结合，从而阻碍乳腺癌细胞的生长和繁殖。因而，内分泌治疗看似很柔和，实际临床上不少患者对内分泌治疗导致的类更年期综合征的临床症状非常苦恼，其典型的症状包括潮热汗出、焦虑疑心、烦躁易怒等。雌激素受体在大脑中的组织学分布区域大部分参与情感调控，内分泌治疗会使女性激素水平骤降，激素环境的剧烈波动可能导致大脑内环境的变化，从而诱发情绪障碍。中医学认为，内分泌治疗会导致肾气亏损，水不涵木，木郁而不发，易导致焦虑、抑郁等情志疾患。中医通过疏肝滋肾等治法可有效改善患者的这些症状，可在辨证选方基础上加用二至丸（旱莲草、女贞子）、浮小麦、熟地黄、合欢花等，从而提高患者对于内分泌治疗的依从性。而且，芳香化酶抑制剂容易导致患者骨质流失，使患者出现"晨僵"的现象，中药可选用补骨脂、骨碎补及具有培元补肾作用之品，以减缓患者骨密度降低的速度，从而减轻相关的骨关节症状。

（六）中医药联合靶向治疗分病辨治

乳腺癌的靶向治疗作为一种精准治疗能使Ⅱ期及以上分期的人类表皮生长因子受体 –2 阳性患者获益，但它的不良反应也是不可忽视的，有时可能由于无法耐受的不良反应而不得不放弃被评估有效的治疗，其中常见的不良反应包括心脏毒性、腹泻、皮肤与黏膜受损等。患者临床表现以心悸、胸闷为主，临床辨证为气虚血瘀痰阻证多见，方选用生脉饮合瓜蒌薤白半夏汤加丹参、红景天等。患者出现腹泻者，在辨证基础上加肉豆蔻、赤石脂、补骨脂、吴茱萸等，如温药易上火者，也可加用白扁豆、芡实、莲子肉、鸡内金等性平健脾化湿之品。患者频发口腔溃疡，治拟养阴生津、凉血解毒，可以在辨证基础上加用水牛角、紫草、人中白，配以口炎清颗粒。患者皮疹瘙痒、痈肿疮疡不断，中医可以在顾护正气和脾胃的基础上选用土茯苓、白鲜皮、白蒺藜、地肤子、水牛角、紫草、连翘、全虫等清热凉血、活血解毒中药。

（七）中医药联合免疫治疗天合之作

免疫治疗是近年来针对包括乳腺癌在内的所有恶性肿瘤的一种较为热门的治疗方式，不同于以往的生物治疗，它是用适当的方法增强或调整机体对肿瘤细胞的免疫应答反应，达到控制肿瘤细胞增长的一种治疗方式。这种治疗的理念非常好，但目前该治疗还是有其局限性，临床上运用不甚广泛。众所周知，中医在整体免疫治疗方面有非常长的临床实践史。中医从宏观角度立足于人体，着眼于人体整体的正气，运用中药、针灸等手段，调和人体的气血阴阳，调整人体各脏腑的生理功能，使人体各脏腑的功能协调平衡，从宏观上提高机体的抵抗力，清除肿瘤在人体内赖以产生和存在的土壤。中医临床通过观舌脉，辨证论治，实则泄之，滞则通之，虚则补之。凡此种种，都是为了调动和补养人体的正气，把人体的气血调理适当，提高人体内在的抗肿瘤能力。中医与西医，在提高抗肿瘤免疫力方面，一个是从宏观整体提高人体的抗病能力，另一个是从微观增强机体自身的免疫功能，中西医结合，标本兼治，可谓抗肿瘤的天合之作和最佳伴侣！

（八）中医药康复治疗举足轻重

很多肿瘤患者存在"重治疗而轻康复"的误区。事实上，各种规范化的治疗手段是肿瘤治疗所必需的，在医院治疗的结束绝不意味着肿瘤治疗的终结。许多肿瘤患者经过了手术、放化疗等治疗后身体损伤较大、免疫功能失调，此时身体内残存、潜伏的肿瘤细胞容易死灰复燃，引起复发、转移，常成为肿瘤治疗失败的主要原因。因此，即便肿瘤患者顺利渡过了"手术关""化疗关""放疗关"，如果没有进行有效的康复治疗以巩固疗效，那么就无法有效地抵御肿瘤复发、转移的风险。因此，对肿瘤患者进行积极、合理的综合康复治疗是必需的，从另外一个角度讲，没有康复的肿瘤治疗不是完整的治疗。

在疾病中晚期，正气已损，邪气嚣张，当采取扶正培本的治疗，寓攻于补。临床治疗的主要目的是最大限度地提高患者的生存质量，改善临床症状，通过"人瘤共存"的治疗方式，促进患者生存质量的提高。中医肿瘤康复提倡"以人为本""治病求本"，在发挥人体自主调理的同时，用药物的偏性来纠正人体的偏性，以改变致病因子在人体内赖以生存的条件。如果被破坏的环境得到修复，致病因子生存的条件得到改善，肿瘤就不容易复发与转移。

三、验案举隅

患者，李某，女，64岁。患者1年前在我院行乳腺癌切除术（全切），术后病理提示浸润性乳腺癌：1.乳腺黏液癌，A型，伴神经内分泌分化，占40%，最大直径0.9cm；2.乳腺浸润性导管癌，非特殊型，占60%，最大直径1.2cm。腺管形成：2分，核级：2分，核分裂：1分。病理确诊为乳腺癌Ⅱb期，术后化疗6个周期，内分泌治疗服用弗隆片（来曲唑）2.5mg，每日一次。

首诊（2022年1月19日）：患者主诉"乳腺癌术后1年，潮热多汗半年余，发现肿瘤标志物升高3个月"。患者服用内分泌治疗药物后出现潮热汗出频频，心悸失眠，心烦易怒，伴脘痞，餐后更甚，二便尚可；舌质红苔黄腻，脉细弦。近3个月连续两次查肿瘤标志物升高，2022年1月18日查示：CA153 22.3U/mL、NSE16.78ng/mL、CA199 44.73U/mL。诊断为乳腺癌内分泌治疗类更年期综合征，治拟以疏肝滋肾、益气解毒为法，处方予以柴胡10g，白芍15g，枳壳12g，香附6g，炒白术30g，黄芩9g，旱莲草20g，女贞子15g，熟地黄20g，浮小麦30g，炒枣仁30g，太子参30g，麦冬30g，五味子6g，合欢皮30g，茯神30g，生龙牡各30g，全虫6g，白花蛇舌草30g，分心木30g，炙甘草6g。14剂，水煎服，每日一剂。

二诊（2022年2月9日）：入睡较前好转，但多梦易醒，潮热多汗现象较前缓解，遇事或心烦时即汗出，侧腰与后背有斑片状皮疹，追问患者述"服用中药前也会间断出现湿疹，与汤药无关"，故治法不变，浮小麦加量至60g，加生磁石30g，土茯苓30g，白鲜皮30g，白蒺藜9g。14剂，水煎服，每日一剂。

三诊（2022年2月23日）：睡眠明显好转，出汗减少，追忆最近两个月来双手有"晨僵"现象，此次处方基本方不变，前方中，浮小麦剂量减至 30g，加补骨脂 15g，茯苓皮 30g，冬瓜皮 30g。14 剂，水煎服，每日一剂。

此后于 3 月 9 日～23 日复诊两次，患者诸症缓解，基本方不变，随证略加减，4 月 6 日复查肿瘤标志物全部正常。患者潮热汗出显著缓解，基本无心烦、心悸，失眠好转，餐后无明显腹胀，晨僵现象减轻，湿疹局部遗留色素沉着，痒感不显，患者对中医治疗效果比较满意。

按语：乳腺癌患者服用内分泌治疗药物后出现潮热汗出频频，心悸失眠，心烦易怒，属于乳腺癌内分泌治疗类更年期综合征的常见症状。该患者为老年女性，绝经后数年，乳腺癌术后应用雌激素受体拮抗剂过程中出现的阻断性衰老，天癸因不能得到肾气的滋养而衰竭，冲任二脉也随之日益衰少，精血亏少，肾中精气与阴阳不足，阴虚阳亢而出现上述诸症。针对乳腺癌内分泌治疗类更年期综合征，方用柴胡疏肝散合二至丸加减，加熟地黄滋肾养阴，选用生脉饮加浮小麦、生龙牡益气止汗，炒枣仁、茯神、分心木、合欢皮舒肝养血安神，炒白术配枳壳健脾理气消痞，黄芩配柴胡清上焦湿热，患者乳腺癌术后 1 年，肿瘤标志物升高，不忘加用全虫与白花蛇舌草解毒。患者一诊服药后诸症好转，但潮热汗出仍存在，浮小麦加量除热止汗，睡眠问题加用生磁石镇静安神，患者有湿疹情况，加用土茯苓、白鲜皮、白蒺藜祛湿止痒。患者三诊时告知有"晨僵"现象，乳腺癌内分泌治疗期间出现的"晨僵"一般与雌激素水平下降有关，并非"风湿"，临床给予补骨脂"阳中求阴"，合用茯苓皮、冬瓜皮利湿消肿等常得良效，该患者服用两周即自觉晨僵症状程度与持续时间减轻。

（潘国凤）

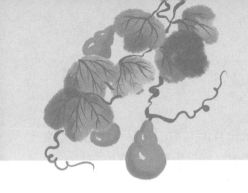

全国优才姜敏基于三辨模式论治
乳腺癌相关性失眠

专家简介

　　姜敏，首都医科大学附属北京世纪坛医院中医科主任，主任医师，二级教授，博士生导师。第三批全国优秀中医临床人才、第四批全国名老中医学术继承人。师承中国工程院院士、国医大师王琦教授，国医大师孙光荣教授；北京优秀名中医、北京市第六批名老中医师承指导老师、第二届首都中医榜样人物。兼任中华中医药学会亚健康分会副主任委员、北京市中西医结合学会肿瘤康复分会会长、北京市中医药学会糖尿病专业委员会副会长、北京市中医药学会老年病专业委员会副会长、中国中医药信息学会中医临床药学分会副会长兼秘书长、中国中医药促进会疑难杂症分会副主任委员、首都医科大学中医临床学系副主任委员、中国博士后科学基金评审专家、北京市科学技术奖评审专家。从事中医临床医、教、研工作35年，临床善用辨体—辨病—辨证相结合诊疗模式，通过改善偏颇体质，调阴阳而达中和，治疗肿瘤、内分泌疾病、妇科疾病及内科疑难杂症。承担或参加国家级项目及北京市科研课题10余项，发表学术论文40余篇，主编中医著作5部。

导语

　　根据国际癌症研究机构统计，2020年全球估计新发癌症19292789例，女性乳腺癌患者首次超过肺癌成为最常见的癌症，占新增病例数的11.7%。乳腺癌相关性失眠与乳腺癌的发生发展及抗癌治疗的关系密切。目前，采用内分泌治疗的乳腺癌继发失眠患者的比例较大，大部分存在体质偏颇。

《灵枢·寿夭刚柔》云："人之生也，有刚有柔，有弱有强，有短有长，有阴有阳。"指出人体禀赋的个体差异。国医大师王琦院士在2005年提出"辨体—辨病—辨证相结合"的三辨诊疗模式，以人为本，进行个体化预防与诊疗。笔者继承王琦老师的学术思想及诊疗模式，将"三辨模式"运用到乳腺癌相关性失眠的诊疗中，结合日常调护，取得了满意疗效。

一、中医体质与乳腺癌相关性失眠的发生

中医体质学认为，体质是个体生命过程中在先天遗传和后天获得的基础上形成的形态结构、生理机能和心理状态方面综合的、相对稳定的特质，它反映生命过程的某些形态特征、生理特性、对自然社会环境的适应能力，决定着对致病因素的易罹性和疾病发展的倾向性。由人体脏腑、气血、津液的组成和功能的不同导致体质各有不同。在某种程度上，体质状态是人体正气的一种外在表现。

体质的形成是诸多因素共同作用的结果，具有相对稳定性、动态可变性和可调性。体质差异可影响疾病的发生，而且可决定发病的类型、病位和病性。张景岳在《类经》中云："当识因人因症之辨。盖人者，本也。"治疗疾病的本质是调节体质，调治偏颇体质可控制疾病的发生、发展及转归，是中医实现治未病的重要思路和手段。

体质与疾病和健康有着密切的关系，乳腺癌也和体质密切相关。利用中医药调理偏颇体质，并使之向平和质发展，可使乳腺癌失去产生或复发转移及引发相关性失眠的环境，可达到治疗乳腺癌相关性失眠的目的。同时，中医体质理论认为，证候产生的基础是体质，证候的性质受体质影响。因此，治疗乳腺癌相关性失眠应首辨体质，识证时须先辨体质。

二、"三辨模式"与乳腺癌相关性失眠的治疗思路

三辨模式即"辨体—辨病—辨证相结合"的临床诊疗模式。三辨诊疗模式

强调辨体、辨病、辨证三者相互联系，缺一不可。在临床中需要考虑体、病、证三者之间的内在联系，在"体病相关""体质可调"理论的指导下，以辨体论治为核心制定治疗方案时要充分考虑体质的差异性对疾病、预后及治疗方案的影响，针对不同体质在方剂和药物的选择及剂量上进行调整，不仅要考虑对"证"治疗，改善患者症状，也要治病求本，辨明体质，从根本上改善患者体质，实施个性化治疗。

（一）乳腺癌相关性失眠患者的体质特点

中医体质学认为，体质是证候产生的基础，证候的性质受体质影响。因此，治疗乳腺癌相关性失眠患者应首辨体质，即识证时须先辨体质，是实施三辨诊疗模式的核心。

乳腺癌患者平素多情绪欠佳，容易低落、焦虑或烦躁，常不自觉地叹息。患者在接受内分泌治疗后，由于雌激素水平降低或作用受阻，导致类更年期综合征的发生，出现烘热汗出、手足心热、头晕耳鸣、口干、眼干、心悸失眠等阴虚体质的表现。临床观察显示：乳腺癌相关性失眠患者气郁兼阴虚体质为其特点。因此，笔者根据患者的体质特点，治疗乳腺癌相关性失眠，师承国医大师王琦院士三辨模式，以辨体调体为先，在临床上常以四逆散合二至丸加减以调体。

四逆散最早在《伤寒论》中记载，"少阴病，四逆，其人或咳，或悸，或小便不利，或腹中痛，或泄利下重者，四逆散主之"。该方用于治疗阳气郁遏所致厥证，借厥阴肝气的疏泄条达，缓解少阴心肾阳气的郁遏，气机升降出入通畅，厥逆自除。后世将该方作为疏肝理脾的基础方，方中君药柴胡辛散升发，调达气机；臣药白芍养阴柔肝，二者一散一敛，气血兼顾；佐药枳实泄滞气，与柴胡相配增强舒畅气机之功，与白芍相配理气和血；使药甘草健脾和中，调和诸药。全方疏肝理气，对气郁质患者具有良好的调节作用。二至丸出自明·吴旻辑所著的《扶寿精方》，原名为女贞丹。方中女贞子为补阴之上剂，补中养精；墨旱莲味酸甘，入肝肾补阴。二者相须为用，对阴虚质患者真阴不足的特点进行调节。此外，女贞子以"冬至"节气采摘为佳，旱莲草"夏至"节气采收为佳，共用调节阴阳，对失眠阴阳不调者也有改善作用。

（二）乳腺癌相关性失眠患者须兼顾调治肿瘤

乳腺癌相关性失眠患者虽以失眠为主诉，但乳腺癌为本病基础，且易复发转移，需兼顾治疗，即辨病治疗。因此，临床用药宜酌情配伍抗癌解毒、软坚散结之品，若痰湿内蕴者，予半夏、猫爪草等化痰散结；痰热内生者，予瓜蒌、浙贝母、山慈菇等清热化痰散结；热毒内盛者，予半枝莲、白花蛇舌草等清热解毒。

"三辨模式"兼顾患者的体质、疾病及证候特点，乳腺癌相关性失眠患者的辨证当从肝论治。

临床观察显示，乳腺癌相关性失眠的发生发展离不开肝，肝气不舒是本病的病因；肝魂不安，阳不入阴是本病的病机。乳腺癌在中医著作中曾名"乳石痈""乳岩""乳石"等，失眠被称为"不寐""不得卧""目不瞑"等。《黄帝内经》云："足阳明胃经，行贯乳中……足厥阴肝经上膈，布胸胁绕乳头而行。"可见肝胃与乳房的关系密切。《格致余论·乳硬论》中记载"忧怒郁闷，昕夕累积，脾气消阻，肝气横逆"是本病的始动因素。情志失调，肝失疏泄条达，气机郁滞，气血运行不畅，痰瘀乃生，最终导致了乳腺癌的发生。明代医家秦景明在《症因脉治》中云："肝火不得卧之因，或因恼怒伤肝，肝气郁滞；或尽力谋虑，肝血所伤。肝藏血，阳火扰动血室，则夜不宁矣。"肝气不舒，郁而化火，则扰动血液，魂不得安藏而失眠。《血证论》云："肝病不寐者，肝藏魂，人寐则魂游于目，寐则魂返于肝。若阳浮于外，魂不入肝则不寐。"因此，用药以疏肝气、宁肝魂为法，配伍玫瑰花、甘松行气解郁，百合、酸枣仁安神养肝涵魂，珍珠母平肝安魂。

三、验案举隅

李某，女，52岁。2022年10月25日因"乳腺癌术后1个月伴反复失眠易醒"就诊。现症见：患者1个月前行左乳腺癌切除术（T1N0M0）后出现眠浅易醒，间断睡眠每1小时即醒，心悸夜甚，纳可，喜叹息，夜间口干，手足心热，身乏力。既往史：甲状腺囊性结节。查：舌红少苔，脉沉细。中医体质辨识为气郁质兼夹阴虚质。

西医诊断：1. 失眠；2. 乳腺癌术后。

中医诊断：1. 不寐；2. 乳岩术后。

中医辨证：肝郁气滞，肝肾阴虚。

治法：疏肝解郁，滋补肝肾。

方药：北柴胡 9g，白芍 30g，麸炒枳壳 10g，炙甘草 9g，酒女贞子 9g，墨旱莲 9g，灵芝 12g，山药 20g，白花蛇舌草 15g，法半夏 9g，夏枯草 10g。

14 剂，水煎服，日 1 剂。嘱患者忌食发物，多食用甘凉滋润、理气开郁的食物，日常可以玫瑰花代茶饮服用。

二诊（2022 年 11 月 9 日）：患者眠安，偶有夜间作醒，醒后可再入眠。喜叹息减轻，乏力缓解，夜间口干减轻，偶有心悸。查舌尖略红，少苔，脉沉细。上方加淡竹叶 9g，茯神 15g。14 剂，水煎服，日 1 剂。

三诊（2022 年 11 月 22 日）：患者诉夜间睡眠沉香安稳，可持续 6 小时，无心悸，无夜间口干，无手足心热，无叹息，无乏力。舌淡红，苔薄白，脉沉。上方去淡竹叶 9g。14 剂，水煎服，日 1 剂。

按语：乳腺癌相关性失眠患者往往存在体质偏颇，此患者体质辨识为气郁质、阴虚质，运用四逆散合二至丸调体治疗，改善体质环境；配以半夏与夏枯草为对，交汇阴阳，引阳入阴；加之白花蛇舌草清热散结以辨病施药；加之灵芝、山药以辨证补虚。全方攻补兼施，扶正祛邪，从辨体－辨病－辨证三方面着手，以三辨模式为治疗思路，实现了个性化的精准治疗，临床效果满意。

（姜　敏）

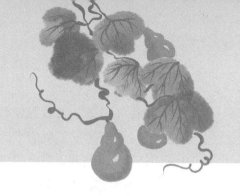

全国优才佟颖基于"解六郁，护脾肾"谈三阴性乳腺癌的辨治思路

专家简介

佟颖，中共党员，中医内科学博士，博士后，主任医师，副教授，博士生导师，现工作于黑龙江中医药大学附属第一医院。先后师从林毅、花宝金、李延、黄煌、孙申田、顾植山、李敬孝、刘松江、宋爱英先生。主要从事风湿免疫病的中西医结合诊疗工作，主持省级及以上科研课题8项。主编、副主编学术著作7部，参编著作3部，以第一/通讯作者发表学术论文40余篇。黑龙江省青年名中医，第五批全国中医临床优秀人才研修项目培养对象，第四批全国老中医李敬孝专家学术经验继承人。兼任中国民族医药学会针刀医学分会副主任、中华中医药学会疼痛分会常务委员、中华中医药学会针刀专业委员会常务委员、中华中医药学会名中医思想专业委员会常务委员、中华中医药学会风湿病专业委员会委员、黑龙江省医师学会风湿病分会委员、黑龙江省中医药学会皮肤性病分会委员、黑龙江省中医药学会第二届肿瘤专业委员会委员、世界中医药联合会风湿病专业委员会理事、哈尔滨电视台专题节目特邀专家、黑龙江电视台特邀中医专家讲座嘉宾、黑龙江省医养结合服务与管理专家、黑龙江省老年心理健康服务专家、黑龙江省中医药学会第二届风湿病专业委员会常务委员、中国老年学和老年医学学会骨质疏松分会黑龙江省骨内科学组秘书、黑龙江省女医师协会理事、《中国医药导报》杂志审稿专家、《中国医药科学》杂志审稿专家、《世界中西医结合》杂志编委。

导语

    乳腺癌（Breast Cancer，BC）是临床常见的恶性肿瘤疾病，2020 年全球癌症负担分析报告显示，女性 BC 已经超过肺癌成为最常见的癌症，其发病率和死亡率均居全球女性恶性肿瘤第一位。乳腺癌作为一种激素相关的异质性疾病，具有广泛的形态学特征，根据组织病理学的检测结果可将乳腺癌分为不同亚型。乳腺癌的病理学亚型根据 ER、PR、HER-2、Ki-67 等分子表达程度的不同可分为 Luminal A 型、Luminal B 型、HER-2 过表达型和三阴性型。其中，三阴性乳腺癌恶化程度高，被认为是最致命的乳腺癌亚型。笔者通过多年对乳腺病的研究，发挥"解六郁，护脾肾"的理论，坚持识病为本、辨证为用、病证结合、标本兼治的诊疗原则，临证治疗不拘于一方一证，灵活变通，切中肯綮，多元思维，疗效彰显，为中西医结合防治乳腺癌提供了新思路、新方法。同时，构建了中医乳腺癌"治未病"体系，主张防治并重，身心并治，带领女性患者练习养生导引功，并将情志疗法、五音疗法、团体治疗等引入乳腺癌的防治体系中，形成了较完善的治未病方案。笔者在长期的临床实践中积累了丰富的经验，并在临床诊治中取得了良好疗效，尤其对恶性程度较高的三阴性乳腺癌有独到的见解，拓展了郁证学说在乳腺病中的运用。现将笔者诊治三阴性乳腺癌的经验论述如下。

一、三阴性乳腺癌概述

    三阴性乳腺癌（Triple-negative Breast Cancer，TNBC）是指雌激素受体（Estrogen Receptors，ER）、孕激素受体（Progesterone Receptors，PR）表达均<1%，人表皮生长因子受体 2（Human Epidermal Growth Factor Receptor-2，HER2）表达缺失或 FISH 阴性，该病具有高侵袭性、转移潜能高、易复发、预后差等特点，其中位生存期仅为 13 个月，被认为是最致命的乳腺癌亚型。近年来，随着 TNBC 的分子分型和基因组测序的进展，大量证据表明，与其他亚型相比，TNBC 具有更高的遗传不稳定性、频繁的拷贝数变异和复杂的结构重排，表明该疾病具有高度异质性。作为一种高度侵袭性和异质性的乳腺

癌亚型，其最常见的是 TP53 基因突变，PIK3CA 其次。这类乳腺癌的预后差、复发转移风险高、死亡率高，因其特殊病理分型导致内分泌或靶向治疗疗效较差。长期以来，TNBC 治疗进展远落后于其他分子亚型，化学治疗是统一的标准疗法，有效的 TNBC 管理仍是难题，迫切地需要新的临床治疗策略来改善这种现状。

中医药治疗乳腺癌在我国有数千年的历史，乳腺癌在古籍中被称为"（乳）石痈"或"乳岩"，南宋陈自明在《妇人大全良方》中首次提出乳腺癌的中医病名，书中载："若初起，内结小核，或如鳖、棋子，不赤不痛，积之岁月渐大，巉岩崩破，如熟榴，或内溃深洞，血水滴沥……名曰乳岩，为难疗。"乳房归属肝经和胃经，发病伊始总属情志伤肝，冲任二经失调，进而伤及脾胃，以致气滞痰凝或气滞血凝而生。近些年，众多医家通过大量的临床实践研究发现中医药在治疗 TNBC 方面疗效明确而显著。中药本身不仅具有杀死癌细胞的特性，而且其可与化疗药物合用协同抗癌，延长生存期。因此，对中医药治疗 TNBC 机制的探索亦成为国内研究热点。

二、基于"解六郁，护脾肾"理论，对三阴性乳腺癌中医病因病机总结

（一）因虚致病

1. 素体虚弱

《素问·评热病论》曰："邪之所凑，其气必虚。"《灵枢·九针论》曰："四时八风之客于经络之中，为瘤病也。"明代李中梓《医宗必读》也认为"积之成者，正气不足，而后邪气踞之……"遗传、不良生活习惯、营养摄入不足、过度劳累等多种因素皆可导致患者素体虚弱。素体虚弱者抵御外邪之力较差，在面临外界环境冲击或疾病侵袭时更易罹患三阴性乳腺癌，同时体虚患者的癌细胞更易增殖和扩散。

2. 脾虚生湿

笔者根据多年的临床实践，发现三阴性乳腺癌患者多以脾胃虚弱为主。脾虚则生湿，湿气在乳腺组织中积聚可能影响乳腺的正常代谢，甚至导致乳腺组

织发生恶变，形成乳腺癌。元代朱震亨的《格致余论》中认为："厚味所酿，以致厥阴之气不行，故窍不得通而不得生。"过食肥甘厚腻之品，脾胃运化失司，酿生痰湿，以致肝经气血运行不畅，乳窍痞塞不通，日久亦可形成乳腺癌。

3. 肝肾亏虚

肾为元气之根，冲任之本，冲脉为血海，任脉主胞胎，肾气充盈则冲任脉盛，冲任之脉上贯通于乳，下濡养胞宫。此外，肾主骨藏精生髓，精血可互相转化，肾虚则藏精生髓不足，亦可导致血虚。肝肾同源，肾水不足则水不涵木，肝木失调，疏泄失常，化热化火，焦灼伤阴，阴虚火旺，久则化火化毒。冲任之脉系于肝肾，肝肾不足，冲任失调而导致气血运行不畅，气滞血瘀，乳络不通，而发为本病。宋代窦汉卿所著的《疮疡经验全书》中载"乳岩乃阴极阳衰，血无阳安能散……即生此疾"，阴极阳衰即冲任失调，肝肾亏虚。

（二）因实致病

1. 六郁致病

笔者认为乳腺疾病发于六郁，治于六郁，即从气郁、血郁、痰郁、湿郁、食郁、火郁入手辨治乳腺疾病，将六郁理论贯穿运用于乳腺增生病、乳腺炎性疾病、乳腺癌等的诊疗中，是对历代医家郁证学说精华临床运用的拓展，对乳腺病的治疗起到了提纲挈领的作用，成为其学术思想脉络的主干。乳腺癌以先天禀赋不足、七情内伤、饮食劳倦过度为内因，外感六淫为外因。外因为致病条件，内因为决定因素，两者协同导致内环境失衡而为乳腺癌。在此基础上，气滞、湿郁、痰凝、食郁、血瘀、火郁蕴结乳络，进一步加重内环境失衡，因实而虚，终致虚实夹杂，缠绵难愈。

2. 气郁为首

肝失疏泄、情志失调导致气机郁结、结聚胸中是三阴性乳腺癌的重要病因。《格致余论》曰："忧怒抑郁……脾气消沮，肝气横逆……数十年后方为疮陷，名曰奶岩。"肝主情志，情绪问题会影响肝脏的平衡与调节，导致肝气郁结、肝火旺盛等病理情况，从而影响肝络所属的乳腺组织健康，更易发为乳腺癌。同时，气滞所致的痰湿内聚与乳腺组织病理变化息息相关，从而促使三阴性乳腺癌发病。

3. 痰凝、血郁为果

痰凝者，常因外感六淫，气化受阻，津液凝结；或情志不舒，气机郁结，津液不行，凝结成痰；或饮食不节，起居失常，积湿生痰；或脾胃虚弱，运化失常，水液凝聚而成。浊积聚于中焦，阻碍中焦运化，郁结中焦，可发为乳病。血郁者，因气机郁滞而致血行不畅。气为血之帅，血为气之母，气郁与血瘀往往相互为用。瘀血内阻，日久阻滞经络，导致脏腑功能失衡，发为乳病。痰、瘀交互影响，相互转化，促使乳腺癌发生发展。《血证论》载"血积既久，其水乃成""痰水之壅，由瘀血使然"。痰饮、瘀血作为津液代谢的病理产物，痰瘀互结，郁久则凝聚成毒，导致乳腺癌病情顽缠。

（三）既病防变

"既病早治，防其传变"是指发现乳腺癌当尽早规范治疗，预防复发转移。《黄帝内经》云："正气存内，邪不可干。"乳腺癌复发转移以癌毒蛰伏为前提，正气亏虚为基础。首先，癌毒与"六郁"中的痰、瘀密切相关，形成癌毒的核心病理因素是痰瘀交阻。其次，乳腺癌患者经手术、化疗、放疗、靶向及内分泌治疗后，损伤脏腑，内环境失调，六郁内生。手术耗气伤血，在脏伤脾胃；化疗气血两伤，在脏伤肝、脾、肾、心；放疗伤阴，在脏伤肺金；靶向治疗伤气阴，在脏伤心脾；内分泌治疗致冲任失调，在脏伤肝肾。癌毒淫泆，正气不固，六郁内生，终致复发转移。

三阴性乳腺癌早期和晚期的治疗策略有所不同，早期以虚为标、实为本，晚期则反之。因此，治疗时需要标本兼治。在早期，实指的是肿瘤体积较小，组织坚实，肿块质地硬实；虚则指的是身体的阴阳平衡失调，机体内部的抵抗力相对较弱。在这种情况下，治疗会更注重调理虚势，以增强机体的免疫力，提升抗癌能力，常采用益气补血、调理阴阳、扶正祛邪的方法，以促进机体的康复，减轻肿瘤的进展。晚期通常指的是肿瘤已经发展到较大程度或转移到其他部位，病情较为严重。在这个阶段，实指的是肿瘤增大，癌细胞扩散且侵袭性强；虚则指的是机体的阴阳失衡更加明显，机体抵抗力明显下降。在这种情况下，治疗会更注重解除病灶的实势，缓解病情，并同时调理虚势，以提升机体的抗癌能力，往往采用活血化瘀、调理气血、扶正祛邪等方法，旨在减轻病痛，提升生活质量。

三、三阴乳腺癌辨证分型研究

笔者认为，当前 TNBC 发生、发展及复发转移是一个因虚致实、因实更虚、虚实夹杂的复杂病理过程。本虚在肝、脾、肾，尤以脾肾虚损为主，标实以气滞、血瘀、痰浊为多。围绕该病本虚标实性质，根据手术时间节点并结合患者的临床表现和体质特点，将 TNBC 分为不同类型。

（一）术前

1. 肝郁痰凝
主症：精神抑郁或性情急躁，胸胁胀闷，经前乳房胀痛，食欲不振，眠差，多梦。

次症：喜太息，月经周期异常，或伴经期腹痛。

舌脉：舌淡红，边有齿痕，苔薄白，脉弦。

治法：疏肝理气，健脾和胃。

方药：逍遥蒌贝散加减。柴胡 10g，赤芍 15g，郁金 15g，青皮 10g，香附 10g，云茯苓 15g，白术 30g，枳壳 15g，厚朴 15g，瓜蒌皮 15g，浙贝母 15g，山慈菇 15g。

2. 肝郁血瘀
主症：乳房局部肿物质硬，可伴刺痛，痛处固定。

次症：胁肋胀痛，乳房局部皮肤血络怒张，月经色暗或有瘀块，行经腹痛，面色晦暗或黧黑，唇甲紫暗。

舌脉：舌淡紫或紫暗，苔薄白或白腻，舌下络脉青紫、迂曲、粗胀，脉弦或脉涩。

治法：行气解郁，活血化瘀。

方药：血府逐瘀汤合四逆散加减。生地黄 15g，桃仁 15g，红花 10g，当归 10g，赤芍 15g，桔梗 10g，枳壳 15g，柴胡 10g，川芎 15g，川牛膝 10g，甘草 10g。

3. 脾肾亏虚

主症：纳眠欠佳，夜尿稍频，倦怠乏力。

次症：脘腹胀满，大便次数减少而质软烂，或见大便难解，咽中如有炙脔。

舌脉：舌淡红，苔薄白或白腻，脉沉缓或沉弱。

治法：健脾补肾，重在健脾。

方药：自拟白花芪苓汤加减。白花蛇舌草 30g，莪术 15g，薏苡仁 30g，黄芪 50g，党参 15g，太子参 15g（或五指毛桃），茯苓 15g，白术 30g，山药 15g，桔梗 10g，陈皮 15g。

（二）术后

1. 脾虚生湿

主症：食欲不振，恶心欲吐，或进食后吐出胃内容物，食后腹胀或腹痛。

次症：脘腹痞闷，嗳气频频，面色萎黄，倦怠思睡，大便排解无力。

舌脉：舌淡，苔薄白或白腻，脉濡缓。

治法：益气健脾，和胃止呕。

方药：香砂六君子汤加减。党参 20g，山药 15g，白术 30g，茯苓 15g，陈皮 15g，广木香 10g（后下），砂仁 5g（后下），法半夏 15g，炒麦芽 20g，紫苏梗 15g，姜竹茹 15g。

2. 肝肾阴虚

主症：潮热盗汗，疲倦乏力，少气懒言。

次症：五心烦热，咽干口燥，小便短少，大便干结。

舌脉：舌红，少苔，脉细数。

治法：养阴生津。

方药：生脉散合增液汤加减。黄芪 30g，太子参 30g，玄参 15g，生地黄 15g，白芍 15g，白术 30g，茯苓 15g，五味子 10g，麦冬 15g。

四、三阴性乳腺癌治则治法总结

"识病为本，辨证为用，病证结合，标本兼治"是三阴性乳腺癌的临证原则，基于乳腺癌存在"有病无证"，临证把识病放在辨证之前。识病包括西医的疾病定性、疾病分期、分子诊断及中医病因、病性、病位、病机，是在分析了各因素之间关联之后，根据不同阶段、不同证候制订合理的中西医结合治疗方案，这个过程是识病与辨证、病证结合。

在乳腺癌的发展过程中，常以正气亏虚、冲任失调为本，气滞、痰瘀互结为标，并在病理因素的长期影响和积累下由量变到质变，最终导致癌毒内生。内生毒邪常随经脉流窜，致五脏俱损。正气亏虚是癌毒流窜的先决条件，痰瘀内阻既是形成肿瘤的原因，也是癌毒扩散的重要影响因素。其中正气亏虚责之脾肾，尤以脾胃气血为要。当脾胃虚弱时，气血化生乏源，致中气不运，痰浊瘀血内生。内生之痰浊瘀血复可阻滞经络气血，加重痰瘀互结的程度，积聚日久，化生癌毒。癌毒随经络气血流窜，致气血郁滞，进一步化生痰瘀，形成恶性循环。现代研究发现，受体阴性患者多受免疫相关基因调控，提高机体免疫力是抗肿瘤的重要治疗途径。因此，三阴性乳腺癌患者巩固期治疗应着重补益脾肾，尤以补后天为要，配以益气健脾、解毒抑癌，扶正与祛邪并举，使正气存内，癌毒不发。

五、浅析中西医结合疗法与祛瘀化湿、子午流注理论

目前，针对三阴性乳腺癌，手术、放疗、化疗等西医疗法虽快速发展，但各有局限性，中医药全疗程的参与发挥了巨大的作用，中西医结合治疗也成了主流的选择。针对三阴性乳腺癌患者西医治疗出现的各种不良反应，中医药从整体出发，调整脏腑、气血、阴阳平衡，减轻手术、放化疗和内分泌治疗的不良反应及耐药性，提高患者的生存质量及对西医药物的敏感性。

总结治疗三阴性乳腺癌多年的经验发现，健脾、燥湿、化痰之法多穿插在治疗全程。病程中，患者多有纳少、腹胀、少气、失眠、头晕、胸闷等表现，此为脾失健运、水液不行所致脾虚湿困之证。同时，随着肿瘤进一步的发展，癌毒、药毒深入人体，伤及本原，以致生化乏源、气血亏虚、血行凝滞继而化为血瘀。因此，针对三阴性乳腺癌的中医学总体与局部特点，祛瘀与化湿便成了治疗过程中的重要指导思想。

"上工治未病，不治已病，此之谓也"，从治未病的角度审视乳腺癌发病的

危险因素，笔者以子午流注理论为基础并结合辨证论治、药浴、音乐疗法等提出了一套系统的防病与治病相结合的规律起居时间表。子午流注核心理论认为，人体气血流注的十二条正经分别对应每天的十二个时辰，指导患者在卯时大肠经充盛时排便以助毒素排出，辰时胃经充盛时用早餐以助食物消化吸收，巳时脾经充盛时顾护脾胃、健脾燥湿、助脾造血，午时用午饭及午睡以养心脉，未时、申时用下午茶及排毒以发挥小肠和膀胱的水液代谢功能，酉时冥想以助肾封藏及髓归于脑，戌时、亥时散步与沐足以助心包经行血及三焦经行气，子时、丑时、寅时分别对应胆、肝、肺经，"凡十一脏皆取决于胆"其他十一脏皆有赖于胆的升发功能，而肝主藏血解毒，肺又受承经肝脏处理的气血将其输布全身，此三个时辰应当睡眠以调整全身气血。同时，音乐疗法与子午流注理论联系，辨证为脾虚湿困的患者在巳时听《彩云追月》《高山流水》《平湖秋月》等宫调曲目。

六、验案举隅

苏某，女，因"乳腺癌术后近一年"来诊。

患者于2021年5月31日行左乳改良根治术后，免疫组化提示：ER（－），PR（2%），HER-2（1+），Ki-67（80%），LN（0/3）。术后AC-T化疗，11月3日完成化疗，后续给予内分泌治疗方案：三苯氧胺（服用3天）+戈舍瑞林（行八次治疗）。2021年12月1日我院病理复核提示：三阴，Ki-67（80%）。免于内分泌治疗；2022年5月11日我院查妇科彩超提示：子宫内膜厚约16.2mm，左侧卵巢小囊形结构，宫颈纳氏囊肿。2022年7月11日复查：子宫内膜增厚，宫腔内稍高回声团，请结合临床考虑，未排子宫内膜息肉可能，余未见明显异常，内膜厚17mm。治以健脾益气，化湿解毒为法。

初诊（2022年7月11日）：患情绪紧张焦虑。大便日行1~2次，近日口苦口干，下阴瘙痒。舌质暗，苔黄厚腻，唇爆裂，边有齿痕，舌下青紫。白带（＋），面色萎黄。处方：白花蛇舌草30g，薏苡仁30g，莪术15g，黄芪30g，五指毛桃20g，茯苓15g，白术30g，砂仁10g（打碎后下），桔梗10g，陈皮15g，生姜15g，大枣15g，炒山楂20g，鸡内金20g，六神曲20g。上方15剂，每日9:00及16:00水煎服。每天21:00~21:30沐足：花椒装入药包，每晚泡脚前，放入锅内，煮 10 分钟，花椒包取出后冷藏保存（每个花椒布包可用 7～8 次），将花椒水兑入冷水，水温至 40～42℃，泡脚 15～30 分钟。并指导患者点按神门、少府、少海、极泉等心经穴位，给予莲子心 5～6 枚泡水饮用。

二诊（2022 年 9 月 21 日）：9 月 19 日彩超提示子宫内膜厚 10mm，左卵巢黄体可能，早期腺肌症。头晕，偶咳嗽，舌、苔、脉基本同前。初诊方继服 10 剂，指导按揉八髎穴。

三诊（2022 年 10 月 17 日）：复查彩超指示甲状腺右叶结节，TI RADS3 类（考虑结节性甲状腺肿可能）。余未见明显复发转移征象。舌质淡暗，苔薄黄微腻，唇爆裂，边有齿痕，舌下青紫。初诊方去炒山楂、鸡内金、六神曲，生姜改为 10g，加土茯苓 20g，法半夏 15g，10 剂。花椒沐足同初诊。

四诊（2023 年 1 月 9 日）：查碱性磷酸酶（ALP）：30U/L。γ- 谷氨酰基转移酶（GGT）：6U/L，葡萄糖（GLU）：6.26mmol/L。子宫内膜厚 11mm。舌质淡暗，苔白微腻，唇爆裂，边有齿痕，舌下青紫，喉间有痰。三诊方五指毛桃改为 30g，继服 10 剂。

五诊（2023 年 2 月 23 日）：头晕，偶咳嗽，舌质淡暗，苔薄，微腻，唇爆裂，边有齿痕，舌下青紫，喉间有痰。三诊方继服 10 剂，花椒沐足同初诊。

按语：三阴性乳腺癌及其复发、转移是临床治疗的盲区，缺乏标准的治疗方案。临床实践表明，中医药的优势在于改善症状，抗复发及转移，其机制可能是调整脏腑功能，去除湿、瘀、痰等病理产物，在整体上调节机体内环境及邪正平衡。三阴性乳腺癌的病机以脾虚为主，脾胃功能失调，气血生化乏源，气机失调，痰瘀内生，痰瘀积聚日久，化生癌毒。因此，临床上患者多见舌暗、苔黄腻或腻、舌下青紫等痰瘀之象。故临床多治以健脾益气，补后天养先天。因而治疗上应在健脾益气的基础上灵活加用解毒抑癌、祛湿化痰化瘀之品，扶正与祛邪并举，以黄芪、茯苓、白术益气健脾，调补后天，使气血生化有源，五脏六腑得以濡养；白花蛇舌草、莪术、薏苡仁以解毒抑癌；健脾化湿之茯苓、白术；陈皮燥湿化痰，配合桔梗调理气机等。本例患者长期服用扶正和健脾化湿调节气机升降之品以调节脏腑生理功能和平衡，提高机体免疫功能，健脾益气，补肾生髓，抗癌解毒，防止复发转移。同时，结合时辰医学，于 9:00～11:00 足太阴脾经当令之时服药，治疗相应脏腑，增加治疗效果；另使患者在 21:00～21:30 手少阳三焦经当令之时花椒沐足，以通百脉，温脾化湿，通达三焦。

（佟　颖）

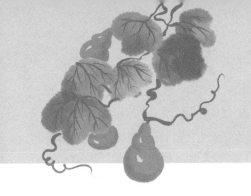

全国优才于洁从"相火论"谈乳腺癌
合并围绝经期综合征临床思路

专家简介

于洁，临床医学博士，主任医师，副教授，硕士研究生导师，现工作于首都医科大学附属北京中医医院。先后师从郁仁存、王笑民、李乾构、刘方柏等教授，全国第四批名老中医学术经验继承人，国家中医药管理局第五批全国中医临床优秀人才，北京中医医院杏林优才。兼任北京中西医结合学会肿瘤专业委员会委员，中华中医药学会血液病分会、中国老年学学会老年肿瘤专业委员会委员，北京乳腺病防治学会中西医结合专业委员会常委，北京中西医慢病防治促进会乳腺癌精准防治委员会副主任委员。从事中西医结合肿瘤临床工作二十余年，针对恶性肿瘤的特点，进行个体化、规范化、多学科综合治疗，根据患者不同体质、病期、治疗阶段，扶正与祛邪相结合，辨证、辨病选用中药，重在调整机体平衡，在术后康复预防肿瘤复发转移、控制肿瘤进展、提高患者生活质量、减轻放化疗不良反应等方面进行了较为广泛深入的研究，获得了较好的疗效。主持各类科研课题3项，参编著作4部，发表核心期刊论文十余篇。

导语

全球乳腺癌患者以每年3.1%的速度在增长，据WHO统计2020年全球乳腺癌新增病例达226万。中国乳腺癌发病率低于西方国家，增速却位列世界首位。北京、上海、广州等城市的发病率，已接近欧美发达国家水平。中国乳癌患者发病高峰年龄在45~55岁，比西方国家早10岁。其中，年轻患者相对较多，35 岁以下约占 15%。化疗、内分泌治疗是乳腺癌的重要治疗手段，都会阻断体内雌激素的产生或封闭其作用，导致体内内分泌环境的紊乱，出现围绝经期综合征，尤其是 35 岁以下，有高危因素的激素受体阳性患者，术后应用卵巢功能抑制联合芳香化酶抑制剂，导致绝经伴发明显围绝经期综合征，严重影响患者的生活质量。乳腺癌人群发病率高、生存时间长，所以提高生活质量至关重要。乳腺癌相关围绝经期综合征属中医"绝经前后诸症""脏躁""郁证"等范畴。该病的病机特点归纳为"肾虚为主，肝郁为辅，阴阳失调，气血失和"，笔者根据老师经验及临床实践，围绕围绝经期综合征从"相火论"治疗论述如下。

一、病因病机演变

围绝经期综合征的发病基础在于卵巢功能衰退、雌激素减少。根据中医"肾"主生殖理论，可以认为肾虚是该病的发病关键。肾为先天之本，主藏精，内寓元阴元阳，静顺润下。《景岳全书》中指出："为精血之海，……为元气之根……五脏之阴气，非此不能滋，五脏之阳气，非此不能发。"肾主宰着人体的生长、发育和衰老，《素问·上古天真论》中提到："女子七岁，肾气盛，齿更发长，二七天癸至，任脉通，太冲脉盛，月事以时下，故有子……七七任脉虚，太冲脉衰少，天癸竭，地道不通，故形坏而无子也。"乳腺癌合并围绝经期综合征是女性在疾病过程中出现的阻断性衰老，天癸不能得到肾气的滋养而衰竭，冲任二脉也随之而衰少，精血日趋不足，肾的阴阳失调，阴虚阳亢，龙雷之火妄动。

《素问·天元纪大论》中有"君火以明，相火以位"之说，君火居于上焦，主宰全身，发而不敛，彰而不蔽；相火居于下焦，温养脏腑，以潜藏守伏为宜，引而不发。君火和相火在人体内，各安其位，共同维持机体的正常活动。相火的特性和病理后人多有阐发，朱丹溪所谓"人有此生，亦恒于动，其所以恒于动，皆相火之为也"。丹溪言"人非此火，不能有生"，又说"相火元气之贼"，前者言其常，后者言其变。张子和称相火为龙雷之火，张景岳则发展了丹溪相火论，谓"相火当在命门"与"命门居两肾之中，即人身之太极，由太极以生两仪，而水火俱焉，消长系焉，故为受生之初，为性命之根本"。肾藏真阴而寓真阳，为水火之脏，阴阳之宅。若肾的阴阳水火平衡失调，就会出现阴虚阳浮，失约之火上升，或阴寒内盛，无根之火外越的火不归原的病理状态。赵献可曰："此相火者，寄于肝肾之间，此乃水中之火，龙雷之火也。"所以肾阴阳失调，龙雷之火妄动，应该包含两重含义：水浅不养龙，阴虚于下，则火失其制而离位上奔；水寒不藏龙，逼真火浮游于上，致成火不归原之证。

医易同源，郑钦安在《医理真传》中引坎卦为解：坎为水，属阴，血也，而真阳寓焉。中一爻，即天也。天一生水，在人身为肾，一点真阳，含于二阴之中，居于至阴之地，乃人立命之根，真种子也，诸书称为真阳。狭义的相火是指肝肾火，统称为"龙雷之火"或"雷龙之火"。若再细分，则肝火为雷火，因肝于后天八卦配震卦，震为雷；肾火为龙火，因肾为水脏，龙为水中之物，所谓龙潜渊中。至于是否发病，关键还得看此火有否妄动而离位。所以，"相火以位"多指龙火（命火）宜潜，因为命门相火寄藏于肾水之中，就像一条深潜水下的"龙"，也像蛰伏于地的"雷"，这种阴阳水火互相交集，阴中裹阳，阳中寓阴的状态，才是正常的状态。真火伏藏，命根永固，又得重生也。清代罗东逸的《内经博议·足少阴肾藏病论》指出"水暖而龙潜，水寒而龙起"，阴亏阳动，潜龙在渊。

二、治疗原则考镜

关于疾病的论治，《素问·至真要大论》言"微者逆之，甚者从之""逆者正治，从者反治，从多从少观其事也""热因热用""偶之不去则反佐以取之，所谓寒热温凉反从其病也"。阴阳互根互用，相互依存，相互转化，肾阴阳失调，张景岳根据《黄帝内经》"从阴引阳"和"从阳引阴"的法则创阴阳相济的治疗原则，提出引火归原大法。他指出："虚火之病源有二，盖一曰阴虚者能发热，此以真阴亏损，水不制火也。二曰阳虚者亦能发热，此以元阳败竭，火不归原也，此病原之二也。"肾阴阳失调，阴虚、阳虚都可以导致火不归位，龙雷之火妄动。

易水学派所倡导的引气血水火以归脏腑之原疗法，认为火不归原均与肾的元阴元阳亏虚密切相关，治疗上强调补先天之本和后天之本是引归法的核心。清代程钟龄在《医学心悟》中概括了引火归原方剂配伍的特点："当用辛热杂于壮水药中导之下行，所谓导龙入海引火归原。"其提出两大特点：一是大量的壮水药；二是少量的引火归原药。属于这类的引火归原方剂有《景岳全书》新方八阵的镇阴煎、陈士铎《辨证奇闻》的引火汤、费伯雄《医醇賸义》的潜龙汤可为规范。赵献可《医贯·相火龙雷论》曰："相火者，龙火也，雷火也，得湿则焫，遇水则燔，不知其性而以水折之，以湿攻之，适足以光焰烛天，物穷方止矣。以火逐之，则焰灼自消，焰光扑灭，古人泻火之法意盖如此。"他还明确指出："火可以水折，惟水中之火不可以水折，故必择其同气招引归宇，则火始不上浮而下降矣。"清代喻嘉言在《寓意草》中阐发其治疗大旨为"全以收藏为主""惟宜温补"。朱丹溪提倡"阳有余阴不足"，在《丹溪治法心要·火》中指出："虚火可补，实火可泻，轻者可降，重者从其性而升之。火郁可发，当看何经。凡气有余便是火，火过甚重者必缓之，以生甘草兼泻兼缓，参术亦可……有补阴则火自降者，炒黄柏、地黄之类。"清代叶天士集诸家之成，赋予引火归原新的含义："引火归原，因肾水不足、虚火上亢，用滋阴降火之法，少加热药为向导，引之下降，使无据格之患。"可见，叶天士的引火归原法适用于肾水不足、虚火上亢。阴虚之火，因龙无法潜游于浅水中，水浅则龙升，可以滋阴降火。阳虚阳浮则扶阳抑阴，"水暖而龙潜"。

三、现代名家经验

柴松岩认为阴阳失调、肾阴不足导致"肾衰"为围绝经期不可逆转的病理机制，临床治疗当以延缓衰老过程、改善阴阳失调为出发点。柴老认为必须抓住阴虚之根本，以治病必求其本为原则，不宜用温肾兴阳、过分重镇潜阳及活血通利之品，而应保存妇女已不足的阴液，以滋阴养血敛阳为主，达到调和阴阳、延缓衰老的目的。

罗元恺认为本病肾虚为本，阴阳俱虚而以肾阴虚为主，治疗循阴中求阳、阳中求阴之则，滋阴勿寒凉，温阳忌刚燥。对具有肝气郁结的患者，多喜用大剂鸡血藤养血活血通络，或酌情选用丹参，取效甚佳。

蔡小荪治疗围绝经期综合征的思路如下：①本虚在肾气，补肾同时注重调脾；②标实在心肝，泻火勿忘理气化痰；③临证遣方用药，精简轻灵恒变有度。其认为围绝经期综合征本虚之证不著，标实诸候复杂多变，故治疗应立足实践，细心体察，通常达变，灵活应用，自能取得较好疗效。

哈荔田论治本病，变化不离准绳，灵活而有规矩，不能拘于分型定法。其治疗本病，清热不过于苦寒，祛寒不过于辛热，活血不过于峻逐，理气不过于攻破，且后期总以补肝肾、理脾胃为善后。临床常用方药，如肝肾虚以二至丸为基础加减、脾肾虚者以归脾汤加减。

四、"相火论"在围绝经期综合征的临床应用

围绝经期综合征临床主要表现为潮热出汗、月经紊乱、五心烦热、头晕耳鸣、头胀头痛、心悸失眠、烦躁易怒、肌肉关节酸楚或疼痛、皮肤麻木刺痒或有蚁爬感、尿频尿急等。阴虚阳亢证临床兼见腰酸疲乏，头晕耳鸣，口干咽痛，两颧潮红，或面目升火，五心烦热，舌红少苔或无苔，脉细数，系肾阴亏损，虚火上炎所致。阳虚火浮兼见面色㿠白，腰膝酸软，形寒肢冷，尤以下肢为甚，神疲乏力，口舌生疮，小便热、痛或拘急，大便窘迫不畅，舌淡，苔白，脉沉细无力，尺部尤甚，常自诉怕冷还易上火。临床上可以分两型辨证加减。

（一）滋阴潜阳

方剂：潜龙汤（《医醇賸义》卷二）。

功效：肾火不蛰藏，飞腾于上，口燥咽干，面红目赤，耳流脓血，不闻人声。

组成：龙齿二钱，龟板八钱，生地黄五钱，龙骨二钱，知母一钱，黄柏一钱，人参一钱，玄参二钱，蛤粉四钱，肉桂四分。

用法用量及煎法：以鲍鱼一两，切片煎汤，代水煎药服。

释义：黄柏、知母、肉桂，取一阳居二阴之中，成为坎象。不用肉桂，则龙不肯归海。既用肉桂，尚恐知、柏之力不足以驾驭，故加人参、玄参、生地黄以佐之。再用龙骨涩而兼镇，龙齿但镇不涩；龟板、蛤粉、鲍鱼，则潜阳即所以潜龙。而一味肉桂，处于群阴之中，当亦驯服，而潜藏不显矣。

临床心得：方中药物剂量应根据患者临床症状加以调整，以增滋阴、潜阳之力。汗出多增人参、黄芪、浮小麦益气敛汗；肝郁加柴胡、郁金、白芍；顾

护脾胃加焦三仙、鸡内金、生谷芽；伴发焦虑、失眠，合百合地黄汤加首乌藤、合欢皮；腰膝酸软明显加杜仲、牛膝。

（二）扶阳抑阴

方剂：潜阳封髓丹（潜阳丹和封髓丹合方）。

功效：下元虚羸，虚阳上冲。

组成：西砂一两，姜汁炒附子八钱，龟板二钱，甘草五钱；黄柏、砂仁、甘草。

用法用量及煎法：水煎服。

释义：潜阳丹一方，乃纳气归肾之法也。夫西砂辛温，能宣中宫一切阴邪，又能纳气归肾。附子辛热，能补坎中真阳，真阳为君火之种，补真火即是壮君火也。况龟板一物，坚硬，得水之精气而生，有通阴助阳之力，世人以利水滋阴目之，悖其功也。佐以甘草补中，有伏火互根之妙，故曰潜阳。封髓丹方用黄柏为君，以其味性苦寒，"寒能清肃，则龙火不至于奋扬""又能坚肾"；"佐以甘草，以甘能缓急，泻诸火与肝火之内扰"；"缩砂通三焦达津液，能内五藏六府之精而归于肾，肾家之气内，肾中之髓自藏矣"。

临床心得：临床见上热下寒多用之，口舌生疮而边缘不红多用之。小便热、频加瞿麦、车前子，面浮肢肿、舌苔胖大水滑加苓桂术甘汤，失眠加龙骨、牡蛎，焦虑明显加巴戟天，腰膝酸痛加生薏米、芡实、桑寄生。

五、验案举隅

张某，女，32岁，因"左乳癌术后7个月"来诊。患者于2022年8月12日行左乳癌根治术，术后病理提示浸润性导管癌，2cm×1.5cm×1.5cm，未见脉管癌栓，可见神经侵犯，LNM0/12，ER+++PR+++HER-2+，ki-67：40%，P53+，术后化疗4周期，自2022年12月开始应用诺雷得＋依西美坦内分泌治疗。

初诊（2023年3月8日）：就诊时患者体力尚可，情绪烦躁不安，阵发潮热汗出，手足心热，夜间口干明显，头晕头胀，活动后心悸，失眠多梦，关节疼痛，月经已停，尿黄便干，舌红少苔，脉弦细左尺弱，无法上班。自诉不能再接受内分泌治疗。西医诊断为乳腺恶性肿瘤。中医诊断为乳癌，辨证为肝肾阴虚，火扰心神。治以滋阴潜阳，安神定志为法。方药：龙齿 10g，生龙骨 30g，知母 9g，黄柏 12g，生地黄 30g，龟板 20g，太子参 10g，玄参 15g，海蛤壳 30g，肉桂 3g，黄连 3g，百合 15g，首乌藤 15g，合欢皮 15g，丹皮 10g，炒神曲 10g，怀牛膝 12g，草河车 15g，白花蛇舌草 30g。14 剂，水煎服，日一剂，配合耳豆压穴。

二诊（2023 年 3 月 22 日）：患者诉潮热汗出明显减少，烦躁减轻，睡眠改善，有时头疼，关节肿胀疼痛，上方去怀牛膝、丹皮，加土茯苓 15g，威灵仙 15g，鸡血藤 30g。

三诊（2023 年 4 月 12 日）：患者每日潮热汗出 3～4 次，口干好转，无头胀头痛，情绪稳定，拟正常上班，睡眠好转，关节疼痛减轻。后再加减治疗 2 个月，病情稳定，以逍遥丸和百合地黄汤调整。

按语：患者为年轻女性，雌激素受体阳性，术后应用卵巢抑制＋芳香化酶抑制剂内分泌治疗，患者已绝经，导致肾水不足，虚火上亢，扰动心神，用滋阴降火之法，少加热药为向导，引火下行，患者往往左尺沉弱，肾阴亏耗，水浅不能养龙，龙雷之火离位妄扰。故以潜龙汤和百合地黄汤加减，少加黄连配合肉桂清上温下，患者症状明显改善。

六、结语

笔者临床见患者身强，头胀耳鸣，心烦失眠，尿黄便干，舌红苔少，往往辨证为脏腑内热，应用苦寒清热泻火方药数周却毫无改善，火盛而难去，甚为困惑难解，后不断学习，理解相火妄动的本质，也理解了火与元气不两立，一胜则一负的阴火论，临床中细致观察，结合患者虽有热象而或高龄，或疲乏无力，或怕热怕冷，或尺脉弱，打破定势思维，谨察病机之所在，思考本原，明辨阴阳盛衰，反而扶阳、益气不泻火而火自灭。浩瀚中医学识尚浅，与各位同道共勉。

（于 洁）

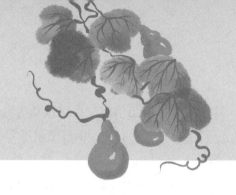

全国优才杨顺利谈阳和法在乳腺癌
治疗中的传承创新与发展应用

专家简介

　　杨顺利，主任中医师，第五批全国优秀中医临床人才，中国中医药信息学会扶阳学派研究分会副会长，中华中医药学会仲景学说分会常务委员，世界中医药学会联合会肿瘤经方治疗研究专业委员会常务理事，中国研究型医院学会心脏康复专业委员会常务委员。师从国医大师韩明向教授，深研天津吴雄志教授的伤寒理论体系。熟读《黄帝内经》《伤寒论》，精研五运六气理论，擅长中西汇通治疗各系统疾病，对各脏器良恶性肿瘤的辨证论治亦深有体会。

导语

　　乳腺癌是发生在乳腺上皮组织的恶性肿瘤，通常情况下，99%以上发生在女性，男性偶见。全球乳腺癌发病率自20世纪70年代末开始一直呈上升趋势，位居女性恶性肿瘤的首位。乳腺癌可分非浸润性癌、浸润性癌、特殊类型浸润性癌等类型。西医根据肿瘤的不同分期和肿瘤的分子分型采用六大治疗方式，分别是手术、放疗、化疗、内分泌治疗、靶向治疗和免疫治疗等。临床时，可以首先采用相应的西医治疗，然后采取中西医结合治疗，配合给予中药治疗，乳腺癌有西医禁忌证的情况下可以采用纯中医手段治疗。

一、乳腺癌之中医古籍记载略考

中医古籍中，多称乳腺癌为乳岩。"乳岩"一词最早载于南宋陈自明所著的《妇人大全良方》，言："若初起，内结小核，或如鳖、棋子……积之岁月渐大……崩破如熟石榴，或内溃深洞，此属肝脾郁怒，气血亏损，名曰乳岩。"元代朱震亨在《格致余论》中指出："若不得于夫，不得于舅姑，忧怒抑郁，朝夕积累，脾气消阻，肝气积逆，遂成隐核……名曰乳岩。"清代王洪绪于乾隆年间整理其祖传秘术及生平经验而著成《外科证治全生集》，书中描述了乳岩八大特征为：根盘散结、坚硬如石、推之不移、皮色变异、一抽之痛、翻花溃烂、流走再生，以及耗人正气、男女皆有。此八大特征与西医学的乳腺癌的临床诊断要点可以一一对应：根盘散漫讲恶性肿瘤是呈浸润性生长；坚硬如石讲肿瘤的硬度是正常组织的五到三十倍；推之不移讲肿瘤的粘连、固定；皮色变异讲的是皮肤的橘皮样改变，肿瘤侵犯皮肤，牵拉形成小坑；一抽之痛讲的是肿瘤往上侵犯皮肤，往下侵犯胸壁，牵拉神经会痛；翻花溃烂就是形成癌性溃疡；流走再生，耗人正气说的是肿瘤转移，最后形成恶病质；同时也指出了男女皆可患有此病。在以前，没有 B 超、CT 等现代检查手段时，乳腺癌的诊断就是靠这些特征。所以，在当时的客观条件下，有关乳腺癌的诊断，中医和西医是没有区别的。王洪绪在书中指出此病大忌开刀，且给出了"阳和汤如治乳癖乳岩，加土贝母五钱"的治疗方药。当然，其所说的大忌开刀指的是用传统中医的手段把肿瘤切开按疮论治，不是指西医的乳腺癌根治术。

二、乳腺癌的阳和治法之传承

《灵枢·百病始生》曰："积之始生，得寒乃成，厥乃成积。"明清以前，医家多宗《黄帝内经》的阳虚寒凝之说，对于肿瘤的临床治疗，喜用温药，比如乌头丸、狼毒丸、紫金丸（《圣济总录》）等；明清以后，随着中医外科学的兴起，医家多喜以苦寒清泻药治之；到了清代，王洪绪提出用阳和汤治疗阴疽、乳岩；再到近代研究，多集中于清热解毒药物，又回到了用苦寒清泻的治法，大部分医家用清热解毒加扶正的药物来治疗肿瘤类疾病。

肿瘤的治疗十分复杂。"阳化气，阴成形"，阳气不够，人体的代谢水平就比较低下，阴气太多，就容易长有形的肿物。温阳可以改善机体的功能，所以中医治疗肿瘤要温阳。然而，《黄帝内经》又讲"阳躁而阴静"，虽然肿瘤治疗需要温阳，但是温阳本身又可以促进肿瘤的生长与转移。痰性流走，肿瘤的转移多与痰有关，然"病痰饮者，当以温药和之"，而非以温药治之，温阳同时兼顾化痰。

王洪绪在《外科证治全生集》中提出"阳和汤，治鹤膝风、贴骨疽，及一切阴疽。如治乳癖乳岩，加土贝母五钱"，即体现了温阳兼顾化痰的法则。方用麻黄、肉桂、姜炭、熟地黄、鹿角胶、生甘草、白芥子等药，方中把麻黄附子甘草汤中的附子换成了肉桂，因附子走里、走下焦，桂枝、肉桂走表还能走上焦。阳和汤在此基础上加了姜炭、熟地黄、鹿角胶、白芥子，其中姜炭用于温太阴脾阳，熟地黄补少阴肾精，鹿角胶补少阴肾阳通督脉，白芥子化皮里膜外之痰，加土贝母能增强化痰作用。王洪绪治疗乳腺癌就是阳和汤加土贝母，此方治疗乳腺癌有效，尤其对于雌激素、孕激素受体阳性的乳腺癌。因为熟地黄、鹿角胶都可以升高雄激素，用姜炭可以温阳，会增强熟地黄、鹿角胶等补肾药的疗效，以升高雄激素水平来对抗雌激素，从而治疗受体阳性的乳腺癌，延长乳腺癌患者的生存期。

三、乳腺癌的阳和治法之创新发展

有关研究证实，乳腺癌与雄激素、雌激素、孕激素的紊乱有关，乳腺癌患者往往表现为较高的雌激素水平，较低的孕激素和雄激素水平。如何纠正这三种激素的失衡状态，就成为治疗乳腺癌的关键要点。吴雄志教授通过多年的临床研究，认为少阴肾的功能大体体现在西医学中的下丘脑—垂体—肾上腺轴上，而乳腺癌患者雌激素水平较高，是此轴功能不足的体现，为少阴寒化证，乳腺属皮下组织为太阳所司，此病属太少两感证，故治疗应以温阳散寒为主，佐以化痰清散。

吴雄志教授所拟的验方阳和散结汤，是他结合自己多年对《伤寒论》的研究，受《外科证治全生集》的启发，由阳和汤化裁而来的，融阳和汤、二仙汤、通经汤、化肝煎、逍遥蒌贝散、竹皮大丸等诸方于一体，由蜜麻黄、肉桂、姜炭、甘草、鹿角霜、淫羊藿、怀牛膝、瓜蒌、浙贝母、醋商陆、柏子仁、醋青皮、橘叶、川楝子、三七、蒲公英等药组成，主治乳腺癌、乳腺增生等各种乳腺占位。方中每一味药的选用，或参经典，或为研究所得，用药精准，验之于临床，确有良效。

乳腺癌患者的雌激素水平高，孕激素、雄激素不足，使用阳和散结汤纠正它这个倒置的比例，使得孕激素和雄激素水平的增加大大超过了雌激素水平的增加，最终起到治疗乳腺癌的作用。乳腺癌患者阳虚，除了用鹿角补肾填精，又因它长在皮下又在上焦，乃用肉桂以皮治皮；阳虚寒凝，痰邪内生，故用土贝母、白芥子化皮里膜外之痰；乳腺癌患者肾虚，较低的皮质激素水平也会促进乳腺癌生长，而甘草具有拟皮质激素样作用；《神农本草经》记载麻黄可"破癥坚积聚"，现代药理研究发现麻黄含麻黄碱，麻黄碱能够兴奋 β 肾上腺素能受体，改变乳腺癌细胞内的环磷酸腺苷水平，皮质激素和肾上腺素都会抑制乳腺癌的生长并诱导其凋亡；姜炭能促进甲状腺素水平增加，提高基础代谢。整个处方通过调节性激素水平，提高皮质激素、甲状腺素和肾上腺素水平来发挥治疗作用，这也是阳和散结汤通过调节内分泌治疗乳腺癌的独特之处。因为乳腺癌患者受边缘系统的影响常常因肝失条达表现为抑郁，需要疏肝，所以阳和散结汤要加青皮、橘叶、川楝子疏肝理气。"痞坚之下，必有伏阳"，肿瘤表面出现红肿热痛，故加蒲公英清热清肝；瓜蒌、浙贝母软坚散结，化乳腺顽痰；商陆消痰利水攻毒，把体内的病理产物排出体外。《金匮要略》曰："妇人乳中虚，烦乱呕逆，安中益气，竹皮大丸主之……烦喘者，加柏实一分。"现代研究发现，柏子仁可以抑制雌激素对乳腺的刺激，从而抑制乳腺癌患者乳腺肿瘤的生长。从阳和散结汤的组成可以看出，治疗乳腺癌，针对六条经的药都有。走太阳经的是麻黄，走少阳经的是青皮，走阳明经的是蒲公英，走太阴经的是姜炭，走少阴经的是鹿角胶、淫羊藿、牛膝，还有走厥阴经的橘叶、川楝子。临床上，可根据不同的情况去进行调整，比如对于心悸明显的患者桂枝、柏子仁多用一点，加点走少阴心经的牡蛎。

此方治疗乳腺癌的特点有两个：一个是方法多样，可以作为激素比如孕激素的补充治疗，很多中药含有孕激素，西医也用甲羟孕酮作为一个治疗手段，但西医调节性激素的手段相比中医相对更加匮乏；还有就是中医可以直接拮抗性激素与它的受体相结合，西医这方面也有一定的优势，如三苯亚胺、氟维司群等。另一个是注重平衡，就是通过调节内分泌来治疗乳腺癌。女性发生乳腺癌并不完全是雌激素水平高所导致的，还存在孕激素和雄激素水平的相对不足，中医不光是要纠正高雌激素水平，还要纠正孕激素和雄激素水平的低下，这个阴阳平衡的观念是中医相比西医的又一个特色。

四、验案举隅

徐某，女，67 岁，2022 年 9 月 14 日初诊。患者于 2011 年 11 月确诊为右侧乳腺癌，拒绝手术治疗，服用阿那曲唑治疗。于 2022 年 9 月 7 日自觉右侧乳腺肿块有增大，予乳腺彩超检查发现右乳两个肿块：10 点钟位可见大小约 21.4mm×18.9mm，低回声，边界不清晰，形态不规则，边缘可见毛刺样回声，周边呈分叶状；CDFI：内可见粗大血流信号，RI：0.83。9 点钟位腺体内可见大小约 5.0mm×3.4mm，低回声，边界尚清晰，形态尚规则；CDFI：内可见血流信号。提示：右乳 10 点钟方位低回声 BI-RADS 6 类，右乳 9 点钟方位腺体内低回声 BI-RADS 4a 类。

初诊时，患者右乳偶有隐痛，舌淡红，苔薄白，脉沉细。西医诊断为乳腺癌，中医诊断为乳岩（太少两感证）。处方予以蜜麻黄 9g，肉桂 3g，姜炭 6g，甘草 6g，鹿角霜 20g，淫羊藿 30g，怀牛膝 30g，全瓜蒌 30g，浙贝母 30g，醋商陆 9g，柏子仁 30g，醋青皮 9g，金橘叶 9g，川楝子 6g，三七 3g，蒲公英 30g。

患者于 2022 年 9 月 15 日开始服用上方草药，连续服用 100 天后，于 2022 年 12 月 27 日复查乳腺彩超，仅在右乳外上象限探及一低回声，大小约 12.7mm×10.5mm，边界尚清晰，形态尚规则，纵横比＞1，内见点状强回声，CDFI：低回声周边探及点条状血流信号。提示：右乳实性结节，BI-RADS4 类。与 3 个月前彩超相比：原 5.0mm×3.4mm 大小的 BI-RADS 4a 类结节已消失；原 21.4mm×18.9mm 大小的 BI-RADS 6 类结节降为 BI-RADS4 类，直径缩小至约 12.7mm×10.5mm，缩小约二分之一。

按语：本案患者为不愿手术治疗的老年乳腺癌患者，服用阿那曲唑治疗。阿那曲唑是乳腺癌内分泌治疗的一种药物，属于芳香化酶抑制剂，适用于绝经后妇女晚期乳腺癌的治疗。西医学认为，采取乳腺癌内分泌治疗的患者一定要长期规律服药，一般要连续服用五年以上，如自行停药，或经常换药，通常会影响疗效。该患者已罹患 11 年，后期由于间断停用阿那曲唑，影响了疗效，于彩超检查时发现肿瘤有增大趋势，考虑西药抗内分泌治疗已不能控制生长，乃求治于中医治疗。遂采用上述阳和散结汤温阳散寒、化痰化瘀清散。药以麻黄、肉桂开太阳表皮之寒；甘草、姜炭、淫羊藿补太阴、少阴脾肾之阳虚；鹿角霜、淫羊藿有通督还阳之用，可治疗重阴；青皮、橘叶理厥阴肝气；瓜蒌、贝母、商陆化胸中之痰结；柏子仁引药入膻中。从西医学角度来说，本方既纠正了患者的高雌激素水平，还可纠正患者孕激素和雄激素水平的低下，体现了中医注重"阴平阳秘、精神乃治"的鲜明特色。古人有百日筑基之说，用药百日方能改变慢性体质，因而要求患者持续服用阳和散结汤 100 天后再复查彩超。复查彩超提示原先的两个肿块，较小的已消失，较大的缩小了一半，且 BI-RADS 6 类结节降为 BI-RADS4 类结节。中医治疗疗效显著，患者对治疗效果较为满意。后续保持每两个月服用上方加减 14 剂维持治疗，目前患者自觉乳腺已触摸不到结节。

（杨顺利）

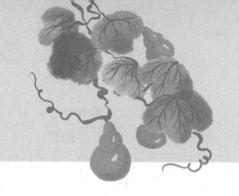

胃肠癌

国医大师刘嘉湘辨治结直肠癌
常用对角药浅析

专家简介

刘嘉湘，男，1934 年 6 月生，福建福州人，中共党员，国医大师，上海中医药大学附属龙华医院主任医师、终身教授、博士生导师，国家中医临床研究基地首席专家。第三、四、五批全国老中医药专家学术经验继承指导老师，第一批中医药传承博士后合作导师，享受国务院政府特殊津贴专家。1995年被原上海市卫生局和人事局评为上海市名中医，1977 年被中共上海市委评为"上海市先进科技工作者"，1983 年、1986 年被原国家卫生部 2 次授予全国卫生先进工作者，1985 年、2001 年评为上海市劳动模范，2003 年获"上海市医学荣誉奖"，2004 年被中共上海市委、上海市政府授予"上海市优秀专业技术人才称号"。他首倡"扶正治癌"法，在全国率先系统提出中医扶正法治癌的学术观点和方法，认为正气虚损是癌瘤发生发展的根本原因和病机演变的关键，强调"以人为本"，采用扶正与祛邪、辨证与辨病、整体与局部相结合的方法，达到"除瘤存人""人瘤共存"，开创了中医药治疗恶性肿瘤的新思路、新方法。

导语

结直肠癌是一种常见的消化系统恶性肿瘤，在我国的发病率和死亡率呈现逐年增长的趋势，已成为人群健康的严重威胁。目前，结直肠癌的西医治疗以手术、化疗、放疗、靶向治疗等为主，但有效率低、不良反应大、复发及转移率高等问题仍是西医治疗本病的弊端所在，中医药治疗结直肠癌具有延长患者生存期、降低不良反应等独特的优势。中医在结直肠癌的综合治疗中已成为必不可少的一部分。

刘嘉湘教授为第三届国医大师，耕耘于临床六十余载，率先提出运用"扶正法"治疗恶性肿瘤的观点，认为正气虚损是癌瘤发生、发展的病机关键。刘师强调"以人为本"，采用扶正与祛邪、辨证与辨病、整体与局部相结合的方法，达到"除瘤存人""人瘤共存"的目的，开创了中医药治疗恶性肿瘤的新思路。现将刘师辨治结直肠癌常用对药及角药经验整理如下，以飨后学者临床之用。

一、病机首责虚湿瘀毒

结直肠癌属中医学"肠风""下痢""锁肛痔""脏毒""积聚"等范畴。中医古籍中早有相关记载，《外科正宗》云："夫脏毒者，醇酒厚味，勤劳辛苦，蕴毒流注肛门结成肿块。"《医宗必读》载："积之成也，正气不足而后邪气踞之。"刘师勤求古训，认为结直肠癌的发生多因素体正气不足或饮食不节、嗜食膏粱厚味等致脾胃乃伤，运化水液无力，津液不行，聚而成湿，酿成痰浊。一方面，水湿痰浊阻滞气血运行，遂成瘀血；另一方面，脾气亏虚，统血无力，离经之血即成瘀，终致痰瘀胶着，毒气停滞，恶肉乃生。其病机关键为正气虚损，湿瘀毒合而为患；病机特点为正虚邪实，虚实夹杂。

二、扶正抗癌为法，随证治之

《灵枢·百病始生》篇云："风雨寒热不得虚，邪不能独伤人，此必因虚邪之风，与其身形，两虚相得，乃客其形。"正气虚损，脾肾亏虚为结直肠癌的病机之本，在结直肠癌的发病中具有重要地位。正不遏邪则助长了癌瘤的发展，癌瘤的生长又会进一步耗损正气。治病必求于本，刘师在长期的临床实践基础上，以扶正培本法治癌，谨熟阴阳，以平为期，补虚扶正而无助邪之弊，解毒驱邪而无伤正之嫌，用之于临床，效如桴鼓。

刘师以扶正抗癌为基本治则，并结合临床患者的不同证型表现随证治之。如脾虚气滞证治以健脾理气；脾肾阳虚证治以温补脾肾；湿热蕴结证治以清热利湿解毒；瘀毒内阻证治以化瘀解毒；肝肾阴虚证治以滋补肝肾，清热解毒。

（一）太子参、白术、茯苓——健运脾气以助运化

太子参味甘、微苦，性平，归脾、肺经，具有益气健脾，生津润肺之效，可达气阴双补之功。白术归脾胃经，其健脾益气及燥湿利水之效均佳，为健运脾气之要药。李杲言其："去诸经中湿而理脾胃。"茯苓长于利水渗湿，其健脾胃之效亦佳。《本草衍义》载其："行水之功多，益心脾不可阙也。"此角药取四君子之意，太子参为清补之要药，气阴双补而不腻。脾为太阴湿土，喜燥而恶湿，白术、茯苓合用共奏健脾化湿，助力运化之效。《医方考》言："苓、术合用，健脾除湿之功更强，促其运化。"三药合用补而不滞，补中有利，使得脾胃之气健旺，运化复常。《金匮要略》强调"四季脾旺不受邪"，脾胃运化功能正常，邪气难以侵犯人体而致病。

（二）薏苡仁、山药——平补脾胃以养正气

薏苡仁为甘淡之品，入脾胃及肺经，兼具利脾健胃及渗湿利尿的功效。《神农本草经》和《本草纲目》均将其列为上品，陈士铎赞薏苡仁为"其妙在利水而又不耗真"。《本草经疏》言其："性燥能除湿，味甘能入脾补脾，兼淡能渗湿。"山药味甘、性平，可补脾养胃，生津益肺，补肾涩精。《本草纲目》载其："益肾气，健脾胃，止泄痢，化痰涎，润皮毛。"二者均为性味平和的药食两用之品，刘师取两药配伍平补脾胃之气，健脾而不滋腻，化痰湿而益胃，从而达到"养正积自消"的目的。

（三）红藤、野葡萄藤、菝葜——解毒消瘀以抗癌瘤

红藤又名大血藤，性平味苦，功善清热解毒，祛风活血止痛，消瘀散结。野葡萄藤味甘性平，《广西植物名录》载其："叶：清热利湿，消肿解毒。治痢疾、疮疡肿毒。"文献表明，红藤和野葡萄藤均具有抗肿瘤作用。菝葜是利湿去浊、解毒散瘀的良药，现代研究表明，菝葜提取物能有效抑制肿瘤细胞的增殖，其抑制结直肠癌效果明确。"结者散之"，三药配伍，能起到协同作用，清肠腑瘀滞，逐湿毒秽浊，以达解毒抗癌之目的。《素问》云："气有多少，病有盛衰，治有缓急，方有大小。"刘师常用三药各 15～30g 治疗结直肠癌，并根

据患者病邪的浅深、是否正接受放化疗等抗癌治疗，因人、因时随证加减。

（四）苦参、乌梅——清利下焦湿热，收敛止泻祛腐

苦参味苦性寒，为清利下焦湿热之要药，结直肠癌患者正气虚损，湿瘀毒停滞肠腑，湿郁日久化热，终致湿瘀互阻，病情缠绵。"苦"味药"能泄、能燥、能坚"，清利湿热效果颇佳，《本草新编》言苦参："治肠风下血，热痢刮痛难当……破癥瘕，散结气。"苦参提取物具有良好的抗肿瘤作用，在防治结直肠癌复发、转移，以及术后化疗减毒增效等方面均具有良好效果。乌梅味酸、涩，性平，归肝、脾、肺、大肠经，具有敛肺、涩肠、生津等功效。腹泻下利是结直肠癌患者常见的临床症状之一，刘师常用乌梅收敛涩肠止泻。此外，《神农本草经》载乌梅："下气，除热烦满……死肌，去青黑痣，蚀恶肉。"现代研究亦表明，乌梅具有抗结直肠癌的作用。苦参与乌梅相伍，一清一敛，清敛结合，清肠道湿热而无伤正之虞，止下利之症而无留邪之弊。

三、注重斡旋气机

《素问·举痛论》云："百病生于气也。"《丹溪心法》曰："气血冲和，万病不生。"结直肠癌的发病与气机升降出入失调密切相关，正气虚损，气化津液失常，气行血失畅，终致阴阳失和，脏腑失养，功能失调，病理产物结聚为病，终致癌肿形成。刘师认为，扶正抗癌非等同于一般的补正扶虚，扶正的根本目的在于让机体恢复到该个体未生病时的正常态体质，使其回归阴阳平衡，正如《黄帝内经》所言："谨察阴阳所在而调之，以平为期。"气机的调和顺畅是阴阳平和的先决条件，故刘师在临床辨治结直肠癌时注重斡旋气机，以保持脏腑各安其位。

（一）柴胡、八月札、白芍——疏利枢机以调气机

津液的疏布有赖于气的升降出入运动的推动，肝主疏泄，调畅气机，能疏通三焦水道，使气行水行，以促进津液的输布环流，使精微得以布散，糟粕得以下传至大小肠。周学海在《读医随笔》中云："肝者，贯阴阳，统气血，居贞元之间，握升降之枢者也。"肝体阴而用阳，乃阴阳变化之枢机。柴胡为条

达肝气、疏利枢机的要药，其质轻气香，具清轻升发疏泄之性，以适肝性。八月札归肝、脾经，功擅疏肝理气、活血止痛，助柴胡疏利肝气。白芍养血敛阴柔肝，与二药合用，补肝体而助肝用，使辛散有度，收敛肝体之阴，阴和则肝柔。三药合之，气阴兼顾，体用并调，疏柔合法，使得气机条达，使气血津液代谢正常。

（二）木香、黄连——清肠行滞以通腑气

木香性辛燥，破滞行坚，是其所长，善行气止痛，调理胃肠气机而止痢。《药品化义》载："木香，香能通气，和合五脏，为调诸气要药。"黄连味苦性寒，能燥湿清肠热而止痢。《本草经疏》言黄连："主肠澼腹痛下痢。"两药配伍，取香连丸之意，治疗结直肠癌中湿热下痢者，寒温并用，辛开苦降，清热燥湿，调畅气机，使热清湿化，积滞得下，诸症自除。刘河间提出治痢之法"行血则便脓自愈，调气则后重自除"，即针对病邪的本质而治，通因通用，欲止先行，通利肠道滞气，调畅气机。刘师临床应用以两药各6～9g为宜，木香之温燥配黄连之苦寒，相配得当相互制约其性，以免一方太过伤及正气。

四、不忘和中护胃

《脾胃论》言："元气之充足，皆由脾胃之气所养，而后能滋养元气。"脾胃为后天之本，气血生化之源，脾胃强健则人可安和。刘师在临床用药时始终处处顾护中土，扶正不滞邪于胃，祛邪不伤伐于中，且在扶正祛邪的同时不忘配合使用消食助运、和中护胃之品，使得中土安和，纳运得当。临床运用鸡内金、炙甘草、大枣，以运脾护胃以安中土。鸡内金乃鸡之脾胃也，是健补脾胃、消食助运之妙品，能使得药力运化。《滇南本草》云其："宽中健脾，消食磨胃。"炙甘草味甘性平，大枣归脾、胃经，味甘性温，甘味药能和、能补、能缓，二者均具有补气和中、调和脾胃、调和诸药的功效，相伍能起到顾护中焦之功。三药合用一方面可调和脾胃，建中益气，使得滋而不腻，补而不滞；另一方面，使方中诸药调和，以保中土安和。

五、验案举隅

刘某，男，59岁，2023年4月12日初诊，因"结肠癌Ⅲc期，术后1月余"来诊。患者于2023年2月因大便带血就医被诊断为结肠占位，2023年3月5日行手术治疗，术后病理提示浸润溃疡性腺癌，拟行化疗。刻下症见：患者精神差，面色苍白，体瘦，乏力，活动后乏力甚，偶有口干，无口苦，纳差，寐欠佳，大便溏，小便正常；舌质淡、苔白腻，脉沉细。辨证为脾虚痰湿，痰毒互结。治以补气健脾，化痰解毒，扶正抗癌。方药：太子参15g，生白术15g，茯苓15g，北沙参15g，麦冬9g，川石斛15g，红藤15g，野葡萄藤30g，菝葜30g，生米仁30g，淮山药15g，苦参9g，乌梅9g，白芍15g，八月札12g，甘草6g，大枣6g。共14剂，每天1剂，水煎，分2次服用。

2023年5月3日二诊：此次就诊，患者精神一般，面色稍红润，乏力好转，无口干口苦，胃纳可，夜寐不佳，大便溏；舌淡红、苔白滑，脉沉。药中病机，针对其寐差予前方加远志6g，石菖蒲9g，茯神15g，继服14剂。

按语：本案患者以结肠癌术后就诊，患者以术后体虚、精神差、乏力纳差等为主要症状。刘老四诊合参，辨证为肠癌（脾虚痰湿，痰毒互结证），以补气健脾，化痰解毒，扶正抗癌为主要治则立方。方中以太子参、茯苓、白术为君药补气健脾，太子参为清补之要药，气阴双补而不腻。脾为太阴湿土，喜燥而恶湿，白术、茯苓合用共奏健脾化湿、助力运化之效。麦冬、石斛、北沙参补阴扶正，气阴双补，注重机体阴阳平衡。红藤、野葡萄藤、菝葜，三药合用，起到协同作用，清肠腑瘀滞，逐湿毒秽浊，以达抗癌之功。苦参与乌梅二药相伍，一清一敛，清敛结合，清肠道癌毒而无伤正之虞，止下利之症而无留邪之弊。八月札、白芍养血敛阴柔肝，疏柔合法，使得气机条达，促进气血津液正常代谢。甘草与大枣使方中诸药调和，以保中土安和。全方共奏健脾补气、扶正抗癌之效。

六、小结

综上所述，刘嘉湘教授在辨治结直肠癌过程中，谨守其正气虚损为本，湿瘀毒停滞为标的病机，以扶正抗癌为大法。常用太子参、白术、茯苓，薏苡仁、山药扶助正气；红藤、野葡萄藤、菝葜以解毒化瘀抗癌；苦参、乌梅以清利下焦湿热，收敛止泻祛腐。同时，重视斡旋气机及护胃安中，协助恢复人体的阴阳平衡。

刘师临床审查病因病机，圆机活法，善用对药及角药，随证加减，往往于平淡之中取得桴鼓之效。

（付晓玲）

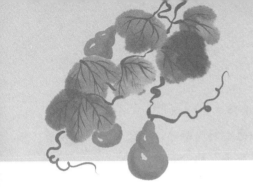

国医大师张静生运用扶正固本法
治疗胃肠消化系统肿瘤经验

专家简介

　　张静生，男，1941 年 9 月出生，沈阳人。第四届国医大师，享受政府特殊津贴。从 1968 年至今，已从医五十余载，他始终秉持着一颗仁心，急病人之所急、痛病人之所痛，几十年如一日坚持小方治大病。他熟谙经典，精研经方时方，擅长治疗心脑血管及其他内科疑难杂症，尤其对头痛、中风、痿证（重症肌无力）等疾病的治疗有独到之处。张老衷中参西，融汇经方与时方，开展广泛中医药临床研究，如"扶正固本煎剂对胃癌术后抗复发临床与实验研究""抗癌冲剂治疗胃癌新药研究""中药对高脂血症患者低密度脂蛋白受体基因表达的影响""中药对冠心病患者低密质脂蛋白受体基因表达的影响""冠心康新药研究""中药对重症肌无力患者干扰素 –γ 基因表达的影响"等。研制的"抗癫痫胶囊"在临床上取得了满意疗效，提出运用"补脾益肾法"，同时研发出"复方黄杞颗粒"，极大地改善了重症肌无力患者的病情；提出"补气血祛痰瘀"治疗冠心病，并研制"冠心康"，使患者大受裨益。主持编著《伤寒论方证研究》《刘纯医学全集》《急救广生集》等著作。"为天地立心，为生民立命，为往圣继绝学，为万世开太平"，是张静生的座右铭，也是他一生行医的真实写照。"把中医传承下去、发扬光大"是张静生坚守的初心和毕生的追求，苍苍白发映照着他治病救人、传道授业的一片丹心。桃李不言，下自成蹊。几十年来，张静生培养中医人才逾千人，指导博士、硕士研究生，培养全国优秀中医临床人才项目学员、全国老中医药专家学术经验继承人近百名，省市级名中医 10 余名，这些人均已成为临床各科的业务骨干。"第四届国医大师""首届全国名中医""辽宁省名中医""全国中医药杰出贡献奖"……无论多少荣誉加身，张静生始终坚守初心，尽心尽力为患者解除病痛，兢兢业业地教授弟子，坚持用行动践行"做苍生大医，为人民服务"的崇高理念。

🦋 导语

《医宗必读》曰："积之成也，正气不足，而后邪气踞之。"《黄帝内经》曰："正气存内，邪不可干，邪之所凑，其气必虚。"气指正气，因此治病必须扶助正气，才能防止邪气的侵入，防止疾病的发生。国医大师张静生在治疗消化道肿瘤时，是以扶助正气为主要治疗方法。扶正固本则包括固护气、血、津、液及胃气，以调摄脾肾为主。

张老认为肿瘤的发病原因不外乎中医三因极一论当中提到的内因、外因和不内外因，并且认为肿瘤治疗要审证求因。肿瘤的发生并不存在癌毒的理论，不论是哪一种肿瘤，它都有一定的证候和症状，可以根据中医基础理论和辨证论治方法审证求因。所以，无论何种肿瘤，只要做好审证，必得其因。同时，张老认为胃肠系统的恶性肿瘤以内因为主，主要包括气、血、痰、瘀、寒、热。

中医学认为，无论患者的病情症状如何，不外乎虚证或者实证。对于虚证来说，治疗就应该以扶正补虚为主。而且很多肿瘤患者来看中医的时候都往往是处于疾病的中晚期，身体一般都比较虚弱，以虚证为主，所以治疗上以扶正为主。还有一些患者表现为实证，那么对于实证的治疗是否需要扶正呢？我们认为，肿瘤尤其是胃肠道肿瘤的患者，虽然表现为实证，但往往也是因虚致实，或者是本虚标实，这种情况下的治疗就需要扶正同时祛邪，或者是先扶正后祛邪。

还有一种情况是因实致虚，或者是虚实夹杂，对于这种情况的治疗，应当祛邪以扶正，或者攻补兼施，各有侧重。这里说的祛邪并非一味地攻伐肿瘤，而是以消除病因为主。所以说张老在治疗肿瘤时，无论是虚证还是实证，均不忘扶正。故扶正抗癌，非只扶正不祛邪，而是无论使用何法治疗均不离扶正之根本。祛邪攻伐之目的在于扶正，这也是中医治本之法，如果只为去除肿瘤，单以攻伐为主，这是西医治标之法。扶正即为治疗肿瘤的根本原则，同样也是治疗胃肠道肿瘤的根本原则。

扶正的重点在于养气血、补津液、益脾胃、护胃气。扶正治疗胃肠道肿瘤常用的方法包括益气养血法、滋补阴液法、健脾和胃法、温肾助阳法、调畅气机法。当然，在治疗胃肠恶性肿瘤时，如果只扶正不祛邪，则会造成闭门留寇。祛邪是为了更快更好地扶正，祛邪的前提是正气充足，祛邪有不同的方法和手段，西医的手术、放疗、化疗、靶向治疗、内分泌治疗以及介入治疗等都可以视为祛邪的方法，但是这些方法在祛邪的同时，都会明显地损伤人体的正气。中医祛邪的方法可以尽可能小地损伤人体的正气，或者不伤人体的正气，但是祛邪的效果不像手术切除肿瘤直观。中医治疗肿瘤的优势就在于不伤人体的正气，或者说更少地损伤人体的正气。所以治疗肿瘤，在祛邪的同时要时时顾护正气。

张老治疗胃肠道肿瘤的祛邪之法，都是依据具体的辨证，采取相应的治疗方法，最常用的方法包括活血化瘀止痛法、化痰软坚散结法、行气利水消肿法、疏肝理气降浊法。运用这些方法的意义在于使气血津液和阴阳调和，改变肿瘤生长的内环境，而并非直接攻杀肿瘤。

就胃肠道肿瘤的而言，因其均为实体肿瘤，故祛邪均离不开软坚散结之法。又因胃肠消化道肿瘤容易导致消化道梗阻、穿孔及出血、腹水等，这些并发症的中医病机，多为脾胃功能失调，气机升降失常，导致气滞痰凝，血瘀水泛，郁而化火，灼络伤筋，炼腐成脓，故治疗通常离不开通腑泄浊、行气止痛、清热解毒、活血化瘀等法。看似祛邪之法，实则为恢复脏腑正常藏精泄浊之功能，使气血调和，通则不痛，这有利于正气恢复，从而改善体内环境，去除有利肿瘤细胞生长的环境和条件，以达到治疗肿瘤的目的，即"正气存内，邪不可干"。

一、常用治法

（一）健脾和胃法

胃肠均属腑脏，腑气以通为用，胃肠道肿瘤患者胃肠通畅性受影响，腑气不通则气机上逆。主要表现为食欲不振，食后腹胀，纳差，恶心或者呕吐。此时应以健脾和胃为主，恢复脾胃运化，同时注重疏肝理气、调畅气机，使脾升胃降、运化功能得以恢复，常用柴胡疏肝散加参苓白术散或半夏泻心汤化裁加减。

（二）益气养血法

胃肠肿瘤患者进食量减少，气血化源不足或肿瘤本身耗伤气血。主要表现为倦怠乏力，面色萎黄，唇甲色淡或伴心慌。宜补气养血，恢复气血正常运行。常用八珍汤和当归补血汤加减，常用药如黄芪、当归、党参、熟地黄、白芍、阿胶等，方中常重用黄芪，补血尤重在补气。

（三）滋阴补液法

胃肠道肿瘤出现阴液亏虚，多因肿瘤日久，消耗津液。主要表现为形体消瘦，口干欲饮，潮红低热，尿赤便干，舌红少苔或无苔，多见于胃肠肿瘤晚期患者。宜养阴生津为主，以纠正其阴液亏虚状况，常用生脉饮和一贯煎加减，常用滋阴生津的中药有天冬、麦冬、生地黄、玄参、石斛、玉竹、沙参等。同时适当应用滋阴养血的中药，如熟地黄、首乌、黄精、阿胶、女贞子、墨旱莲等。此外，滋补阴液的同时佐用疏肝理气、调畅气机之品，以防滋补厚腻、阻碍气机。

（四）调畅气机法

如前文所述，不只是在滋补阴液时需要调畅气机，在健脾和胃、益气养血的同时均需调畅气机。无论是胃还是肠，都是以通降为顺。脾胃位于中焦，升降相宜；大肠与肺相表里，肺气宣发肃降、气机调畅，大肠才能通降泻浊。肿瘤的形成离不开气滞血瘀、寒痰凝滞，扶正补虚的同时要调畅气机，气行则血行，气血通畅，辅以阳气温煦推动，温化寒饮，则气滞、血瘀、寒痰得以祛除。故治疗胃肠道肿瘤，无论何法均应重视调畅气机，常用柴胡疏肝散加减，常用药物如陈皮、枳壳、木香、佛手、郁金等。

（五）温肾助阳法

《素问·阴阳应象大论》曰："阳化气，阴成形。"张老从这一观点出发，认为肿瘤患者基本均为阳虚体质，当人体阳气不足，阳不能化气，对阴邪不能形成有效的抵抗时，邪气于体内阳气最虚弱之处成形，发为肿块。肿瘤细胞数量增多、形体增长就属于"阴成形"，而发育异常、增殖失控、分化障碍以及凋亡阻遏正是恶性肿瘤的基本生物学特征。由此可见，肿瘤发病机制的本质是阳气不足、阴寒积聚。胃肠道肿瘤发病，就是因为肾经的阳气不足而寒气太盛，阳不能化气，导致阴寒邪气凝结在胃肠形成肿瘤，主要表现为脘腹冷痛，畏寒肢冷，面色苍白，精神不振，舌淡，脉迟缓弱。

治疗上张老认为，"积之始生，得寒乃生"。治疗任何"阴成形"的病，必当扶阳气以化阴寒，宜温补脾肾阳气。胃肠道肿瘤虽病位在胃、在肠，但《黄帝内经》云："肾者，胃之关也。"肾为先天之本，脾为后天之本，人体一身之阳气皆根源于肾阳，脾胃腐熟水谷之功用全赖肾阳之蒸腾气化，因此补脾不如补肾。所以胃肠肿瘤本身是"阴成形"，其病机根本在于命门火衰，导致寒、痰、瘀血凝结，故治本之道，首当温肾助阳，兼以散寒、祛瘀、散结。常用桂附地黄丸合附子理中丸加减，常用药物如附子、肉桂、淫羊藿、巴戟天、杜仲、鹿茸等。如治疗胃肠道肿瘤，不得温肾助阳之本意，偏用大量抗肿瘤的白花蛇舌草、半枝莲、半边莲等大寒之品，必适得其反。

二、验案举隅

（一）胃癌复发治疗医案

张某，男，65岁，丹东人。主诉"上腹痛伴黑便2月余，进行性消瘦10余斤"。患者于2019年6月在当地某医院就诊，行胃镜检查发现"胃窦部巨大溃疡"，随即转当地肿瘤医院手术切除，术后病理诊断为"溃疡型腺癌"，淋巴结+4/17，遂在当地行系统化疗6周期，后继续口服希罗达治疗。2021年5月查PET-CT示：残胃肿瘤复发，遂再次行化疗。10月抽血查肿瘤标志物：CEA 8.31μg/L、CA-125 37.34U/mL、CA-199 45.90U/mL。生化检查正常。患者遂从丹东前来就诊。刻下症见上腹痛，反酸，烧心，口干，口苦，大便软，2～3次/天，无黑便，眠可，小便正常，舌红少苔，脉弦细滑，重按无力。

治则治法：清热养阴、健脾益气、软坚散结。

处方：小陷胸汤加左金丸加一贯煎化裁。

方药如下：全瓜蒌 15g，姜半夏 9g，黄连 9g，吴茱萸 3g，麦冬 12g，生石膏 30g，当归 15g，生地黄 15g，沙参 12g，枸杞子 15g，白芷 12g，蜂房 12g，血余炭 12g，藤梨根 15g，虎杖 12g，鳖甲 15g，地龙 12g，红花 9g，桃仁 9g，生甘草 9g。14 剂，每剂水煎 400mL，200mL 日 2 次口服，每剂药服 2 天。

胃火渐清之后，改为归脾汤、黄芪建中汤继续加减化裁，至今已治疗 4 年余，病情稳定，目前仍在继续治疗中。

按语：本病病情复杂，病程较长，经多次手术治疗及化疗，肿瘤复发，伴有黑便和消瘦，四诊合参，此属胃热伤阴、脾气不足、气阴两亏之证，虽手术切除并行化疗，其后仍复发，再次化疗后肿瘤标志物仍高，故预后不佳，先予清热养阴、健脾益气、软坚散结为治，以期先存护胃之气阴，后缓图健脾益气之法，同时软坚散结、活血止血，收到满意疗效。

（二）肠癌伴肝肺转移治疗医案

李某，女，66 岁，吉林人。2014 年 4 月发现降结肠肿块，完善相关检查后于当地行手术治疗后确诊结肠腺癌伴肝肺转移，分期为 $pT_3N_0M_1$。后行 3 次系统化疗，不能耐受，停止化疗后，为求进一步治疗遂来就诊。2014 年 7 月 9 日首诊：患者反复腹胀，大便习惯改变，大便不成形，质稀，3～5 次/日，食少乏力，面色萎黄，眠差易醒，舌淡红，苔白，脉细。

治则治法：健脾和胃、益气养血、养心安神。

处方：归脾汤加减。

方药如下：黄芪 30g，党参 15g，白术 15g，当归 10g，茯神 15g，法半夏 9g，山药 30g，莪术 15g，远志 15g，酸枣仁 15g，夜交藤 25g，山楂 15g，鸡内金 30g，木香 12g，半枝莲 30g，白花蛇舌草 20g，石见穿 30g，甘草 9g。30 剂，每剂水煎 400mL，200mL 日 2 次温服。

2015 年 3 月 18 日二诊：患者腹胀，大便时干时稀，食欲尚可，面色萎黄，夜眠欠佳，小便可，舌脉同前，原方基础上加减，去鸡内金、山楂，加枳壳、砂仁行气消胀，30 剂继服。

2016 年 1 月 6 日三诊：患者无明显腹痛腹胀，纳食可，睡眠尚可，大便干结，小便可。体重有明显上升，舌淡红，苔白，脉沉。在二诊基础上，加女贞子、枸杞补肾，滋养先天，30剂继服。

按语：患者结肠癌术后出现肝肺转移，化疗后不能耐受，同时出现脾胃不和、气血亏虚，进而出现血不养心，夜寐不安。四诊合参，属心脾两虚、血不养心之证。治疗用归脾汤化裁加减，意在心脾同治，重点在脾，使脾旺则气血生化有源，同时气血双补，但重在补气，意即气为血之帅，气旺则血自生，血足则心有所养；补气养血药中佐以木香调畅气机、理气醒脾，补而不滞。后期加女贞子、枸杞滋补肝肾阴液，充分体现出张老扶正固本调治胃肠肿瘤的思想。

（高允海）

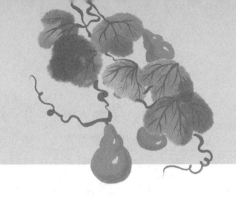

全国名中医朴炳奎基于扶正培本法诊治直结肠癌的经验介绍

专家简介

朴炳奎，男，1937年1月生，中共党员，吉林省梅河口市人，首届全国名中医，首都国医名师，主任医师，博士研究生导师。曾任中国中医科学院广安门医院副院长，全国中医肿瘤医疗中心主任、世界中医药学会联合会肿瘤专业委员会会长，中国中医科学院首席研究员，享受国务院政府特殊津贴，兼任中国中西医结合肿瘤专业委员会主任委员、中华肿瘤学会北京分会副主任委员、北京抗癌学会副理事长等。其从事肿瘤临床治疗及科研工作50余年，以中医辨证论治为理论基础，以整体观念为指导，中西医相结合、辨证与辨病相结合、扶正与祛邪相结合，擅长治疗肺肿瘤、胃肿瘤、肝肿瘤、食道肿瘤、肠肿瘤、乳腺肿瘤等各种肿瘤。

导语

我国作为发展中国家，肿瘤的发病率与死亡率逐渐向发达国家的数据逼近，由于巨大的人口基数，恶性肿瘤发病率或死亡率的微小增加也会带来巨大的经济负担。GLOBOCAN 2020显示，中国最常见的肿瘤为肺癌，其次为直结肠癌。直结肠癌位列恶性肿瘤死亡率前五，2020年全球直结肠癌新发病例和死亡病例分别是190万和93.5万。中国肿瘤年报显示，中国直结肠癌的发生率与死亡率都有所上升，直结肠癌占全国肿瘤总数的10.04%，死亡率占8.10%。虽然早期直结肠癌患者的生存率可达90%，但是中晚期直结肠癌患者的生存率不足20%，其生活质量仍处于较低水平。因此，对于直结肠癌患者的多学科综合治疗势在必行。

一、直结肠癌的中医病因病机

直结肠癌属于中医"肠蕈""脏毒""积聚""肠癖""锁肛痔""下痢"等范畴。《灵枢》记载:"肠蕈……寒气客于肠外,与卫气相搏,气不得营,因有所系,癖而内着,恶气乃起,瘜肉乃生。"《医宗金鉴》认为:"此证有内外阴阳之别。发于外者,由醇酒厚味,勤劳辛苦,蕴注于肛门,两旁肿突,形如桃李,大便秘结,小水短赤。甚者肛门重坠紧闭,下气不通,刺痛如锥……大便虚闭。"《外科正宗·脏毒论》中言:"又有生平情性暴急,纵食膏粱,或兼补术,蕴毒结于脏腑,炎热流注肛门,结而为肿。其患痛连小腹,肛门坠重,二便乖违,或泻或秘,肛门内蚀,串烂经络,污水流通大孔,无奈饮食不多,作泻之甚。凡犯此未得见其有生。"古人认为结直肠癌的发病与外邪侵袭和正气内虚均密切相关,且该病预后不佳。

大肠居腹中,其上口在阑门(回盲瓣),与小肠相接,其下端连接肛门,是一个管腔性器官。大肠主津、主传化糟粕,参与体内的津液代谢,其传导功能是对小肠泌别清浊的承接,并与肺气之肃降、胃气之通降、脾气之运化、肾气之固摄等作用息息相关。肺与大肠相表里,肺气之肃降可助大肠传导功能的发挥,反之大肠传导功能正常则是肺气肃降的重要前提。脾胃与大肠在饮食物的消化、吸收和排泄过程密切配合,胃主受纳,饮食物经胃的初步消化及腐熟后传入小肠,小肠泌别清浊,化生水谷精微上输于脾,脾主运化,营养周转全身,糟粕传输于大肠,大肠传导与糟化后排糟粕于体外,这个过程中脾升胃降是大肠正常运行的基础。"肾者,引也,引水谷和利精神",肾为先天之本,水谷精微的运化吸收、排泄等与肾的固摄作用息息相关。

朴炳奎教授提出"正气内虚"是恶性肿瘤的发病基础,其核心内容是"脏腑失和"。朴教授认为直结肠癌以正气内虚、脏腑功能失调、脾胃运化失司为因,气滞、血瘀、湿聚、痰结、热毒互结为果,日久积滞而成。饮食不节、情志失调、邪毒内侵、脏腑虚损等都会导致邪气留滞。饮食不节伤脾,情志失调伤肝,进而阻滞气机,由气到血,瘀阻脉络,聚水成湿,湿邪凝聚,郁而化热,灼津成痰,聚而为积,日久成癥。

二、治则方药

（一）调畅气机，扶正祛邪

朴教授在治疗上十分注重"扶正"与"祛邪"并用，提出气机是否调畅既可作为扶正的一部分，也可作为祛邪的一部分。正如"百病生于气"所言，调畅气机是联系扶正与祛邪的纽带。气分虚实，气虚多为正气虚，在恶性肿瘤中以脾气虚、肾气虚、心气虚、肺气虚多见，此时之"补气"为扶正的基础；气滞多为实邪盛，以肝气上亢、肝气郁滞、肺胃之气上逆、腑气不通多见，此时亟须"调气"以祛邪。气虚、气滞并不截然区分，有时二者可相互转化，气虚无力行气则并见气滞，气滞中焦运化不行，水谷精微上呈异常，长此以往兼见气虚，所谓"大实有羸状"。

在直结肠癌的治疗中，朴炳奎教授喜欢以白术配伍山药、益智仁、枳壳，白术配山药健脾益气养阴以固本；配益智仁脾肾双补，补先天益后天；配枳壳，寓枳术丸之意，四药并用，以补为主，以理气为辅，扶正以祛邪，"正气存内，邪不可干"，疾病向愈。直结肠癌的患者一般多伴有脾虚，朴教授常用黄芪、党参、白术之品健脾益气，若伴纳呆等胃滞，加焦三仙、枳壳、陈皮、紫苏梗等理气醒脾胃。

（二）水足则火自灭

恶性肿瘤发展很快，多伴有"火毒"的病理性质，故当清火为主，然而清火过度常伤脾胃，脾胃与大肠同属"胃家"，脾胃受损会加重直结肠的病变。故朴炳奎教授提出"水足则火自灭"的理论，提倡养阴扶正。直结肠癌在放化疗过程中常出现口舌干燥、舌红苔黄、脘腹怕凉、大便稀等上热下寒之证，又易夹湿，湿阻三焦，气津不布，出现阴伤之证。故朴教授常用沙参、麦冬、玉竹、石斛等滋阴之品，配陈皮、砂仁、白扁豆等醒脾理气，滋阴理气而不滋腻碍胃，顾护阴液，以达阴阳调和的目的。

（三）结合病位、病程，辨证施治

朴炳奎教授认为，结肠癌以寒性多见，直肠癌早期热性较多，后期久病及肾，也可出现肾虚之证。同时，两种恶性肿瘤的病变部位均在下焦，易于夹湿，故治疗结肠癌多以健脾温肾化湿为主，直肠癌早期以益气养阴、清热化湿为主，后期则治以健脾温肾化湿。

朴教授在直结肠癌的临床治疗中以健脾益肾、行气化湿、解毒抗癌为主要治则，在肿瘤的不同阶段有不同的侧重。

肿瘤早期或手术前以攻邪为主，辅以扶正；肿瘤中期多攻补兼施，肿瘤后期以扶正为主；手术后期益气、活血、解毒，以提高机体免疫功能，减少肿瘤的复发与转移；化疗期间补气养血、健脾和胃、滋补肝肾，放疗期间养血生津、活血解毒、凉补气血，减毒增效；不适宜手术、放化疗或晚期患者以益气养血、解毒散结为主，以抑制肿瘤生长，减轻患者症状，提高生存质量，延长生存时间。

临床上，朴炳奎教授常用白花蛇舌草、龙葵、白英、半枝莲、半边莲等清热解毒，以陈皮、白豆蔻、砂仁等行气调中，以夏枯草、浙贝母、猫爪草、山慈菇等软坚散结，以当归、莪术、鸡血藤、丹参等活血化瘀，以槐花、苦参、土茯苓等清热祛湿，以太子参、黄芪、枸杞子、女贞子等健脾益肾。

（四）用药平和，整体调治

朴炳奎教授处方用药非常平和，临床极少用猛药，以防用药过猛而戕伐正气，从而加剧肿瘤的进展。肿瘤患者多在放化疗后就诊，此时其免疫力较低，如果用药过猛犯"虚虚之戒"，反而会促进肿瘤的转移，加重病情。朴炳奎教授认为，此时我们不能为了追求肿瘤缩小而妄用猛药，而要整体评估患者的身体状态，在使得患者的阴阳气血平衡之后，缓慢增加抗肿瘤的药物，使肿瘤在无声无息中逐渐稳定、减小乃至消失。

三、验案举隅

魏某，男性，52岁，2013年10月16日初诊。主诉：直肠癌术后4年余，多发腹腔转移 1 年余。2008 年 11 月患者因直肠癌在当地医院行"直肠癌经腹会阴联合切除术"，术后病理示：中分化管状腺癌，侵及浆膜外，淋巴结（3/4）见癌转移，术后化疗 3 个周期。此后定期复查。2012 年 5 月体检发现右上腹腹腔肿块，行 MRI 示：右肝及肝肾间隙多发占位，肝转移可能，右肾及肾上腺受累可能。行 PET-CT 示：右侧盆腔内多发淋巴结肿大，肿瘤转移可能性大；肝右叶小囊肿；全身多发骨对称性弥漫性代谢增高，考虑骨髓反应性增生改变。行右盆腔淋巴结病灶 γ- 刀放疗 12 次，末次 2012 年 7 月 17 日。此后服中药治疗。患者右下肢逐渐出现肌肉萎缩，运动感觉障碍。2013 年 5 月始行化疗 4 周期，末次 10 月 10 日。间断服用卡培他滨（希罗达）至今。

初诊：患者右下肢麻凉疼，影响睡眠，活动受限，纳可，嗳气，大便正常。舌略暗，苔厚，脉细。2013 年 4 月 18 日查肿瘤标志物：AFP 2.5μg/L，CA19-9 72.77kU/L，CA125 6.3kU/L，CEA 2ug/L，CA15-3 3.3kU/L。2013 年 10 月 11 日查肿瘤标志物：AFP 15μg/L，CA19-9 230.04kU/L，CEA 7.77μg/L，CA125 5.7kU/L，CA153 4.2kU/L。2013 年 9 月 5 日查盆腔 MRI：原直肠癌术后盆腔淋巴结转移，放疗后复查见右侧盆腔内后侧骼腰肌前方软组织增厚，范围较前稍缩小；右侧臀部信号异常，考虑呈炎性病变；骶管囊肿 2.7cm×1.5cm。诊断为：直肠中分化管状腺癌术后，多发腹腔转移，γ- 刀治疗后，化疗后，靶向治疗中。

辨证立法：健脾益肾、清热解毒。

处方：白术 15g，山药 15g，枳壳 10g，益智仁 20g，土茯苓 20g，生薏苡仁 20g，莪术 9g，僵蚕 15g，陈皮 10g，炒三仙各 10g，黄芪 30g，太子参 15g，女贞子 15g，鸡血藤 15g，柴胡 10g，白芍 12g，乌药 15g，怀牛膝 15g，甘草 6g。

复诊与转归：2014 年 5 月 6 日于当地医院行胃癌根治术，胰体尾、脾切除术。术后病理：胃低分化腺癌，胰浸润，淋巴结 11/37。2014 年 6 月 23 日腹部 CT 示：肝右叶占位。2014 年 6 月最后一次复诊患者乏力，消瘦，右腿痛，大便少，需服羟考酮（奥施康定）。方药调整为：白术 15g，山药 15g，枳壳 10g，益智仁 20g，柴胡 12g，白芍 12g，郁金 10g，延胡索 9g，陈皮 10g，炒三仙各 10g，黄芪 30g，当归 10g，生地黄 12g，肉桂 5g，土茯苓 20g，生薏苡仁 20g，半枝莲 20g，藤梨根 15g，甘草 6g。

按语：本案为直肠中分化管状腺癌术后 4 年，发现多发腹腔转移 1 年，虽然经过多种疗法综合治疗，但仍预后不良。考虑正气不足为本，邪毒内蕴为标，兼夹络脉不通，故以白术、山药、枳壳、益智仁健脾益气，温肾摄唾，理气和胃；土茯苓、生薏苡仁、莪术、僵蚕清热利湿，活血消癥，解毒抗癌；黄芪、太子参、女贞子扶正培本，益气养阴，健脾滋肾；以鸡血藤、牛膝养血活血，通络止痛；四逆散化裁，配伍乌药疏肝解郁，行气止痛，温肾散寒，促进中下焦气机通畅；佐以陈皮、炒三仙、甘草和胃理气，消导助运，缓和药性。后又行胃癌根治术，胰体尾、脾切除术，正气虚衰，调整扶正培本、抗癌解毒药物，前后调治 9 个月余。

（李海霞）

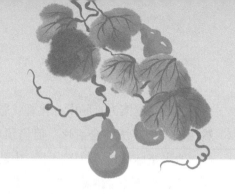

全国名中医刘沈林运用健脾化瘀消癥理论治疗胃癌的经验介绍

专家简介

刘沈林，男，1949 年 12 月出生，汉族，主任医师，教授，博士研究生导师，国务院政府特殊津贴专家。江苏省中医院原院长，首届全国名中医，中央保健会诊专家，中国民族医药学会脾胃病分会会长，第四、五、六批全国老中医药专家学术经验继承工作指导老师，科技部"973"项目中医基础理论研究中医专家指导组成员，国家中医药标准化研究专家技术委员会委员，国家科学技术进步奖评审专家。江苏省高级卫生技术职称评审委员会副主任兼中医专业组组长，江苏省"六大高峰人才"评审委员会医学内科专业组组长，江苏省中西医结合肿瘤临床研究中心主任，江苏省中医药学会脾胃病专业委员会名誉主任委员，江苏省中医消化病学术带头人，著名脾胃病及中医消化系肿瘤专家。

导语

胃癌在全球癌症发病率中排名第五，死亡率排名第四，2020 年胃癌新发病例超过 100 万例，大约有 76.9 万人死亡。中国是人口大国，胃癌是中国常见的恶性肿瘤，胃癌的发病率和死亡率仍均处于世界前列。2020 年，我国胃癌新发病例 47.9 万例，约占全球胃癌发病率的 44%，死亡病例 37.4 例，约占全球胃癌死亡率的 48.6%。

一、胃癌的中医病因病机与健脾化瘀消癥理论的运用

胃喜润恶燥，脾喜燥恶润。两脏燥湿相济，阴阳相合，则水谷纳化如常。生理上脾主运化升清，胃主受纳降浊，脾升则胃降，相辅相成，只有相互协调平衡才能圆满达到其"后天之本"的作用。《素问·太阴阳明论》云："阳道实，阴道虚。"胃为阳腑，脾为阴脏，故脾胃病易见胃腑实，脾脏虚之病变。《脾胃论·脾胃盛衰论》中提出："百病皆由脾胃衰而生也。"胃癌的病机复杂，明代张景岳概括为"阳虚"与"气结"。"阳虚"是指脾胃虚寒，运化失健，痰湿内生；"气结"是气结血瘀，继而痰瘀互结，乃成瘤块。

若脾气虚弱，脾失健运，胃失和降，聚湿生痰，血行不畅，化生瘀毒，阻于胃脘，可形成积聚；或因情志失调，肝郁气滞，气机失宣，津液运行失常，凝聚成痰，顽痰阻结日久更致气滞、血瘀而生肿块；或先天禀赋不足，胃气素弱，素体阳虚；或久病大病，阳气虚衰；或老年自衰太过等各种因素均可致脾胃失其温养，阴寒内聚，气机凝滞，继而瘀血内结，发为本病。故在胃癌的发生、发展直至晚期的病程中，尽管与六淫外侵、七情受困，或饮食所伤，或素体不足等各种因素有关，出现"痰""瘀""浊""毒"等各种病理产物，并可涉及肝、肾等多个脏腑功能失调，但脾胃的病变，始终是一个关键的因素，而脾虚则是其基本的证候。

刘教授认为胃癌的病机以脾虚为本，癌毒为标。《活法机要》曰："壮人无积，虚人则有之，脾胃虚弱，气血两衰，四时有感，皆能成积。"《卫生宝鉴》云："凡人脾胃虚弱，或饮食过度，或生冷过度，不能克化，致成积聚结块。"各种因素导致脾胃虚弱，水谷运化失司，气血化生乏源，致气滞、痰凝、血瘀、热结、水湿内蕴，日久为癌毒，停积于胃，发为胃癌。而邪实之说不能仅仅停留在气滞、血瘀、痰凝、水湿、热毒等病因上，当以癌毒立论，唯有"癌毒"才能体现其耗损正气、毒邪难清、广泛侵袭的特点。《疡科心得集》云："癌瘤者，非阴阳正气所结肿，乃五脏瘀血浊气痰滞而成。"尤在泾的《金匮要略心典》载："毒，邪气蕴结不解之谓。"《素问·五常政大论》言："夫毒者，皆五行标盛暴烈之气所为也。""癌毒"毒根深藏是肿瘤发生、传变、转移的重要原因。

刘教授指出肾为先天之本，脾为后天之本，胃癌为正气内虚、瘀毒内结所发。从扶正角度来说，应多从补脾益肾入手。"人以胃气为本"，所以胃癌的治疗更要重视补气健脾，《脾胃论》谓："脾胃之气无所伤，而后能滋养元气。"从临床治疗效果来看，补脾不仅能使患者症状改善明显，食欲转振，体质量增加，而且有利于气血的生长，减轻化疗药物所致的胃肠不良反应。动物实验结果表明，健脾益气的黄芪、党参、白术、茯苓等中药能显著增强人体的免疫功能，对肿瘤细胞有较强的抑制作用，其抑癌作用是通过恢复和提高免疫功能实现的。"四季脾旺不受邪"，补虚旺脾是胃肠肿瘤的重要治法，应贯穿在辨证治疗的各个阶段，前人称此为"善治"。另一方面，"瘀毒内结"是腹部肿瘤"邪实"的重要特征。《医林改错》谓："肚腹积块，必有形之血。"肿瘤患者的血液普遍处于高凝状态，微观癌栓形成与肿瘤生长、浸润、转移有着密切的关系。因此，"攻邪""削坚"等治法的重点在于化瘀散结，使有形之瘀毒得以化解，初萌之癌邪难以成形，有利于肿瘤复发转移的积极预防。根据前人治疗积聚的论述，结合当今肿瘤学的研究进展，病证结合，临床补虚旺脾与化瘀解毒应相兼运用，故而健脾化瘀消癥是胃癌治疗的基本大法。

二、治则方药

《医学正传·劳极》提出肺痨的两大治则："一则杀其虫，以绝其根本；一则补其虚，以复其真元。"刘教授认为这两大治则完全适用于胃癌的治疗，可以改之为"一则补其虚，以复其真元；一则杀癌毒，以绝其根本"。

刘教授临床十分重视气血与癌毒、脾胃与气血两者之间的关系调节。他认为气为阳，血属阴，两者相互资生，关系密切。益气扶正，党参、黄芪能够联合增效；化瘀消积，三棱、莪术确可独具良能。对胃癌术后患者，以气虚血瘀为病机切入点，以抑制癌栓形成为临床治疗的关键，选用孟河学派马培之先生治疗癥积病症所推崇的归芍六君为主扶正，用三棱、莪术等药物化瘀消积。对于晚期患者，已属正虚脾陷，癌毒扩散，治当扶正补虚、化瘀散结，方选补中益气汤合三棱煎加减，配伍化痰散结之品。张子和曰："陈莝去而肠胃洁，癥瘕尽而营卫昌。"

三棱、莪术自宋代起，在历代治疗积聚的方药中备受推崇，被称为"消癥瘕之专药"。王好古谓："三棱、莪术治积块疮硬者，乃坚者削之也。"《本草汇言》曰："荆三棱，破血通经，为气中血药也。盖血随气行，气聚而不流，则生瘀滞之患，若老癖癥瘕，积聚结块……非此不治。"《本草备要》云："莪术破气中之血，消瘀通经，开胃化食，解毒止痛。"对两药的功用特性做了明确说明。三棱、莪术，两药相须为用，破血消癥，化瘀散结，流畅气血。二者虽药性峻猛，然配参、芪、术等补益之类者，可开胃助食而少有破血伤正之弊。恰如张锡纯在《医学衷中参西录》中所述："若与参、术、芪诸药并用，大能开胃进食，调和气血。"他认为："若治瘀血积久过坚者，原非数剂所能愈，必以补药佐之，方能久服无弊。"三棱、莪术"若与参、术、芪者诸药兼用，大能开胃进食，调血和血"，诚为经验之谈。

三、验案举隅

朱某，男，65岁，2015年6月22日初诊。主诉：胃癌术后近1年，腹腔淋巴结转移。患者于2014年10月14日行胃癌根治手术，术后病理示：低分化腺癌，肿瘤侵及全层达浆膜脂肪结缔组织，神经侵犯，脉管内癌栓形成，周围淋巴结转移。术后行6个疗程化疗，因体质较差，消化功能不良求诊。刻下症见：形体消瘦，食欲不振，脘腹饱胀，大便时溏，舌苔薄白，脉细弱。诊为胃癌，病机为术后体虚，化疗伤正，余毒未尽。治当补气健脾，化瘀解毒。方选归芍六君子汤合三棱煎加减。处方：炙黄芪30g，炒党参15g，炒白术10g，茯苓15g，陈皮6g，木香5g，当归10g，白芍10g，炙甘草3g，三棱10g，莪术10g，石见穿30g，白花蛇舌草30g。28剂，每日1剂，水煎，分2次服。

二诊（2015年7月20日）：药后食欲有所改善，腹胀减轻，仍消瘦乏力。1周前复查腹部CT示：腹膜后多发淋巴结转移，肠系膜间多处淋巴结肿大，考虑术后复发。诊断为胃癌Ⅵ期。因患者白细胞过低，消瘦明显，体质虚弱，拒绝再次化疗，遂求单纯中医药治疗。就诊时患者气短乏力，动则喘促，食欲减退，面色萎黄，大便溏薄次多。舌淡苔白、边有齿痕，脉细弱。证属正虚脾陷、癌毒扩散，治当扶正补虚、化瘀散结，方选补中益气汤合三棱煎加减，配伍化痰散结之品。处方：生黄芪60g，炒党参30g，炒白术10g，当归10g，白芍10g，陈皮6g，木香10g，炙升麻5g，炒柴胡5g，炙甘草5g，三棱30g，莪术 30g, 夏枯草 15g, 炙僵蚕 10g, 浙贝母 10g, 山慈菇 15g。28 剂, 煎服法同前。

三诊（2015 年 8 月 17 日）：药后患者气短乏力明显改善, 大便逐渐成形, 食欲转好。舌苔薄白, 脉细。效不更方, 上方继服 28 剂。

四诊（2017 年 11 月 16 日）：患者已先后服用中药 2 年多, 病情未再进展。2017 年 10 月 12 日复查胸腹部 CT 示：腹膜后转移淋巴结消失。复查肿瘤标志物正常。再以 2015 年 7 月 20 日方继服 28 剂, 以资巩固。

五诊（2019 年 11 月 21 日）：复查胸腹部 CT 示：腹腔转移淋巴结消失, 未见其他复发转移病灶。治以补气养正、化瘀散结。予 2015 年 7 月 20 日方去炙升麻、炒柴胡, 加炙鸡内金 10g, 焦山楂 15g, 焦建曲 15g, 淮山药 15g。28 剂, 煎服法同前。

至今患者已坚持纯中医治疗 6 年, 食欲良好, 精神较佳, 体重较前增加, 多次随访观察均无新的复发转移病灶出现, 生活正常。

按语：《临证指南医案·癥瘕》谓："治之之法, 即从诸经, 再究其气血之偏胜, 气虚则补中以行气, 气滞则开郁以宣通, 血衰则养营以通络, 血瘀则入络以攻痹, 此治癥瘕之大略……总之, 治癥瘕之要, 用攻法, 宜缓宜曲；用补法, 忌涩忌呆。"本案患者胃癌手术及化疗 8 个多月后肿瘤复发, 出现腹膜后广泛淋巴结转移, 属胃癌晚期。由于化疗失败, 加之体质虚弱, 转为纯中医治疗。初诊以归芍六君子汤调理脾胃, 兼以祛邪, 使症状得以初步改善。后因腹腔淋巴结广泛转移, 伴有气短乏力、消瘦纳差、大便溏薄等正气不足之症, 方用补中益气汤加减, 并重用黄芪补气扶正、健脾升阳, 同时重用三棱、莪术化瘀消癥。此外, 针对腹腔淋巴结转移, 从中医"恶核"论治, 配伍夏枯草、炙僵蚕、浙贝母、山慈菇等化痰散结解毒之品, 使症状和病情逐渐得到控制。患者坚持服药 2 年多后, 腹腔转移的淋巴结已消失, 血液肿瘤标志物正常。服药已 6 年, 病情稳定, 恢复良好。

（陈玉超　陈文昊）

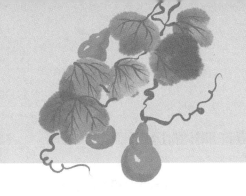

国医名师陆拯运用"健脾清肠解毒"法治疗结肠癌的经验

专家简介

陆拯，男，1938年1月生，浙江湖州人。浙江省立同德医院、浙江省中医药研究院主任中医师，第二批全国老中医药专家学术经验继承工作指导老师，第二届浙江省国医名师，首届浙江省名中医，享受国务院政府特殊津贴。陆拯教授从事中医工作70年，擅长治疗脾胃病、内科杂病、妇科病、儿科病，对于恶性肿瘤疾病的诊治亦颇有心得，积累了较丰富的临床经验。

导语

结肠癌是一种常见的消化道恶性肿瘤，具有发病率高、致死率高、预后差的特点，其发病率仅低于胃癌和食管癌，且死亡率往往较高。《2020年全球及中国结肠癌流行状况分析》指出：2020年中国结肠癌总发病人数为55.5万，总死亡人数为28.6万，分别位列我国全部恶性肿瘤的第2位和第5位。结肠癌早期具有临床表现不明显的特点，确诊时已是中晚期，此时采取治疗后患者生活质量和预后往往不佳。伴随着医疗技术水平的不断提高，癌症的总体死亡率已有明显下降。但我国结肠癌的发病率和死亡率仍居世界前列，且呈现上升趋势。因此，如何防治结肠癌、提高生活质量和预后仍是国内外临床研究的重点。

一、结肠癌的中医病因病机与毒证理论的运用

结肠属中医学大肠范围，大肠归于六腑之列。《素问·灵兰秘典论》有言："大肠者，传导之官，变化出焉。"大肠位于腹部，古时称为"监仓之官""传导之府"。结肠癌以腹痛、便血、肛门坠胀、里急后重以及排便习惯改变等为主要特点，根据症状常归属于中医学"肠风""脏毒""肠积""肠覃"等范畴。《灵枢·水胀》曰："肠覃何如？岐伯曰：寒气客于肠外，与卫气相搏……肉乃生。其始也，大如鸡卵，稍以益大，至其成，如怀子之状，久者离岁，按之则坚，推之则移。"肠覃颇似结肠癌腹内结块的表现。

结肠癌的中医病因病机，主要为人体阴阳失调，正气虚弱，湿热、瘀毒蕴结于肠道。其中，脾胃元气受损是结肠癌发生、发展的主要病机。《脾胃论》言："脾胃之气既伤，而元气亦不能充，诸病之生也。"脾胃为后天之本，气血生化之源，人体脾胃虚弱时，正气往往不足，虚邪贼风趁虚而入，侵犯人体，损津伤血，五脏六腑失于濡养温煦，继而破坏五脏六腑的生理功能，阴阳失衡，引起气滞、血瘀、痰凝、热郁、毒聚等一系列病理变化，迫使血、热、痰、毒等病理产物结聚于肠内，日久则化为有形之肠积。"邪之所凑，其气必虚"，正气虚弱是结肠癌发病的根本原因。

癌毒积聚是结肠癌生长发展以及复发转移的中心环节。湿热蕴结于肠内，日久发为毒邪，损脂伤络，酿生脓血，脓血停留，而又化为痰、瘀之毒损伤人体之气血阴阳脏腑。西医学对于结肠癌的治疗，首先明确肿瘤分期并结合患者自身情况制定个性化的治疗方案，对于早期结肠癌首选手术根除，采用放、化疗等辅助治疗可有效延长患者生存期，但往往会出现消化道不良反应、脱发、免疫功能下降等不良反应。手术和放化疗虽是治疗结肠癌的有效手段，但不可避免地会戕伐脾胃之气，耗伤气血津液，正气不足则难以清除残余的癌毒。结肠癌术后患者免疫力相对低下，即正虚状态，若内伏之癌毒作祟又可能导致结肠癌的复发甚至转移。

陆拯教授对中医毒理学颇有研究，根据病证的临床症状和变化特点，提出"毒证四层辨证纲要"，构建了"浮、动、沉、伏"四层辨证体系。将毒证分为浮层证、动层证、沉层证和伏层证，可反映毒邪的深浅、病证的性质特点、病

位在脏或在腑、邪正的盛衰等。在结肠癌中又以动、伏两层为主，其中动层证者为结肠癌术后毒邪尚盛，正气未衰阶段，正邪剧争，病情仍重，可分为湿热毒蕴结于肠、瘀血毒壅阻于肠道等证，此阶段以拔毒为主，兼调理气血，取邪去则正安之意；伏层证者，乃结肠癌术后症状不显，而癌毒深伏于内，仍须高度重视的隐匿阶段，此时当健脾理气，扶助气血阴阳化生，辅以祛邪。由此提出"健脾清肠解毒"，期冀通过健运脾胃，化生正气，补养气血，使湿热难以生成，防止湿热郁久成毒，邪毒则难以结聚肠腑，从而达到清除余毒、杜绝癌毒复发的目的。

二、治则方药

结肠癌术后，虽已去除有形之癌肿，但无形之癌毒仍残留体内，或是湿热毒邪，或是瘀毒内阻，或是手术及放化疗损伤人体阳气，寒毒内生，抑或是化疗伤及气阴，阴虚热毒内蕴。陆拯教授将结肠癌术后分为以下五种证型分别论治。

（一）湿热毒蕴，结聚于肠（动层证）

症见腹痛时作，下利赤白，肛门坠胀，里急后重，胸闷脘痞，恶心纳呆，舌苔黄腻，脉滑数。治宜清热解毒，化湿理肠。本证似痢疾之热毒痢，然本证乃湿热癌毒为患，程度较热毒痢更甚，应投重剂白头翁汤加减（白头翁、黄连、黄柏、秦皮）。

（二）痰瘀毒互结，阻滞于肠（动层证）

症见脘腹痞满，咳痰色白，口淡不渴，或腹中闷痛，大便溏薄，下利脓多色白，夹杂瘀血，舌质淡紫或紫暗有瘀斑，苔白腻，脉弦滑。治当健脾化痰，祛瘀逐毒。常用党参、黄芪、茯苓、甘草、薏苡仁、炒麦芽、六神曲、猫人参、水杨梅根、野葡萄根等为基础方。

（三）瘀血毒壅，阻结肠道（动层证）

症见腹中刺痛，腹部痞硬，或可触及腹内肿块坚硬，难以推移，大便脓血，其色紫黑，里急后重，舌质紫或有瘀斑，舌下络脉紫暗，脉沉弦或细涩。治宜祛瘀逐毒，理肠止痛。方用少腹逐瘀汤加减（小茴香、干姜、元胡、没药、当归、川芎、官桂、赤芍、蒲黄、五灵脂）。

（四）阳虚寒毒，累及脾肾（伏层证）

症见腹痛绵绵，喜温喜按，脾肾之阳受损，故见畏寒肢冷，便溏秽浊，或五更泄泻，舌质淡，苔白腻，脉沉细无力。治宜温阳拔毒，理肠祛浊，兼以健脾益肾。方用《杨氏家藏方》之温肠丸（黄连、干姜、肉豆蔻、赤石脂、龙骨、吴茱萸、诃子）加红参、白术、石榴皮、蜂房、乌梅等。

（五）阴虚热毒，损及肝肾（伏层证）

症见腹中隐痛，大便燥结，口燥咽干，或有鼻涸干咳，干呕，五心烦热，或潮热盗汗，头晕耳鸣，腰膝酸软，舌淡少苔，脉弦细数。治宜滋阴败毒，调中理肠。常用黄连、绞股蓝、山海螺、天花粉、生地黄、麦冬、石斛、蜂蜜、生赭石、青黛、八月札、川楝子、蚤休、无花果等为基础方。

三、验案举隅

患者，女，43岁。2021年12月27日初诊，主诉为结肠恶性肿瘤术后1年。2020年12月24日患者行结肠恶性肿瘤根治术，术后病理提示：乙状结肠中低分化腺癌。后予西医常规治疗。1年来患者脘腹痞满反复不已，时有闷痛，大便溏薄或夹黏液，睡眠欠佳，舌质淡紫红，苔白腻，脉细弦。既往有肺结节、甲状腺结节等病史。辨证为脾气不运，痰瘀阻滞肠道。治当健脾化痰，祛瘀逐毒。处方：炒党参20g，太子参30g，水杨梅根30g，野葡萄根30g，藤梨根12g，垂盆草20g，桑寄生15g，茯苓15g，琥珀5g，枸杞子12g，浙石斛粉5g，炙鳖甲25g，生黄芪25g，炒鸡内金15g，炒麦芽20g，猫爪草15g，猫人参30g，甘草5g，薏苡仁20g，六神曲20g。7剂，浓煎150mL。

二诊（2022年1月17日）：患者服药后脘腹痞满好转，大便仍偏溏，但便中黏液有所减少，时情绪低落，舌淡红，苔薄白，脉弦带滑。继续以上方为基础，去猫人参，加八月札15g。7剂，浓煎150mL。

三诊（2022年1月24日）：大便已逐渐成形，数日前外感或咳，舌苔根黄，脉沉滑，治当兼顾清热解毒。守方，去八月札、生黄芪、炙鳖甲，太子参30g减至20g，炒党参20g减至15g，加鱼腥草20g，金荞麦20g。14剂，浓煎150mL。此后患者又诊治9个月，症情逐渐稳定，1年后随访未见复发转移。

按语：脾属五脏，藏精气而不泄，当充养脾精，肠属六腑，传化物而不藏，以通为用。脾胃主后天，运化水谷精微，脾胃之健运在气血化生环节中起关键作用。本例患者系结肠癌术后，脾胃受伤，气血已亏，但正气未虚，辨为动层证，脾失健运，聚湿生痰，日久化热，痰热损肠伤络，瘀血内生，故痰热瘀毒互阻于肠，气津耗伤。治疗上当健运中焦脾胃，清肠中痰热瘀毒，解除残余癌毒。方中党参、太子参同用代人参，以气阴双补，顾护元气。此外，党参与茯苓、甘草、炒麦芽、六神曲合用以健运脾胃，化生气血，配伍薏苡仁、猫人参以清热化痰，加入垂盆草、藤梨根以清肠中湿热瘀毒，投入野葡萄根、水杨梅根、猫爪草以解毒散结，辅以生津之浙石斛、补益之黄芪、安神之琥珀等进一步加强扶正效力，诸药配伍，共奏健脾清肠解毒之效。

（陈明显）

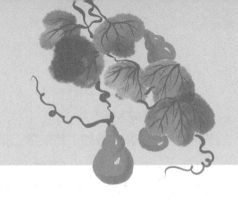

全国名老中医药专家王建康运用心胃
同治理论诊治胃癌的经验介绍

🎋 专家简介

王建康，男，1959年2月出生，汉族，主任中医师，浙江中医药大学兼职教授，浙江省名中医研究院研究员，第六批全国老中医药专家学术经验继承工作指导老师，首届全国中医临床优秀人才，浙江省名中医，浙江省中医临床技术骨干，浙江省中医"杏林之星"，浙江省"萎缩性胃炎重点中医学科"学术带头人，宁波市白求恩式医务工作者。行医40余年，学贯中西，学验俱丰，尤为重视研究中医经典医著并将其融会贯通于中医临床，突出整体观念和三因制宜，借鉴循证医学和精准医学，运用中医哲学思维和辨证论治方法以及中医经典著作气学理论指导治疗各类慢性胃肠病、肝胆病、神经症等各类内科疑难杂症，创立积累了益气除萎汤治疗萎缩性胃炎、滋肾健脾法治疗慢性乙肝等独特学术思想和经验。

🎋 导语

据全球癌症统计报告显示，我国恶性肿瘤的新发病率约为456.88/14万，有300.3万例患者因此而死亡，其中胃癌的新发病率和死亡率均位居全国第三。化疗仍是主要治疗手段，二线化疗失败后缺乏公认的有效治疗方案，5年生存率不到10%，因此给临床治疗带来了极大的挑战。近年来，分子靶向治疗成为研究热点。血管内皮生长因子受体（VEGFR）系列蛋白质已被证明是胃癌的有用靶点。阿帕替尼是我国自主研发的VEGFR-2酪氨酸激酶抑制剂，已于2014年10月17日被原国家食品药品监督管理总局（CFDA）正式批准用于晚期胃癌或胃－食管结合部腺癌患者三线及三线以上治疗。中药作为我国传统医药，在防治胃癌、延缓进展、缓解不良反应、提高生活质量等方面具有显著疗效，日渐成为胃癌综合治疗的重要组成部分。

一、胃癌心胃同治的理论依据

中医古籍中无"胃癌"的直接论述，通过对胃癌的认识可将其归为"噎膈""积聚""伏梁"等范畴。早在秦汉以前，《素问·通评虚实论》言"隔塞闭绝，上下不通"，是最早描述本病的。《素问·六元正纪大论篇》曰："民病胃脘当心而痛，上支两胁，高咽不通，食饮不下。"其中，提及的上腹饱胀、胃脘痛等症状与胃癌相似。《难经·五十六难》言："心之积，名曰伏梁，起脐上，大如臂，上至心下。久不愈，令人病烦心。"《诸病源候论·积聚病诸候》中有"伏梁"预后不良。东汉张仲景在《金匮要略》中首提"胃反"病名，其论"朝食暮吐，暮食朝吐，宿食不化，名曰胃反"，描述了胃胀、食物不能下咽入胃、食入即吐等类似幽门部胃癌梗阻时的症状。

胃癌的病因病机多为本虚标实，早在隋代的《诸病源候论》就已分析反胃噎膈多由悲思忧恚所致，"忧恚气结，气结则不宣流，而使噎塞不通也"。明代张介宾的《景岳全书·噎膈》中也指出"噎膈一证，必以忧愁思虑，积劳积郁或酒色过度，损伤而成"。医家总结胃癌多由六淫邪毒等外因及饮食不节、情志内伤、正气内虚等内因，共同导致脾胃脏腑功能失调，气滞、食积、血瘀、痰结、热毒久稽于胃相互作用形成癌肿。

胃癌属脾胃之病，位居中焦，脾主运化，胃主受纳，为水谷之海、气血生化之源，而心位居上焦，主血脉、藏神。心与脾胃有着怎样的密切关系呢？从他们的生理基础来看。一是部位相近，心藏胸中，胃居胸下，以膜相连。二是经络相连，足太阴脾经从胃直下过横膈，注入心中，交于手少阴心经；手少阴心经下膈循胃脘络小肠，上行挟食道；胃之大络出于左乳下，上贯胸膈，直达宗气结聚之处所，而宗气直贯心脉。三是血脉相通，"中焦出气如露，上注溪谷而渗孙脉，津液和调，变化而赤为血，血和孙络先满溢，乃注于络脉。皆盈，乃注于经脉"，"胃之所出气血者，经隧也。经隧者，五脏六腑之大络也"，而心主全身血脉，故脉道相通。四是功能相依，心属火，脾属土，脾土的运化有赖于心火的温煦；脾主统血，心主运血，血养神志，神旺反哺脾血。心胃既相互滋生，又相互制约。《石室秘录·论五行》曰："心火本生胃土也。"赵献可《医贯》曰："阳明胃土随少阴心火而生，故补胃土者补心火。"胃土得心火之温煦滋养方可生化不息，将饮食物转化为水谷精微，内养五脏六腑，外养四肢百骸。同时，脾胃的运化、腐熟功能正常，水谷精微供养五脏六腑，心火才得以源源不绝。

生理关系密切，病理亦相关。《安养心神调治脾胃论》曰："若心生凝滞，七神离形，而脉中唯有火矣。善治斯疾者，惟在调和脾胃，使心无凝滞，或生欢欣，或逢喜事，或天气暄和，居温和处……则慧然如无病矣，盖胃中元气得舒展故也。"《类经》曰："心为脏腑之主，而总统魂魄，并该意志，故忧动于心则肺应，思动于心则脾应，怒动于心则肝应，恐动于心则肾应，此所以五志唯心所使也。"心会影响脾胃功能，导致脾胃疾病的发生发展。脾胃损伤亦影响着人的心火，《脾胃论》云："故夫饮食失节，寒温不适，脾胃乃伤；喜怒忧恐，损耗元气，资助心火。火与元气不两立，火胜则乘其土位，此所以病也。"饮食失节，损伤脾胃，影响胃的腐熟功能，饮食内停，积滞日久化火，火盛扰乱心神，则可见一系列神志相关的症状；同时，心火不能温煦胃土，脾胃失司，水谷精微供养不及，不能上荣于心则子病犯母，导致心神失常。

二、治则方药

西医学研究表明，中医的心神功能类似西医学的各类神经功能。胃癌患者除了常见的消化道症状外，常常伴有焦虑、精神抑郁、情绪低落、失眠多梦等心理障碍症状，严重影响了胃癌的康复及日常生活。大多医家治疗中多重视疏肝在治疗中的作用，部分患者服药后症状好转，但是往往又反复发作，根据王建康教授多年的临床经验总结，大多医家是忽略了心主神志的作用，若运用心胃同治则能获得佳效，辨证论治法如下。

（一）理气调神法

适用于气郁失疏证，常因情志不遂，肝郁气滞，横逆犯胃或气机不利，失于疏泄而出现胃脘部胀痛，痛连两胁，嗳气频作，情绪低落，失眠多梦，多思善虑的症状，舌苔薄白，舌质淡红，脉弦。治拟理气解郁、调畅心神之法，方以柴胡疏肝散合甘麦大枣汤加减。

（二）清胃泻心法

适用于胃热扰心证，多见于胃癌晚期患者，常因气郁日久，化热犯胃，上扰心神而成，临床上常有胃脘灼热疼痛，口干而苦，烦躁易怒，夜寐多梦，泛酸嘈杂，苔薄白，舌质红，脉弦数。治拟清泄胃热、泻心安神之法，方用化肝煎合导赤散加减。

（三）蠲痹宁心法

适用于痰气痹阻证，多因气滞痰阻、痰气痹阻于胃而成，临床上症见胃脘隐痛，胸脘痞满，恶心纳差，喉间如有物塞，惶惶不可终日，舌苔白腻，舌质淡红，脉弦细滑。治拟化痰蠲痹、宁心安神之法，方用半夏厚朴汤合安神定志丸加减。

（四）调补心脾法

适用于心脾两虚证，常因虚劳气血不足，中阳受损，心神失养所致，多见于胃癌术后初期和化疗数次后患者，症见胃脘隐痛，喜温喜按，大便溏薄，失眠多梦，心悸健忘，头目眩晕，神疲纳差，舌苔薄白，舌淡，脉细弱。治拟温中健脾、养血补心之法，方用归脾汤和桂枝甘草汤加减。

（五）益胃养心法

适用于心胃阴虚证，临床常见于胃癌局部放疗后津液损伤，生化不足致使心阴亦亏的患者，症见口干舌燥，大便干结，心悸失眠，形体消瘦，舌质红，少苔，脉细数。治拟滋阴益胃、养心安神之法，方用一贯煎合百合地黄汤加减。

（六）通脉化瘀法

适用于心胃血瘀证，多见于胃癌晚期患者，病损日久，胃络瘀阻，瘀血循脉入心，心脉受阻，藏神失司，常伴有神情失常的表现，临床症见胃脘疼痛持续性加重，失眠心烦，口干不欲饮，胸满不适，舌边有瘀斑，脉弦涩。治拟化瘀和胃、通脉宁神之法，方用血府逐瘀汤合琥珀多寐丸加减。

三、验案举隅

刘某，男，65岁，2023年2月7日初诊，主诉：胃癌术后5月余，乏力、失眠、纳差1个月。2022年9月初患者因胃脘部不适，当地医院检查胃镜考虑胃癌可能性大，遂于9月14日去中国科学院大学宁波华美医院行"胸腹联合全胃切除伴食管空肠吻合术"，术后病理示：浸润溃疡型低分化腺癌，肿瘤大小为4cm×3cm×1.3cm，浸润至浆膜层，Lauren分型为弥漫型脉管侵犯（＋），神经侵犯（＋），送检（食管吻合口上）见癌组织，淋巴结转移（11/20），其中贲门右（1/2）、胃小弯（10/13）、胃大弯（0/5）；胃大网膜未见癌累犯。予白蛋白、紫杉醇腹腔灌注3次，予替雷利株单抗免疫治疗2个疗程后，因不良反应大，无法耐受而终止。为求中医药治疗，患者慕名而至求诊。

一诊时患者消瘦，气短，乏力，纳差，偶有胃脘部隐痛，夜寐不安，情志不畅，二便调，舌质暗淡、苔薄白，脉沉弱无力。辨证属心脾两虚，治以温中健脾、养血补心，佐以解毒化瘀。方以归脾汤合桂枝甘草汤加减。处方：生黄芪30g，生晒参5g，生白术、茯苓各12g，当归10g，酸枣仁12g，远志6g，桂枝6g，炙甘草6g，莪术15g，香茶菜根30g，白花蛇舌草30g。每日1剂，水煎服，14剂后复诊。

二诊时患者自述气短、乏力、夜寐均较前明显好转，体重略增加，偶有胃脘部不适等症状，余未见明显不适，舌质暗淡变为淡红，苔薄白，脉较前有力。继以上方为基础减黄芪，改生晒参为9g，酸枣仁为9g，加用生白芍15g、代代花3g、猫人参30g。再进14剂，水煎服。

三诊时（1月后）患者自诉14剂后，症状明显均好转，胃口好了，特别想吃肉类，家里人特意给他煮了很多红烧肉，连续吃了几天。同时，手术医院打电话随访告知替雷利株单抗免疫治疗不能停，故去医院行第3次免疫治疗，治疗后又出现乏力，胃脘不适伴隐痛，而且口干口苦，偶有反酸，口疮，心烦，便秘，舌质红，苔薄黄，脉弦数。治以清泄胃热，泻心安神之法，方用化肝煎合导赤散加减。处方：青、陈皮各 6g，泽泻、丹皮、山栀各 9g，生白芍 15g，竹叶 9g，生地黄 15g，生甘草 9g，黄芩 15g，黄连 3g，白花蛇舌草 30g。7 剂，每日 1 剂，水煎服，忌辛辣味厚之品。

四诊时（7 剂后）患者口苦反酸、心烦明显好转，大便通畅，但仍感胃部灼热痛，夜寐欠佳。改为二诊时的方子服用，嘱其最好坚持服药，此后患者每 2 周复诊，随证加减，至今仍坚持来看诊，最近复查，未见复发转移。

按语：本案为老年患者胃癌术后，脾胃亏虚，气血生化乏源，经化疗等毒邪攻伐，加不良反应大，情绪日渐不稳，焦虑加重，如李东垣《饮食劳倦所伤始为热中论》曰："脾胃气虚，元气不足，而心火独盛。"此处心火是虚火、阴火，来诊时已演变为心脾两虚之证。根据王建康老师数十余年的临证体会，胃癌患者有部分合并心神症状，若不从整体辨证，仅认为是兼证而加几味安神之品，往往疗效不佳，此医案应从心胃论治常常能收到佳效。故一诊从整体辨证，以人为本，根据《黄帝内经》"劳者温之，损者益之"的治疗原则，治以温中健脾、养血补心，方用归脾汤双补心脾，用大剂量之黄芪、生晒参有大补元气之意，合用桂枝甘草汤意在温通心阳，以解患者气血郁滞之象，同时以增强心藏神的作用，辅以香茶菜根、白花蛇舌草以清热解毒抗肿瘤预防复发转移，临床疗效明显。患者本就脾胃不足、升降失常，因饮食不节，湿热内蕴，郁热上逆，胃络瘀阻，此为"上焦不行、下脘不通，胃气热，热气熏胸中"而出现三诊时的症状，治疗以清泄胃热、泻心安神之法，符合心胃调治的思想。此医案并非治疗胃癌的常规辨证思路，但此案王建康老师另辟蹊径，充分体现了心胃同治理论诊治胃癌的经验，值得临床借鉴和思考。

（张婷素）

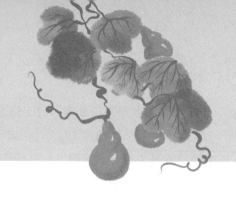

全国优才岳小强运用"和"法思维
治疗胃癌的经验

专家简介

　　岳小强，海军军医大学附属长征医院中医科主任，主任医师，教授，博士生导师，博士后合作导师，享受国务院政府特殊津贴专家。兼任世界中医药学会联合会肿瘤精准医学专委会副会长、上海市中西医结合学会副会长、上海市中西医结合学会肿瘤专委会主任委员等职，先后入选上海市科委"青年科技启明星"，上海市卫生健康委员会"中医药领军人才"（共同体），国家中医药管理局"全国中医药创新骨干人才"和"中医临床优秀人才"。以第一或通讯作者发表学术论文100余篇，主编、副主编专著10部；以第1完成人获教育部科技进步二等奖1项，上海市医学科技二等奖1项，上海市中西医结合科技奖二、三等奖各1项，参获包括上海市科技进步一等奖等其他奖励5项。海军军医大学特级教员，上海市精品课程《伤寒论》负责人，上海市育才奖获得者，荣立个人三等功1次。

导语

　　胃癌是消化系统的常见恶性肿瘤，我国是胃癌发病率最高的国家之一，不仅为全世界贡献了近一半的发病人口，死亡率也是世界平均水平的2倍。目前，我国晚期胃癌患者不仅数量巨大，而且由于治疗方法有限，患者总体预后较差。Ⅳ期不能手术患者的5年生存率仅为25%，患者即便是获得根治性切除，仍要面临术后高复发、高转移这一考验。

一、胃癌的病机分析

胃居于中焦，为水谷之海，多气多血之经，主受纳腐熟，性以通降为顺。生理上与脾"以膜相连"，二者脏腑相连，阴阳互用，升降协调，燥润相济，共同主导饮食水谷的消化吸收。此外，同居中焦的肝属木而疏土，胆之精汁贮泄有度以助消化，共同协调完成脾胃的纳运消化过程。《素问·玉机真脏论》指出："五脏者，皆禀气于胃；胃者，五脏之本也。"其病则正气受戕，百病由生。

脾胃虚弱是胃癌发生、发展的始动因素，气滞、痰凝、血瘀、水湿相互裹挟，酿毒异变成瘤积是胃癌形成的关键环节，而脾胃脏腑功能失调则贯穿疾病始终。古人云：治中焦如衡，非平不安。在胃癌的治疗过程中着眼于中焦复杂的病机变化，抓住病机过程中的虚实、寒热、燥润、升降等主要矛盾，以运用和法重建中焦的平衡和谐为着眼点立法、选方、用药，对于实现"以平为期"的施治理念，改善患者预后具有重要意义。

（一）虚实并存

对于肿瘤的产生，李中梓在《医宗必读》中指出："积之成也，正气不足，而后邪气踞之。"《景岳全书》也强调："凡脾肾不足及虚弱失调之人多有积聚之病……正气不行则邪滞得以居之。"可见，正虚是肿瘤产生的根本原因。脾胃为后天之本、气血生化之源，其强弱与机体正气盛衰直接相关。因此，在胃癌发病过程中，正气不足更是最主要的内因。脾胃不足，运化能力下降，致水湿停聚，水湿不化，日久炼液成痰，或阻滞气机，致血行不畅，留而为瘀。水、湿、痰、瘀作为气血津液运行失常的病理产物，久聚不化，搏结而成窠囊，酿生癌毒，异变成瘤，最终形成因虚致实、虚实并存的带瘤状态。

胃癌诊断以后，西医会采取手术、放化疗、靶向或免疫等治疗手段，以最大限度地抑制或根除体内的肿瘤细胞。这些手段在消灭肿瘤的同时，也势必进一步伤及机体正气。如手术之后瘤体虽可祛除，但有形之胃及相邻脏器均被波及，造成结构受损、气血耗伤；放疗作为"火毒"会耗伤气阴；化疗则伴有消化道反应和骨髓抑制等。因此，胃癌患者临床一方面常见面色不华或萎黄、神疲乏力、食欲不振、脘腹胀满、大便稀溏等脾胃虚弱表现，另一方面又常伴有局部癌块或占位刺痛不移、反酸口苦、苔厚脉弦等邪实之象，呈现全身属虚、局部属实的复杂表现。

（二）寒热错杂

《灵枢·百病始生》指出："积之始生，得寒乃生，厥乃成积。"证之临床，胃癌多由慢性胃病迁延而来，患者发病前即会出现胃脘局部发凉、饮食畏寒喜暖等脾阳不振表现。《灵枢》记载："肠胃之间，寒温不次……蓄积留止，大聚乃起。"描述了寒邪在积聚发病过程的重要作用。可见，寒邪凝滞，脾胃运化失职是胃癌形成的基本动因。胃癌邪积在胃，而胃为阳明燥土，多气多血，癌毒蓄积不去，日久易于阳化，表现出口苦反酸、舌苔黄厚等局部热象。在胃癌过程中，一方面癌毒随着瘤体增大而毒热愈盛，另一方面癌毒耗伤气血阴精使正虚日甚，正虚后机体无力抗邪，则癌毒更炽，如此形成恶性循环，而邪实之热和正虚之寒则兼夹并存，贯穿始终。

（三）升降失调

生理情况下，胃对饮食物进行受纳腐熟，并保持通畅下降运动的趋势，助食糜下行进入肠道进一步吸收，或推动糟粕下行。如《素问·五脏别论》指出："六腑者，传化物而不藏，故实而不能满也。所以然者，水谷入口则胃实而肠虚，食下则肠实而胃虚。"李杲在《脾胃论》中则概括为："胃者，阳土也，主动而不息。"胃作为六腑之一，以"通"为用，以"降"为顺，喜动而恶静。胃癌过程中，痰湿、瘀血等病理产物壅滞胃腑，必然影响其受纳，临床可见纳呆、厌食等胃气不降症状；若胃气不降反而上逆，则更会出现恶心、呕吐、呃逆、嗳气等。

脾胃同居中焦，二者合称胃气，实则生理有别，紧密协同，共为人体气机升降之枢。胃气下行，饮食物得以进入肠道而运化；脾气上升，水谷精微方能上归心肺而荣养五脏六腑。如脾气不足，不能升清，则饮食物清浊不分，混杂而下，出现肠鸣、腹泻等表现。胃癌病灶在胃，病位关乎脾胃，脾病为主则升清失职，胃病为主则不能降浊，脾胃俱病则气滞于中，吐利俱作。可见，升降失调也是胃癌过程中的核心病机之一。

（四）燥湿相混

胃为阳土，其生理特性为喜润恶燥。胃受纳腐熟水谷，不仅依赖胃气、胃阳的推动和蒸化，也需胃中津液的濡润。胃中津液充足，才能维持其受纳腐熟和通降下行的功能。结合西医学认识，胃肠消化功能的健旺有赖于胃液、肠液的正常分泌。诚如《临证指南医案》所云："太阴湿土，得阳始运；阳明燥土，得阴自安，以脾喜香燥，胃喜柔润也。"胃癌之成，无不始于湿浊留滞，而成痰留瘀酿毒，致痰湿瘀毒结聚胃内成瘤。待胃癌已成，则易于化热而成燥热之害，致胃阴受损，出现口干、饥而不欲食、食入运迟等表现。因此，胃癌每每呈现燥、湿并见之证，又兼见苔厚、脉滑等湿象。脾主为胃行其津液，胃癌受纳腐熟无权，必致脾无所禀，日久运化失职，水谷酿生水湿，使湿浊更胜；脾不能行津入胃，则胃腑益燥，如是燥湿交织，互为因果，形成恶性循环。

（五）肝脾同病

脾胃共居中焦，一阴一阳、升降相因、燥润互济，共同主司饮食物的消化。又肝胆亦居中焦，其疏泄对脾胃运化起着重要的调节作用，故西医学将二者亦并入消化系统。生理上，脾胃的升降有赖于肝胆之疏泄，肝主升，胆主降，肝气升发有助脾气上行，肝气疏泄胆汁有助胃气通降。病理上，肝胆与脾胃存在着"木"克"土"和土壅木郁的关系。胃癌致病邪气虽有气、血、痰、湿、毒的不同，但七情怫郁引起的肝气郁结、气机阻滞是诸邪形成的重要基础，诚如《杂病源流犀烛·积聚癥瘕痃癖痞源流》所言："气不宣通，为痰，为食，为血，皆得与正相搏，邪既胜，正不得而制之，遂结成形而有块。"钱伯文教授临床发现，多数胃癌患者在癌前期有长期的郁闷忧愁情绪，认为由情志因素导致气滞血瘀是诱发胃癌的重要因素。胃癌之后，患者更因为罹患大病而思虑不安，这些不良情绪均会加重肝胆的负担，呈现出肝脾同病、中焦气机紊乱的状态。

二、胃癌的治法方药

总之，胃癌作为西医学病名，其病位在胃，功能上涉及中焦脾胃肝胆等脏腑，病理上常表现为脏腑同病，虚实并存，寒热错杂，升降失调，燥湿相混，木土失和。针对这一复杂病机，在胃癌的诊疗过程中，宜遵循古人"治中焦如衡，非平不安"之训诫，在阴阳理论指导下注重审视疾病过程中的虚实、寒热、燥润、升降、木土关系等主要矛盾，运用和法"和其不和"，重建中焦的和谐平衡状态，达到"阴平阳秘，精神乃治"的目的。但具体而言，临床胃癌过程虽然存在以上诸多矛盾，在临床病位又有偏于在胃（痞）、在脾（纳呆、腹胀）、在肝（痛）、在胆（口苦咽干）的不同，表现为肝胃郁热、肝脾不调、胆胃失和、土壅木郁、脾胃同病等复杂证情；病因上有气滞、湿阻、血瘀、痰聚、水结、毒蕴、正虚之偏颇，正虚又有气、血、阴、阳之别；病性上又有偏虚偏实、偏寒偏热，气机上逆为主则呕恶、嗳气、反酸，气滞于中则满闷痞胀，气不得降则便秘便难，清气不升又便溏飧泄。因此，治疗上我们要善于抓住主症，基于脏腑病位而选方，肝胃郁热主以丹栀逍遥散，肝脾不调选择柴胡桂枝干姜汤或逍遥散，胆胃失和主以蒿芩清胆汤或温胆汤，土壅木郁主以柴芍六君子汤，脾胃同病主以半夏泻心汤或中满分消丸，同时根据病因、病性、邪正关系和气机升降失调的情况灵活加减用药，以复健中焦之气，达到以"和为贵"的治疗目的。

三、验案举隅

吴某，女，70岁，2023年2月7日初诊。患者因"胃胀、胃痛3个月"入院检查确诊为胃癌（cT4aN2M0），遂行SOX方案全身化疗3个疗程，但因骨髓移植患者拒绝进一步化疗，求治于中医。来诊时患者WBC $1.9×10^9$/L，诉胃时胀痛，伴纳少，口干口苦，小便黄，大便细，日尚一行；舌红苔黄而干，脉滑，右关脉见弦。治以利胆和胃，化痰散结，行气止痛。处方：黄连6g，姜竹茹12g，炒枳壳15g，姜半夏9g，陈皮15g，茯苓15g，醋香附15g，生山栀9g，苍术15g，神曲15g，炙黄芪15g，莪术15g，百合30g，白花蛇舌草30g，夏枯草15g，炙甘草6g。

二诊（2023年2月21日）：患者复查WBC $2.4×10^9$/L，疼痛不作，胃胀亦减，纳食增，但仍时有口干苦，咽中有痰，伴入寐艰难且易醒，夜梦频多，二便尚调；舌暗红衬紫，苔白而干，脉弦滑有力。药证合拍，效不更方，加麦冬30g，以滋阴安神，当归15g、鸡血藤30g，以养血升白。

三诊（2023年3月4日）：胃胀、口干基本不作，睡眠好转，梦大减，偶有口苦，二便调。后期方中随证增入山慈菇、煅瓦楞、干蟾皮、蜈蚣等化痰散结，解毒抗癌之品，至今病情稳定，半月前行上腹部增强CT示胃部病灶稳定，胃周淋巴结较前明显减小。

按语：胃癌临床缺乏特异性症状表现，许多患者在确诊时就已经进入中晚期。就进展期患者而言，常症状表现多，涉及多个脏腑。如该例患者胃脘痞胀而痛是中焦失和，升降失调，气滞于中；胀痛为胃家多实，纳少为脾虚不健；患者胃脘发凉，饮食畏寒，但舌苔黄燥，为寒热错杂；苔干、口干属燥，苔偏厚、大便细而不畅属湿滞，是为燥湿相混；口苦为胆液失于疏泄，有关脉弦为木乘土位。病机总属胆胃不和，寒热错杂，升降失调，燥湿相混，治当利胆和胃、化痰散结、行气止痛，方选黄连温胆汤、越鞠丸合滋阴化痰方加减。温胆汤利胆和胃，调和木土关系及气机升降；越鞠丸化湿行气止痛，助温胆汤调和木土，且能化湿。滋阴化痰方（由百合、制半夏、白花蛇舌草组成）为笔者治疗晚期胃癌的经验主方，方中百合善养阴、清心、安神，用之益胃扶正、化痰祛邪，为方中主药；半夏降气和胃、燥湿化痰散结，为方中臣药；白花蛇舌草善清热解毒利湿，以绝痰之来源，为方中佐药，用之助越鞠丸除湿，更能滋阴润燥，改善中焦燥湿相混的病理状态；再佐以炙黄芪扶正健脾，夏枯草化痰散结。待胃气恢复，正气渐强，复随证加入山慈菇、煅瓦楞、干蟾皮、蜈蚣等化痰散结解毒之品，增强全方抗癌之力，以契合《医学心悟》所谓："虚人患积者，必先补其虚，理其脾，增其饮食。然后用药攻其积，斯为善治。"

（岳小强）

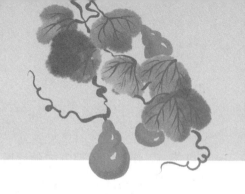

全国优才高允海中西医结合治疗
胃肠消化系统肿瘤的经验

专家简介

高允海，医学博士，博士研究生导师，沈阳市名中医，第五批全国中医临床优秀人才。擅长中西医结合治疗普外科急慢性病症。师从国医大师张静生，传承张老的学术思想，临证中将"未病先防、既病防变、病后防复"的理念始终贯穿整个治疗过程。在传承经典的基础上，守正创新，以"病痰饮者，以温药和之"为理论指导，创新提出以大柴胡汤合苓桂术甘汤治疗高脂血症性胰腺炎，在临床上取得良好治疗效果。同时，擅长中西医结合治疗胃肠道肿瘤，以西医开放、腹腔镜微创等各种手术方式，根治性切除肿瘤、清扫淋巴结，手术前后进行个体化治疗，通过辨证施治辅助中医中药内服加外用，加速手术后康复。在去除人体肿瘤负荷的同时，配合中药，攻补兼施，使人体达到阴平阳秘的动态平衡，临床疗效显著。

导语

本人师从国医大师张静生，长期从事临床胃肠癌的中西医结合治疗。本人认为西医学运用手术等治疗手段可归属中医祛邪治疗范畴的方法之一，该治疗方法可以最快捷有效地去除局部病邪，但因其伤正明显，所以也是很多患者所不愿意接受的治疗方法。但是对于胃肠癌适合手术治疗的，同时患者也能够接受手术治疗的情况下，还是建议患者首先进行手术治疗。在手术祛除局部病邪的同时，发挥中医扶正的治疗优势，减轻或者减少因为手术等治疗手段所造成的人体正气损伤。在手术及放化疗等治疗手段的前后，充分发挥中医中药的治疗优势，在最短的时间内经济、有效地恢复患者的正气，使患者能够更好地接受手术等治疗方法，进而减少治疗后的并发症的发生，从而达到既能用西医治疗手段快捷有效地祛除病邪，消除肿瘤，减轻患者的痛苦。同时，又使用中医的治疗手段，尽快地辅助患者的正气恢复，减少并发症的发生，减轻患者因接受西医治疗手段所出现的并发症的痛苦，这样也能更加有效地帮助患者建立战胜肿瘤的信心，能够继续接受中西医结合治疗的各种方法，完成肿瘤的综合治疗，达到长期生存、健康生活的目的。

一、分类

中西医结合治疗胃肠癌，一般分为适合手术治疗的病例和不适合手术治疗的病例两种情况。首先我们先来说说适合手术治疗的患者。胃肠癌患者术前经常会出现贫血及营养不良等情况，尤其是进展期胃癌和右半结肠癌的患者比较多见。一是由于肿瘤本身的恶性消耗；二是由于肿瘤导致的胃肠功能障碍，使患者长期处于营养不良、进食困难、排泄障碍、吸收障碍等情况；三是肿瘤生长过快，可导致肿瘤本身表面黏膜等组织坏死出血而出现的慢性贫血。在这种情况下，更好地发挥中西医治疗的优势，能在短时间内迅速改善患者的贫血及营养不良的状况，使患者尽早接受手术等综合治疗。

第一种情况，贫血。无论是肿瘤的恶性消耗，导致长期营养不良；还是肿瘤表面破溃出血造成的慢性贫血。对于这种情况，我们在必要时给予输血治疗的同时，还要给予中药的补气养血治疗。患者的临床表现多为疲乏无力，面色苍白，腹胀或有肌肤甲错，头发稀疏枯槁；女子则月经失调，经量过少，舌质淡，脉虚数。属气血亏虚证者，多以八珍汤合当归补血汤加减；若伴有黑便或便血者，加血余炭、煅龙骨、阿胶、山茱萸以固涩止血；若见头晕耳鸣、低热、手足心热、咽干口燥、目视昏花、腰背酸痛，舌质红、脉细数者，加滋补肝肾、益精补血之药，如菟丝子、女贞子、墨旱莲、制首乌等；若腹胀纳呆则加焦三仙、厚朴、鸡内金等。

第二种情况，营养不良。其多是由于肿瘤的消耗，尤其是中晚期的恶性肿瘤。再有就是由于胃癌或者肠癌，造成幽门梗阻或肠梗阻，导致患者吸收功能障碍而出现的营养不良。如果出现急性的完全性梗阻，甚至出现腹膜炎表现，则需要急诊手术或介入治疗，立即解除梗阻，争取同时行根治性手术治疗，恢复胃肠道通畅性及其消化吸收功能。在这种情况下，中医治疗机会较少，应以西医治疗手段为主，体现"急则治其标"。另一种情况是消化道没有完全梗阻，患者虽然能进食，但营养不良明显，临床常见进行性消瘦。如果不在术前予以纠正，那么术后很容易出现并发症，比如术后的吻合口瘘、切口的延迟愈合等，这些并发症都会给患者造成极大的心理和生理上的打击，增加患者的痛苦，延长住院时间，甚至有可能还需要再次手术等治疗，对患者的身心影响很大。因此，患者术前纠正营养不良，对于术后的顺利康复是十分重要的。

营养不良属于中医"正虚"的范畴，其常见的临床证型有气血亏虚型，症见形体消瘦，面色无华，倦怠乏力，少气懒言，头晕目眩，心悸失眠，舌淡苔薄，脉细弱，如进一步发展很容易出现贫血；脾胃气虚型，多见面黄体瘦，纳差便溏，食后腹胀，少气懒言，倦怠乏力，舌淡苔白，脉虚弱；脾虚湿盛型，多见纳差腹胀、便溏黏腻，头身困重乏力，甚则浮肿腹水，舌体胖大边有齿痕，舌苔厚腻，脉濡缓。对于营养不良的患者，除了给予适当的肠内、肠外营养支持以外，中医中药的调养，对促进患者营养状况的恢复有其独特的优势。对于气血亏虚型治以益气养血，以人参养荣汤为代表方剂；脾胃气虚型治以补脾益气和胃，以香砂六君子汤为代表方剂；脾虚湿盛型治以益气健脾、渗湿止泻，以参苓白术散为代表方剂。无论哪种证型，对于营养不良的患者，治疗均是以扶助正气为主，兼以祛邪治法，其中尤重视胃气的顾护，常用黄芪、白术、太子参、大枣、豆蔻等，这也正是传承了张老扶正抗癌的学术思想，通过中西医结合治疗让患者尽快恢复营养状况，更好地接受进一步治疗。患者在治疗期间也要多加注意，平素饮食宜多食易消化、营养丰富的食品如参鸡汤、当归枸杞羊肉汤、桂圆八宝粥等，忌一切辛辣食品及粗纤维食品，禁烟酒。

第三种情况，有一些胃肠癌的患者，尤其是中晚期，容易出现术前的腹水。这种腹水多是肿瘤造成营养不良低蛋白血症产生的腹水。如果腹水量大，抽取腹水可查到大量肿瘤细胞，提示恶性程度高、病程晚，一般建议腹腔热灌注治疗或腹腔注射化疗，在输注白蛋白的同时中医辨证治疗，常用的治法为疏肝理气，健脾化湿，利水消肿，重点在于健脾化湿，仍以健脾益气为基础，以疏肝理气、调畅气机为手段，达到通调水道、利水消肿之目的。在临床中我们还经常佐用温补脾肾和活血化瘀之品，如真武汤和川芎、莪术、丹参等药，以温化水饮、通行血脉，增加水饮的温煦推动作用，促进水饮代谢。中医治疗虽不一定能完全消除腹水，但结合西医学治疗可显著提高疗效。

术后可能出现的常见并发症，最多见的是营养不良，多属气血亏虚。与术前营养不良的病症相似，主要表现为疲倦无力、心悸气短、乏力、懒言、面色苍白、舌淡、苔白、脉细弱。其病因一是患者术前和术后饮食不足，长期饥饿，水谷精微化生不足，气血生化乏源，势必导致气血两虚，脏腑失养。治疗时重在益气养血的同时，还要补脾和胃，调畅胃肠气机，这样才能气血生、运化施，让患者的胃肠功能尽早地恢复，能尽快地恢复正常的进食，以恢复患者的体力。手术属于中医的金刃伤，术后患者不但气血亏虚，往往伴有血瘀，瘀血不去，新血不生。故在术后气血亏虚补益气血的同时要佐以补血活血的药物，如四物汤、当归、红花、鸡血藤等。所以术后气血亏虚证的治则是益气活血补血，这是与术前气血亏虚治疗原则益气养血兼用止血的不同之处。在益气活血补血的基础上，还要注意脏腑辨证，疏肝健脾、养心安神、滋阴润肺、调补肝肾等治法应依据具体病症随证治之。

对于术后胃肠功能恢复较慢的患者，多表现为腹部胀满、隐痛不适、干呕嗳气、肛门不排气排便等。病因多是术后气血虚弱，推动无力导致气机不畅，同时脾胃虚弱，胃肠道传导功能失常。脾虚不能代胃行其津液，津液水谷停滞胃肠，出现以上诸症。故术后腹胀患者实属脾气虚弱与气滞腑实并见的虚实夹杂之证。治疗当健脾益气，行气通腑。常用方剂为厚朴生姜半夏甘草人参汤加减。方中厚朴、生姜、半夏三药用量较大，重在行气消胀，凡气滞于中，郁而不散，食积于胃肠，羁而不行之胀满者皆可用之。配伍人参、炙甘草补气益脾，但用量较小，故补脾之力弱。诸药配伍，消补兼施，而重在行气通腑，补而不滞，消而无伤，消补并行，方中行气消满之力大于健脾补虚之功，全方七分消三分补，治有轻重，并含治标宜急，治本宜缓之意，故为治疗本证的基本方。而目前文献报道常见用承气类方治疗术后胃肠功能障碍所见的腹胀满不适之症。承气类方为仲景治疗阳明腑实证之方剂，多有痞满燥实之症而本证为因虚致实，虚实夹杂之证，如本证治以承气类方则恐有"虚虚实实"之误。

无论是腔镜微创还是传统开刀手术，术后患者都会有疼痛，有的以切口处疼痛为主，有的以腹腔内术区疼痛为主，还有一些患者自觉周身疼痛不适。不论何种疼痛，术后西医常规给予统一的镇痛药物治疗。我们认为术后疼痛的病机是有差异的，局部的切口痛或者术区痛多是由于手术造成肌肉经络受损，导致气滞血瘀，不通则痛。这种情况下，西药止痛的同时应选用活血化瘀、行气止痛之法，予以中药内服联合针灸镇痛治疗，疗效更佳。根据不同的手术部位，选用的方药有血府逐瘀汤、少腹逐瘀汤、桃核承气汤、桃红四物汤等，同时合用逍遥散或四逆散等疏肝理气、调畅气机。对于周身疼痛的患者，多主诉周身酸痛，肢体乏力，语声低微，恶风畏寒。可见，其疼痛病机为术后气血亏虚，不荣则痛，治疗应益气养血、舒筋止痛，常用方药如人参养荣汤、鸡血藤、当归、白芍、伸筋草等。

　　西医针对肿瘤的治疗，除了手术治疗以外，往往还需要进行化疗、放疗、靶向治疗等。患者在综合治疗时也会出现一些并发症，针对这些并发症，西医虽然有对症治疗的药物，但是整体疗效并不十分理想，在这方面中医药同样能够发挥独有的优势。比如患者接受化疗时，最常见的症状就是恶心、呕吐。化疗所致的恶心、呕吐、反酸等消化道症状都属于脾胃失和、气机升降失调所致，故治疗宜选用辛开苦降、寒热并用的三泻心汤类方，其中尤以半夏泻心汤最为多用，体现了中医治病的整体观和辨证与辨病相结合的辨证方法。同时，配合针刺辨证取穴治疗效果更佳，常用穴位包括足三里、内关、关元、气海、上巨虚、下巨虚、上脘、中脘、下脘等穴。

　　除了恶心、呕吐以外，再有常见的消化道症状就是腹泻。造成腹泻的原因很多，主要是由化疗或者靶向药物的不良反应或放疗射线损伤引起的；还有手术引起的肠道解剖结构改变、肠黏膜受损、肠道神经损伤等；也有可能是由于术后的感染，导致炎性的渗出刺激肠道异常的蠕动而造成的腹泻等。所以，腹泻的情况比较复杂，需要根据具体的病因和病机进行辨证施治。但总体来讲，肝郁脾虚、脾虚湿盛而致的腹泻之证最为多见。治疗以疏肝健脾、化湿止泻之法最为常用，常用柴胡疏肝散或逍遥丸合参苓白术散加减化裁，在此基础上需进一步辨明虚实寒热，以辨证治疗。此外，针灸拔罐亦能起到健脾除湿止泻之功，常用穴如合谷、中脘、天枢、足三里等。

　　不管是手术治疗还是放疗、化疗、靶向药物治疗等，西医治疗手段的打击以及肿瘤本身的消耗，这些都可以导致人体免疫力的下降，也就是我们中医讲的正气亏虚。所以，在进行以上治疗的同时，我们都以张老的扶正思想为基础。在进行具体的病因、病机辨证治疗的同时，时刻不忘扶助患者的正气。通过中药、针灸等方法帮助患者正气的恢复，就能提高患者的免疫力，起到免疫治疗的效果。所以说中医学的治疗与西医学的治疗手段可以很好地结合，取长补短，在整个治疗过程中应始终坚持扶正之根本。以扶正为本，祛邪为标，达到标本兼治的目的，为患者的健康和长期生存保驾护航。

二、验案举隅

（一）胃癌术后腹胀案

陈某，男，68 岁，2019 年 9 月 24 日首诊。患者胃癌术后 2 年，平素纳差食少，患者近日自觉腹部饱胀，食欲更差，消瘦乏力，精神差。为求进一步治疗，遂寻求中医药治疗。现症见：腹部胀闷不适，嗳气频作，纳差，食后腹胀明显，腹软无压痛，眠一般，小便短少，大便溏，每日 2～3 次；舌淡苔白，脉细弱。

治法：健脾益气，行滞除满。

处方：法半夏 15g，厚朴 15g，生姜 9g，党参 15g，炙甘草 12g，枳壳 9g，木香 6g，白术 15g，炒麦芽 15g。14 剂，每日 1 剂，水煎，早晚分服。

10 月 9 日二诊：患者腹胀缓解，嗳气大减，舌脉同前。效不更方，继服前药 14 剂，隔日一服，经 2 个月服药后，腹胀消失，无嗳气，饮食、二便恢复正常。

按语：本案为胃癌术后，患者平素食少纳差，近日加重并出现腹胀、嗳气，进食加重，但按之腹软不痛，脉细弱。四诊合参，术后脾气虚弱，脾虚不运，气机壅滞，腑气不通，进而腹胀纳差，嗳气频作。证属本虚标实、虚实夹杂之证。治疗如用理中辈专于补虚，则气机壅滞难除，如因见腹胀，不分虚实就用承气汤方，则更伤脾胃，必诸症加重。故治疗应谨守病机，辨清虚实，才能正确遣方用药。本方以厚朴生姜半夏甘草人参汤为基础方，做到攻补兼施，即补脾胃虚弱之本，又治气滞腹胀之标，做到标本同治。同时少佐枳壳、木香加强健脾燥湿、消食行滞之功，再加用白术、炒麦芽以温补脾胃、消食除胀。枳壳、白术同用，又有枳术丸之意，加强健脾开胃、消食化滞之功。诸药配伍，消补并行，疗效甚佳。

（二）直肠癌术后腹泻案

杨某，男，68 岁。2021 年 9 月 24 日行直肠癌根治术（Dixon 术）。术后病理诊断：直肠腺癌Ⅱ级，溃疡型，肿块大小为 3.5cm×2.0cm×1.5cm，癌组织侵及肌层，远近端切缘未见癌组织，三站淋巴结未见癌转移（0/15）。患者于 2022 年 4 月 23 日就诊，症见烦躁易怒，脘腹胀满，不思饮食，大便溏泻，四肢乏力，形体消瘦，面色萎黄，舌苔白腻，脉细缓。

治法：疏肝健脾，化湿止泻。

处方：柴胡 12g，当归 15g，白芍 15g，陈皮 15g，茯苓 20g，党参 15g，白术 20g，扁豆 10g，莲子 15g，薏苡仁 20g，砂仁 15g，白扁豆 15g，山药 15g，干姜 10g，五味子 10g，鸡内金 10g，炙甘草 5g。患者服药 14 剂后腹泻稍有好转，后原方加山茱萸 12g，续服 4 周后腹泻好转。

按语：患者为直肠癌术后，术后情志不畅，肝气郁结，肝郁乘脾，导致脾气亏虚，脾虚不能运化水湿，湿邪滞留肠腑，致肠道失其泌别清浊之功用，而生泄泻。治疗上首先用逍遥丸疏肝解郁，合用参苓白术散益气健脾，燥湿止泻，腹泻好转后加用山茱萸，目的是疏肝健脾的同时滋补肝肾，先后天同补，并取其酸收之性，有助收涩止泻，但用量不宜过大。患者术后长期腹泻，经中药口服治疗后症状明显好转，可见中药在治疗大肠癌术后腹泻中有着肯定的疗效。

（高允海）

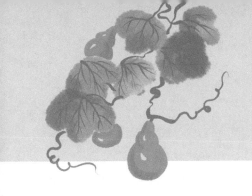

全国优才陈明显运用"补脾胃、化瘀毒、清癌毒"治疗胃癌的经验

🥦 专家简介

陈明显，男，浙江浦江人，医学博士，主任中医师，教授，浙江省立同德医院、浙江省中医药研究院首批杰出中医药人才，全国中医临床优秀人才，浙江省国医名医陆拯传承工作室负责人，葛氏内科流派工作室负责人。从事中医内科临床工作，擅长运用中医药治疗消化道疾病、恶性肿瘤、外科术后、各科疑难杂症等，尤其在胃癌治疗方面积累了较丰富的临床经验。

🥦 导语

胃癌是全球常见的消化系统恶性肿瘤之一。据《2020年全球癌症负担数据报告》显示，2020年中国新发癌症病例为457万例，其中胃癌约为48万例，胃癌死亡病例高达37万例，占全球胃癌死亡病例总数的48%。中国是胃癌的高发国家，我国胃癌发病率、死亡率均居于全部恶性肿瘤第3位。受健康观念、经济状况、肿瘤筛查普及水平等多种因素的影响，尽管20年来我国胃癌的发病率和死亡率呈下降趋势，但早期胃癌确诊仅占20%，多数患者确诊时已经是进展期，即使进行根治性切除和治疗，5年生存率也仅为30%～40%，总体预后较差，生存期有限。因此，胃癌仍是未来将要面对的重大公共卫生问题，是肿瘤防治的重点。

一、胃癌的中医病因病机

中医古籍中未见"胃癌"之病名，根据其临床表现可归为"胃脘痛""反胃""噎膈""伏梁""积聚"等范畴。《金匮要略·呕吐哕下利病脉证治》描述"脉弦者，虚也，胃气无余，朝食暮吐，变为胃反"，其中引起上消化道梗阻的最常见恶性病变就是胃癌。胃癌的发生是脾胃功能失常后产生的一种病变，"虚、瘀、毒"胶结为患，贯穿胃癌发展始终，是胃癌的基本病机特点。其中，脾胃虚弱是胃癌发生的前提条件，瘀毒凝结是胃癌进展的关键因素，癌毒残留是复发转移的根本原因。

脾胃虚弱贯穿于胃癌发生发展的始终。《丹溪心法·翻胃》曰："噎膈、反胃，名虽不同，病出一体，多由气血虚弱而成。"《景岳全书·积聚》有言："脾肾不足及虚弱失调之人，多有积聚之病。"《卫生宝鉴》则曰："凡人脾胃虚弱，或饮食过度，或生冷过度，不能克化，致成积聚结块。"脾胃虚弱是积聚发生的重要原因，贯穿于胃癌发展的全程。胃为水谷之海，以通为用，以降为顺，喜润而恶燥，脾与胃相表里，胃气不足，脾之健运随之受损，脾为"后天之本"，脾胃虚弱势必引起水谷难以运化，气血无从化生。《脾胃论·脾胃虚实传变论》曰："脾胃之气受损，而诸病由此生也。"脾胃受损，邪气趁虚踞之，正虚邪实，则脾胃遭伐积聚成瘤，又进一步耗伤正气，最终发展成胃癌。至于胃癌术后，解剖意义上的胃虽已大部或全部切除，但胃气尚存，此时的脾胃虚弱不同于术前，往往气血损伤更为显著。术后脾胃虚弱的本质仍在，手术本身又使脾胃遭受重创，失于纳运，气血生化乏源，以致气血亏虚，尤其在多重损伤后，脾胃之气难以恢复到正常水平，故脾胃虚弱贯穿于胃癌发生发展的始终。

瘀毒凝结是胃癌癌前病变转化为胃癌的关键环节。《素问·举痛论》曰："血气稽留而不得行，故宿昔而成积矣。"《古今医鉴》中曾记有"凡食下有碍，觉曲屈而下，微作痛，此必有死血"，又说"肚腹结块，必有形之血"，而且久病入络，瘀血凝聚则成肿块，即血瘀是胃癌发病过程中的重要因素。周学海在《读医随笔·承制生化论》中提出："气虚不足以推血，则血必有瘀。"脾虚日久，气血失于运化，邪气积聚，成瘀入里，瘀停胃络，脉络壅滞发而为病。现代研究表明，恶性肿瘤患者血液高凝状态发生率约90%，胃黏膜层、黏膜下层血管内皮细胞增生，血管腔变窄，致局部组织供血量减少，使细胞长期处于低氧状态，极易引起肿瘤的发生、发展，这与中医学认为肿瘤患者多瘀的认识一致。脾胃虚弱，气血运行无力，瘀血乃生。瘀血是胃癌的成因，也是重要的病理产物。此外，幽门螺旋杆菌作为胃癌发生发展的诱发因素，在中医学归属于外感毒邪，且多与湿热相夹，邪客于胃，与正气相争，胃气失和，气机升降失常，脾胃亏虚则无力鼓邪外出。诸邪壅滞，辗转日久，气滞血瘀，瘀血伤络，毒邪化生，停留难祛，胃之黏膜失于滋养，致使形质败坏，瘀毒内阻，若不祛除，久而或易生癌变。

癌毒残留是胃癌容易复发转移的主要病机特点。《金匮要略心典》云："毒者，邪气蕴蓄不解之谓。"瘀久不祛则成毒，癌毒聚积体内，是胃癌复发转移的重要原因。周仲瑛教授提出的"癌毒学说"，认为癌毒是导致癌症发生发展的关键，提出肿瘤的基本病机是"痰瘀郁毒、正气亏虚"。陆拯教授认为"胃气亏损，毒邪内伏"是胃癌术后关键病机。癌毒日久不解，损伤胃腑，胃体失养，正气亏虚，极易滋生各种病理产物，正虚邪实，又进一步促进癌毒的产生。癌毒是胃癌的致病因素，同时也是病理产物，在胃癌的发生发展过程中起着重要作用。癌毒不断耗损气血津液，化生痰湿等病理产物，加重脾胃负担，随着正气的不断耗损，邪盛正衰，加剧肿瘤的发展。至于胃癌术后，往往脏腑气血损伤更为严重，尤其是胃体大部分切除者，损伤胃腑及血脉，气血流通不畅，血溢脉外阻于胃腑脉络，化生瘀血；加之脾胃受创，气机更为不畅，瘀血久踞不祛，又易瘀毒凝结，甚则形成瘀毒、癌毒胶着之态。可见，胃癌术后之"癌毒"内涵更为丰富，除一般阐述的癌肿及癌肿切除后尚能生长的残留毒邪外，也包括邪气搏结而形成的具恶变倾向的非实体毒邪。残留的癌毒是胃癌术后复发转移的关键病理因素，无形之癌毒伏藏胃腑，与正气相搏，虽外症不显，若调治不当，则易恶化扩散，症势加剧。

二、治则方药

"补脾胃、化瘀毒、清癌毒"是治疗胃癌的基本原则，贯穿于胃癌治疗的各个时期，其具体治则治法如下：①补脾益胃法：适用于脾胃虚弱的消瘦人群、高龄老年患者及放化疗后体质亏虚者，症见面色萎黄，形体消瘦，背部肌肉松弛，中上腹坠感，神疲乏力，纳少脘痞，舌淡苔白，脉弱，常以人参（党参或太子参）、黄芪、白术、茯苓、灵芝、制黄精、骨碎补、炙升麻、炒枳壳等为基础方。②祛瘀生新法：适用于瘀血阻滞者，症见胃脘胀闷走窜疼痛，甚或刺痛，舌质紫暗或有瘀点，脉弦或涩，常以当归、莪术、生代赭石、刘寄奴、仙鹤草、红景天、煅瓦楞、煅牡蛎等为基础方。③清癌解毒法：适用于胃癌术后癌毒胶结不祛，有复发转移倾向者，症见胃脘痞闷疼痛，嘈杂泛酸，纳呆呕恶，舌质紫暗、苔薄白，脉细弱，临床常以白花蛇舌草、香茶菜、藤梨根、蒲公英、石见穿、白英等为基础方。上述各法视病情轻重缓急进行灵活配合，体现"时时扶正、不忘攻邪、防治结合"的理念。

三、验案举隅

患者，女，38 岁，2022 年 3 月 26 日初诊，主诉为胃癌术后 3 个月伴消瘦。患者因胃脘不适加重查胃镜发现胃溃疡，考虑胃癌可能性大，遂于 2021年 12 月行胃大部切除术，切除胃体 70%，术后病理示：印戒细胞癌。为求进一步治疗前来就诊。患者诉 3 个月来体重从 100 斤降至 80 斤，胃脘不适，或隐痛，纳差，睡眠欠佳，手脚冰凉，苔薄腻，舌质紫红，舌脉淡。证属脾胃虚弱，癌毒残留。治以补脾益胃，清癌解毒。处方：姜半夏 6g，茯苓 15g，煅牡蛎 30g，麸枳实 10g，生槐花 15g，炒黄连 3g，制黄精 15g，麸枳壳 12g，蜜升麻 6g，炙甘草 6g，石菖蒲 15g，藿香 12g，蜜桂枝 6g，炒白芍 12g，骨碎补15g，生代赭石 15g，刘寄奴 15g，石见穿 15g，红景天 30g，仙鹤草 30g。14剂，浓煎 100mL。

2022 年 4 月 9 日二诊：患者自诉胃脘隐痛较前缓解，胃纳好转，睡眠欠佳，余未见明显不适，舌质紫红，舌脉淡，苔薄腻。继以上方为基础，去茯苓，蜜桂枝 6g 增至 10g，加女贞子 30g。14 剂，浓煎 100mL。

2022 年 5 月 7 日三诊：患者诉症状较前缓解，体力有所恢复。继以上方，去炙桂枝，石见穿 15g 增至 20g，骨碎补 15g 增至 20g，加元胡 12g。14 剂，浓煎 100mL。此后患者又诊治 3 月，体重恢复到 85 斤，病情逐渐稳定，1 年后复诊未见复发转移。

按语：脾胃居于中焦，脾主运化，上升清阳，胃主受纳，下降浊阴。胃癌术后，往往脾胃受创未复，累及化生水谷精微，气血来源不足，脏腑经络失于濡养，若病程较长，久虚不复，则形体日渐消瘦，并伴神疲体倦，气短懒言，面容憔悴，大便溏薄，脉虚无力等症。但若采用单纯健脾之法，取效较缓。因其病机责之脾胃久虚，气血生化乏源，应着重培补中焦气血，扶虚补损，可从补脾升阳入手，兼以益肺肾，以生肌长肉。方中以制黄精、炙升麻、茯苓、炒枳实、炙桂枝、炒白芍等补脾益胃，生赭石、刘寄奴、仙鹤草、红景天、骨碎补等祛瘀生新，再以石见穿、女贞子等清癌解毒，共奏补脾生肌消痞、祛瘀解毒清癌之功。

（陈明显）

肝癌

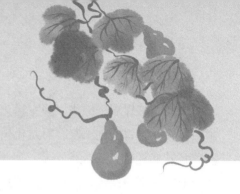

全国名中医凌昌全谈癌毒理论
诊疗肝癌的经验

🥦 专家简介

凌昌全，海军军医大学附属长海医院主任医师、教授、博士生导师。兼任上海市中西医结合学会会长、中国康复医学会肿瘤康复专业委员会主任委员、国家自然科学基金委员会重点项目评审专家、科技部"中医药现代化研究"重点专项指南编制组成员、*Journal of Integrative Medicine* 主编等职。从事中西医结合防治肿瘤研究 30 余年，享受国务院政府特殊津贴和军队优秀专业技术人才一类岗位津贴。国家杰出青年基金获得者，全国名中医，全国老中医药专家学术经验继承工作指导老师，上海市名中医，军队中医药"国医名师"，首批"岐黄学者"，先后主持完成国家级重点课题 11 项，以第一完成人获得国家科学技术进步二等奖 1 项、上海市科技进步一等奖 3 项，主编著作 11 部，发表论文 178 篇，培养研究生 126 人（硕士 57 人、博士 69 人），历任上海市第九、十、十一届政协委员。

🥦 导语

肝癌是全球关注的重大疾病之一，根据最新的全球癌症统计数据显示，在男性中，肝癌居癌症死亡病例数的第五位，在女性中则位于第 7 位。我国肝癌的发病率约为 28.12%，居于常见恶性肿瘤的第四位，其死亡率为 24.33/10 万人，居癌症死亡率的第二位，具有高发病率和高死亡率的特点。根治性手术是目前肝癌治疗的主要手段，但调查显示，超过 70% 的肝癌手术患者会在 5 年内出现复发，肝癌术后高复发是影响患者预后和生存质量的主要原因。中医药在我国肝癌防治中发挥着重要作用。

一、肝癌的癌毒理论

肝癌属于中医"肝积""积聚""臌胀""痞气""胁痛"等范畴。中医学理论认为，在正气虚亏、脏腑功能失调的基础上，外邪与机体内部的病理产物如痰、瘀等互结，导致恶性肿瘤的发生。肿瘤的本质或为痰凝，或为瘀结，或为痰热瘀互结等。但上述病因病机的阐释很难体现肿瘤的本质性特征，所以根据以上理论指导临床也难取得满意的疗效。

癌毒是近代学者基于毒邪理论提出的中医学术语，但既往中医对"癌毒"内涵的理解多局限于传统认知，认为癌毒是在内外各种因素共同作用下所导致的一种强烈的特异性致病因子。但对于"癌毒"具体为何，"癌毒"如何产生，"癌毒"与传统的六淫、七情、饮食等致病因素及正虚、气滞、血瘀、痰凝等病理变化的关系如何。目前中医界还没有一个明确的定论。凌昌全教授基于中西医学对恶性肿瘤的认识与实践，在肝癌的病因病机探索中提出了"癌毒"致病的新观点，并进行了一些有创见性的阐释。第一，凌教授创造性地将癌毒定义为已经形成和不断新生的癌细胞或以癌细胞为主体形成的积块，提出癌毒的"多少"和"盛衰"可以定量描述，既可以用单位体积内的癌细胞数量或癌细胞在身体局部形成肿块的大小来直接描述，也可以通过能反映其多少和盛衰的某些生化指标和影像特征等间接描述。如此定义癌毒，不仅比较符合中西医两套基本理论与实践，而且也使癌毒成为中医学各种"毒"（如火毒、风毒、痰毒等）中概念最明确、定义最精准的一种"毒"，是对中医"毒邪"概念的一种新的探索和发展。同时，将"癌细胞"定义为癌毒的主体，拓宽了"癌毒"的治法与方药，为中西医结合抗肿瘤相关治法、方药的选择提供了依据。第二，凌教授对"癌毒"的产生进行了辨析。目前，大部分中医学者都认为正虚邪积是癌毒产生的主要原因。但临床经常会发现，患病理性质相同肿瘤的青年人与老年人相比，恶性程度往往更高，肿瘤进展更快且预后更差；很多平素体质壮实，连感冒都少有的人，在偶然的体检过程中发现体内已有肿瘤，而在平素体质虚弱，多病缠身的人群，肿瘤发生率并没有显著升高。凌教授认为癌毒产生的前提是"阴阳不和"，即机体脏腑平衡失调导致癌毒发生。结合西医学理论，从分子生物学角度分析，细胞癌变可能是由于基因调控的失调，破坏了正常细胞生长的平衡调节，使细胞生长失去正常控制。而且，恶性肿瘤常伴有能量代谢的异常和代谢酶的变化，这表明代谢紊乱参与了肿瘤的全过程，是肿瘤的一个重要特征。因此，可理解为细胞癌变是由于体内基因平衡失调、代谢紊乱导致细胞内外阴阳失和，从而促进细胞分化的原动力不足而造成的细胞突变，是形成癌瘤的基础。平衡失调可使体内细胞出现异常增强的生长繁殖能力和减弱的分化和凋亡能力，这些异常增殖和分裂的恶性肿瘤细胞便是"癌毒"。癌毒一旦形成，阻滞体内，则病变乖戾，它的盛衰进退成为恶性肿瘤的基本矛盾或矛盾的主要方面。随着肿块增长，肿瘤一方面大量耗伤人体气血津液以自养，另一方面导致脏腑经络功能失调，诱生痰饮、瘀血、湿浊等多种病理产物，表现为气虚、阴虚、气滞、血瘀、痰结、湿聚、热毒等各种复杂证候。因此，癌毒是恶性肿瘤发生发展的直接因素，也是其病机核心和影响疾病转归的关键，更是产生各种临床虚实证候的内在基础。所以，在肝癌等恶性肿瘤的治疗中，凌教授提出要始终以癌毒为主要着眼点，要把动态抗癌的思想贯穿于肝癌治疗整个过程。

二、肝癌的治法方药

《黄帝内经》中云："治病必求于本。"针对肝癌等肿瘤疾患，癌毒不仅是决定其发生、发展的重要因素，而且也是决定其治法、用药和疗效的根本。在肝癌诊疗过程中，祛除或控制癌毒之邪不仅是西医，也应该是中医的根本目标，只不过中医更加重视扶正与祛邪并举而已。凌教授在实践中形成了辨癌毒与辨证并重的诊疗思想。同时他又强调，中医在确立肝癌临床治法方药时，祛除癌毒并不是仅仅局限于"以毒攻毒"方药和手段的应用，而是在疾病整个治疗过程中，必须始终围绕癌毒去思考问题、设计方案和选方用药。

肝癌初期，邪盛正气未衰，治疗原则以祛邪为主，采用各种手段最大限度地消灭癌毒，同时注意固护正气，以减轻攻邪手段对人体正气的损伤程度。手术、放化疗、以毒攻毒中药等手段运用后，无论是邪去正复还是邪去正衰，都应该重点考虑到癌毒虽大势已去，但非彻底消灭。此时，根据临床辨证可分别采取益气、养阴、化瘀、祛痰等治法，但无论采取何种方法，都必须顾及"余毒未尽"，在方药中合理配伍，以达到清除体内剩余癌毒、减少复发转移的目的。恶性肿瘤的中晚期，往往出现正气不足、阴阳失调，治疗当以扶助正气、调理阴阳为主，适当佐以抗癌之品。一则抑制癌毒生长，使其与人体共存；二则为进一步攻击癌毒为主的治疗准备条件，从而获得更长的生存期。即使在恶性肿瘤的终末期，邪盛正衰，治疗只能以扶正为主，佐以对症处理，目的是尽可能减缓癌毒生长扩散的速度，使患者在有限的生存期内获得尽可能好的生存质量。

在肝癌中医药治疗中，凌教授形成了以解毒方作为肝癌治疗主方，随证加减的病证结合处方用药模式。解毒方由猫人参 30g，山慈菇 30g，石见穿 10g 和鸡内金 10g 组成，以解毒化瘀、健脾消积为主，主攻癌毒。同时根据临床见症，气滞合柴胡、枳壳、白芍、陈皮；血瘀伍桃仁、赤芍、丹皮、鳖甲；肝火加栀子、黄芩、夏枯草、苦参；夹湿予藿香、茯苓皮、泽泻、砂仁；气虚入党参、黄芪、白术、灵芝；血虚加当归、鸡血藤、熟地黄、制首乌；阴虚加枸杞、麦冬、生地黄、石斛；阳虚灵活加入干姜、肉桂、苁蓉、炮附子等，实现针对癌毒和证候的"双靶"治疗。

三、验案举隅

李某，男，73 岁，已婚，农民，安徽人。2005 年 8 月 16 日初诊。患者因"右上腹疼痛"于 2005 年 6 月 10 日在安徽阜阳肿瘤医院 CT 检查示：①肝癌伴瘤体破裂可能；②少量腹水。2005 年 6 月 17 日于上海东方肝胆医院就诊，B 超示肝癌，肝硬化，腹水；MRI 提示肝右叶 11cm×15cm×16cm 病灶，考虑原发性肝癌。医生建议患者行保守治疗，患者因家贫不愿继续住院，遂到门诊求助服用汤剂。刻下症见右上腹部隐痛，纳眠可，二便调；舌边紫暗，苔白腻，脉弦滑。查肝功能：TBI L30.6μmol/L，DBIL 10.1μmol/L，ALT 73U/L，AST 63U/L。乙肝五项：HBsAg（+），HBcAb（+）；AFP<30μg/L。证属癌毒炽盛，血瘀湿滞。拟解毒抗癌，化瘀除湿。处方：生地黄 30g，赤芍 20g，丹皮 15g，茯苓皮 15g，泽泻 12g，石见穿 30g，猫人参 30g，生薏仁 30g，夏枯草 10g，干蟾皮 15g，守宫粉 5g（吞服），山药 12g，鸡内金 12g，焦三仙（各）12g。14 剂。

二诊：2005 年 10 月 18 日。服用前方加减 2 月余，现上腹部疼痛消失，食欲明显增加，体重较 3 个月前增加约 8kg。刻下纳馨，眠安，二便调；舌红，苔黄腻，脉弦。辨证为癌毒内蕴，湿热未尽。治以解毒抗癌，化湿清热。处方：藿香 15g，佩兰 15g，陈皮 12g，砂仁 6g（后下），茯苓皮 15g，石见穿 30g，猫人参 30g，生薏仁 30g，炙鳖甲 15g，壁虎粉 5g（吞服），淡黄芩 9g，鸡内金 12g，焦三仙（各）12g。30 剂。

三诊：2007 年 5 月 22 日。患者近 1 年余一直坚持服用中药，复查 CT 病灶未见明显变化。刻下精神佳，纳可，眠安，二便调，唯近来时左腿疼痛，伴沉重感；舌淡紫，苔白，脉弦。前方去佩兰、黄芩，加杜仲 15g，桑寄生 15g，续服。随访至 2007 年年底患者终因肿瘤广泛转移而离世。

按语：本例患者来诊时已是肝癌晚期，失去了手术根治的机会，且患者拒绝住院使用 TACE 等减瘤、抑瘤手段，此时可考虑用中医药为主扶正与抗癌并举，针对癌毒抑制肿瘤进展，辨证论治提高生存质量。处方中始终以解毒方作为核心药物，且针对患者较大的肿瘤负荷加入干蟾皮、壁虎二味以毒攻毒之品，长期坚持服用，以缓致命之癌毒。同时，四诊合参，辨证论治，血瘀著则和血止痛，湿滞重则化湿行气，重视整体调节，邪正兼顾，癌毒与证候同调。故患者病情虽重，但守方以恒，精神乐观，饮食调养，劳逸有节，生命延长 2 年余，总体效果满意。

（岳小强）

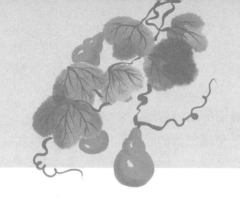

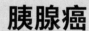

胰腺癌

全国优才王彬彬活用八纲简化辨治
胰腺癌的经验

专家简介

王彬彬，主任医师，硕士生导师，中西医临床及临床医学双学位博士，全国第五批名老中医药专家吴良村学术经验继承人，第五批全国中医临床优秀人才，浙江省中青年名中医，浙江省国医名师吴良村工作室负责人，2022年获浙江优秀中青年中医师荣誉称号。兼任中国抗癌协会中西整合肺癌专委会常委、中国抗癌协会中西整合胃癌专委会常委、浙江省抗癌协会中医肿瘤专委会主任委员、浙江省抗癌协会生物治疗专委会常委、浙江省医师协会胸部肿瘤专委会副主任委员、浙江省医学会肿瘤营养与治疗学分会常务委员、中华中医药学会精准医学分会委员、世界中医药学会联合会肿瘤外治法专委会常务理事等。从事临床工作近30年，专业方向为中西医结合肿瘤学，主攻肺、消化道肿瘤转移与复发的中西医结合诊疗研究。

导语

中医临床疗效必须以准确的辨证论治为基础，但是肿瘤临床症候错综复杂，制订既统一又灵活的分型方法一直都是中医学术界的难题之一，常规分型论治多以偏概全，难以像西医临床指南一样简便准确地指导临床。八纲辨证是分析疾病共性的辨证方法，是一切疾病病位和证候性质的总概括，是各种辨证的总纲。具体来说，即其他辨证是在八纲辨证基础上加以深化的，并且八纲本身的证候具备典型代表性，易于提炼分析。因此，从八纲辨证着手，简化辨证流程，更容易总结出基本证型，从而为肿瘤的辨证论治提纲挈领。本文以胰腺癌的论治为例，尝试运用八纲辨证简化辨证流程，使证型标准化，便于梳理施治的经验，以供同道共同学习。

一、八纲辨证流程

众所周知，胰腺癌是消化系统常见的恶性肿瘤之一，其发病隐匿、侵袭性强、进展迅速，预后极差。对胰腺癌病因病机清晰的认识是准确辨证论治，实现中医疗效的前提，而八纲的最为重要之处在于分析病因病机，是辨证论治的核心理论。因此，从八纲辨证入手，可以比较容易地抓住病因病机的核心，准确地制订治则治法。八纲，即阴阳、表里、寒热、虚实四对互相矛盾的纲领性证候，阴阳为总纲，统括其余六项，又称"二纲六要"，判定阴阳盛衰、病位表里、病性寒热、正邪盛衰等，临床证型无论怎样组合，在辨明阴阳之后，中心词总是此表里寒热虚实，以此四对证候相互组合，即概括了绝大多数证型。

（一）采集典型证候

当前，针对胰腺癌尚缺乏行之有效的西医治疗手段。该病对放化疗不敏感，手术切除率仅5%～15%，术后5年存活率平均生存率仅3.4%，致使多数患者寻求中医诊疗时，接受西医治疗的时间不长，临床症状受干扰较少。因此，胰腺癌的临床症状具有稳定性和代表性，易于提炼分析，进行八纲辨证。查询文献后，发现胰腺癌的典型症状主要有：①腹痛，占首发症状的50%，病程中75%～90%的患者伴有腹痛，对腹痛的脏腑定位、寒热病因、虚实定性的辨别将有利于八纲辨证的简化；②黄疸，病程中70%～90%的患者伴发黄疸，对阳黄阴黄的鉴别将有助于八纲辨证的简化；③消瘦，随着病情的快速进展80%～90%的患者短期内会出现体重变化，病程长短、体力强弱，将有利虚实证的鉴别；④胃肠道症状，如腹胀占45.3%、恶心呕吐19.04%、腹泻占7.51%，以及食欲不振、便秘，甚至便血、呕血等；⑤全身其他症状，10%的患者伴低热或寒战高热，另可见焦虑、夜寐不安、疲乏等。胰腺癌的辨证，主要抓住以上5条症状进行提炼分析，进行八纲辨证，诊断流程就明显简化了。

（二）察色按脉，先别阴阳

疾病的发生，从根本上来说是阴阳的相对平衡遭到破坏，导致阴阳失调的结果。因此，调整阴阳是治疗疾病的根本准则。《素问·阴阳应象大论》曰："善诊者，察色按脉，先别阴阳。"辨别阴证阳证的方法，首当"四诊合参"寻求证的"指标"。①望诊：黄疸晦暗如烟熏，面色少华，爪甲色淡，形体消瘦，舌淡或紫暗有瘀点瘀斑，苔白腻者属阴；黄疸鲜明如橘色，面色潮红或通红，形体尚强，舌红、燥，苔少或黄、厚、腻者属阳。②闻诊：语声低微，静而少言，短气者属阴；语声响亮，焦虑多言，喘促者属阳。③问诊：腹痛隐隐，纳呆食少，食后胀满，便溏者属阴；身痛不移，呕恶，嗳气吞酸，低热不退或寒战发热，口苦口干，大便干结者属阳。④切诊：腹痛喜按，腹部虚满，身足寒凉，脉见沉、迟、涩、弦细无力者属阴；腹痛拒按，扪及包块，腹部实满，身足尚温，脉见滑数、弦数、弦滑者属阳。

（三）鉴别表里，以定病位

阴阳作为哲理，是普遍规律，单靠阴阳辨证，对病情做出一般性的把握，证型有限，尚不足以指导治疗，当进一步明表里、定病位。前往肿瘤科就诊的胰腺癌患者，多数已经西医确诊，故其病灶明确，脏腑骨髓为内，内有病当属里。中医文献中未见有胰腺癌之病名，仅有类似胰腺肿瘤的记载，如"伏梁""心积"等，近代医家治疗时也多笼统将其归为脾胃病论治。吴师对此见解独到，首先从西医解剖来看，脾、胃均属腹膜内位器官，《素问·太阴阳明论》有"脾与胃以膜相连耳"的说法，而胰腺属腹膜外位器官，解剖定位有别；其次胰腺属腑，又应属"奇恒之腑"，在生理功能及形态结构上有其独特之处，不应该简单地与脾胃同治。传统中医理论并未将胰腺明确归类，吴师认为胰腺通于十二指肠，胰液排泄当以通降为顺，实而不能满，才有助于消食化谷，否则易伴发消化不良，并可能继发胰腺炎，故其形态结构及生理功能属腑；但胰腺相对密闭，本身不与水谷直接接触，功能上主藏精汁，如胰岛素、胰液，与六腑同中有异，又符合"奇恒之腑"的定义。根据以上依据，按八纲辨证，胰腺癌病位当属里，病在"腑"，与脾胃肝胆关系密切。

（四）区分寒热，以明病性

寒热反映的是机体阴阳的偏盛或偏衰，阴阳二纲已经先行鉴别，寒热之病性的鉴别就相对简单了。《医学心悟·寒热虚实表里阴阳辨》提出："一病之寒热，全在口渴与不渴……饮食喜热与喜冷……溺之长短赤白；便之溏结；脉之迟数以分之。"对胰腺癌患者来说，主要抓住 5 大典型症状中的胃肠道症状及全身其他症状，并结合舌脉进行鉴别即可。寒者可见恶寒喜热，不渴，面色少华，肢冷，腹胀喜按，小便清长，大便溏稀甚至脂肪泻，舌淡或紫，苔白腻，脉沉、迟、涩；热者可见恶热喜冷，口干，面红，肢热，腹胀拒按，小便黄赤，大便干结，舌红、燥，苔少或黄、厚、腻者，脉数。当然，区分寒热，不能以孤立的某一症状而定，当综观证候而辨。

（五）综合辨证，明辨虚实

疾病的过程就是正气相争的过程，邪胜则病进，正胜则病退。因此，辨别虚实，扶正祛邪是指导临床治疗的重要准则。阴阳表里寒热已明，最后则为辨别正邪之盛衰。阴阳表里寒热辨证使得临床诊断化繁为简，而虚实辨证是使八纲辨证结果得以深化、精准化的关键一环，也是最复杂的一步，贯穿于辨证的始终。虚实包括了许多内容，较为复杂，必须归纳之前的阴阳表里寒热辨证的内容，结合病因、气血津液、脏腑辨证，确认正邪虚实、气血津液亏虚偏重，脏腑虚实归属，最后准确诊断疾病。

胰腺癌虚证的形成，由先天不足和（或）后天失养两个方面导致，但以后天失养为主，如胰腺癌进展期、术后或多次化疗后，最终将导致气血亏虚，阴津耗伤，脾胃亏损。胰腺癌实证的形成，必然是痰湿毒瘀之邪蓄积所致。虚实辨证可以根据胰腺癌病程的长短，手术、放化疗经历，综合 5 大典型症状中短期内明显消瘦、腹痛喜按拒按、阴黄与阳黄、消化功能正常与否，以及全身其他症状，如得神与失神、面色变化，辨别虚实。但虚实本身包括了许多内容，非常复杂，必须结合病因、气血津液、脏腑等至少一个概念加以限定，最后准确选定某一特定的证型。

二、以八纲辨证为总纲，遣方用药

胰腺癌八纲辨证的流程大致如下：采集典型证候，"察色按脉，先别阴阳"，阴阳二纲明晰，病位在里已经明确，然后再区别寒热与虚实，相互交联，可形成多种证候，很自然能与治则相联系。即便邪气盛，若正气不大虚仍不至于死，胰腺癌预后极差，需中西医结合治疗，而化疗目前仍是胰腺癌的主要方案，但对身体耐受性的要求较其他肿瘤更高，故胰腺癌治疗当更重视治虚，根据阴阳的偏盛偏衰，阴证者中分虚寒证、实寒证，阳证中分虚热证、实热证，即能把握辨证的核心，不致有差错。

（一）阴证

①虚寒证，阳气亏虚则阴病治阳，虚则补之，可从温补剂中寻求方药，主治方向就不会出错。如见倦怠乏力，面色少华，爪甲色淡，形体消瘦，考虑气血亏虚，可予十全大补汤加减；若见腹痛隐隐，纳呆食少，食后胀满，便溏，舌淡苔白腻者，考虑脾胃亏虚夹湿，可予香砂六君子汤加减。②实寒证，实则泻之，寒者热之，可从温通之剂中寻求方药。如见腹痛拒按，扪及包块，腹部实满，身足寒凉，舌紫暗有瘀点瘀斑，脉见沉、迟、涩，考虑寒凝血瘀，可予膈下逐瘀汤加减；若病程迁延，见阴黄，舌淡，苔白腻，脉沉迟，考虑湿从寒化，可予茵陈术附汤加减。

（二）阳证

①虚热证则阳病治阴，虚则补之，可从补阴剂中寻求方药。如见面色潮红，焦虑多言，口干，舌红、燥，苔少，可选沙参麦冬汤、《普济方》甘露饮、一贯煎、二至丸、青蒿鳖甲汤、增液汤等养阴剂主之。②实热证，实则泻之，热者寒之，从清热之剂中寻求方药为宜。吴师指出胰腺属腑，又属"奇恒之腑"，其功能受肝胆疏泄、脾胃升降影响较大，当"以通为用"，所以必须令邪有出处，适时佐以行气、祛湿、通下。如痰湿毒瘀郁闭阳气，体壮患者从阳化热，为临床所常见，如见腹痛拒按，腹部实满，发热，大便干结，舌红、燥，苔黄、厚、腻者，脉弦滑，考虑热毒内炽，可予大柴胡汤加减，和解少阳，内

泄热结；若见三焦火毒壅盛，可合黄连解毒汤治之；若见阳黄之证，考虑湿从热化，可合茵陈蒿汤治之；若见上述热证外，又兼呕恶，嗳气吞酸，寒战发热，小便黄赤者，考虑肝郁化热，横逆犯胃，此时又当合丹栀逍遥散，以调和肝脾，清热疏肝。

三、验案举隅

陈某，男性，68岁，于2010年2月因"反复腹痛"在当地检查发现胰腺占位，CA19-9＞12000U/mL。在某三甲医院检查诊为：胰尾占位，肝多发占位，腹水。病理确诊为胰腺癌，予吉西他滨化疗2个周期后症状稍改善。2010年3月初诊时见：面色少华，恶心，纳呆食少，腹胀痞塞，便秘，舌淡苔白腻，脉沉无力。

辨证分析：患者已确诊晚期胰腺癌，面色少华，腹胀痞塞，舌淡苔白腻，脉沉无力者当属阴；面色少华，舌淡苔白腻者属寒。根据患者年老，病属胰腺癌晚期，化疗后，易形成虚证，而面色少华，恶心，纳呆食少，腹胀痞塞，有腹水，舌淡苔白腻，脉沉无力当属虚，故主体当辨虚寒证，脏腑定位在脾，脾气亏虚，水湿失于运化。唯便秘一症与证不符，细究症状，患者诉嗜食辛辣炙烤，致使肠道津液素亏，加之年老气虚，肠道传导无力，化疗辅助使用止呕药使用终致便秘加重，故为肠道局部阴津亏虚。

遣方用药：四君子汤加减。生晒参15g（先煎），炒白术15g，茯苓15g，枳实12g，绿梅花10g，麦冬15g，车前子30g，白花蛇舌草15g，蛇六谷15g（先煎），鸡内金15g，火麻仁15g。

二诊即见恶心腹胀明显改善，大便转畅。

四、结语

辨证论治是中医治病的基本特点，八纲辨证是辨证论治的核心，是各种辨证的总纲，围绕八纲进行四诊合参，提炼典型证候，快速简捷地进行辨证，将有可能使中医辨证有流程可循，更易制订出统一的临床分型，但八纲辨证不能机械对待，要注意相互之间夹杂、相兼、真假、转化的联系，所以需要临床多多实践，才能正确辨证施治。

（王彬彬）

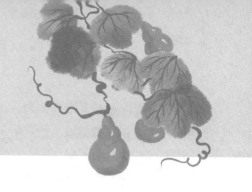

全国优才庞博基于"治胰从脾"理论
谈胰腺癌的辨治思路

🌰 专家简介

庞博，九三学社社员，临床医学博士、博士后，主任医师，博士研究生导师，博士后合作导师，现工作于中国中医科学院广安门医院国际医疗部。先后师从祝肇刚、王晓莲、赵进喜、吕仁和、朴炳奎、花宝金、贺思圣、冯建春先生，私淑冉雪峰先生，为施今墨学派第四代传人。主要从事肿瘤、内分泌疾病的中医诊疗工作，主持国家级、省部级科研课题13项。整理中医古籍2400部，主编、副主编著作7部，编委著作18部，发表第一或通讯作者学术论文100余篇。获中华中医药学会中青年创新人才奖，中华中医药学会学术著作奖二等奖1项。入选第五批全国中医临床优秀人才，全国中医药创新骨干人才，全国第七批老中医药专家学术经验继承工作继承人，第一批青年中医药求真学者，京津冀中医、中西医结合"晨曦60"计划优秀人才。荣获第七届北京优秀医师称号、九三学社北京市委抗击新冠肺炎疫情先进个人称号。兼任北京中西医结合学会第八届、第九届理事会理事兼副秘书长，以及北京中医药学会第五届青年工作委员会主任委员、中华中医药学会肿瘤分会第六届委员会委员、世界中医药学会联合会内科专业委员会第三届理事会常务理事、中国医院协会中医医院分会第二届委员会委员兼副秘书长、《中华中医药杂志》青年编委、《北京中医药》杂志第五届编委会青年编委。

导语

中医药在胰腺癌的防治中发挥着极大优势，并获得国内外肿瘤学者的认可，但目前缺乏针对胰腺癌的具体辨治规律，尚未形成统一的标准。诸多名家虽在胰腺癌的因机证治、处方用药以及临证心悟方面不尽相同，但认识上基本趋于一致，即主张"胰病当从脾论治"立论。然诸版中医学教材中，既无胰腺专病的相关内容，亦没有脾脏病的专篇辨治，统以脾胃病散而述之，且诸多病证介绍存在"重胃轻脾"现象。对于胰腺癌正虚病机的讨论，亦多着眼于脾（气）虚、脾阴虚等内容，而忽视了脾精的相关论述。脾精作为脾脏功能的物质基础，与胰腺癌的发生发展关系密切，而养脾精则是扶正治则的重要组成部分。现笔者基于脾精相关理论，结合临床诊疗经验及相关研究，围绕"失精浊变"病机实质，略以刍荛之见，就敛养脾精在胰腺癌辨治中的重要性浅述于下，以飨同道。

一、治胰从脾源流考镜

脾是中医脾胃学说的核心，而科学地阐明中医"脾"的本质，亦是研究脾胃学说的关键所在。纵观中医古籍文献，虽不乏西医学之胰腺癌相关的症候表现描述，如《难经·五十六难》篇谓伏梁"起脐上，大如臂，上至心下"，痞气"在胃脘，覆大如盘，久不愈，令人四肢不收，发黄疸，饮食不为肌肤"。再者《伤寒论》里的"结胸""胁痛""腹痛"之类疾病，都可能包括胰腺癌的病变。《圣济总录》记载："积气在腹中……牢固推之不移，有癥也……按之其状如杯盘牢结，久不已，令人瘦而腹大……至死不治。"然迨至清代始有"胰腺"之名，胰腺及其功能在中医经典古籍中并未有明确系统的论述，因而引起后世医家颇多揣测和争论。诸多学者考镜源流，谙究胰腺之实质，从脾的位置、形态、功能以及五行属性立论，认为西医学的胰腺与中医学的脾具有高度一致性，二者虽不能完全等同，但其隶属关系是可以得到证实的，故而胰腺应当归属于中医学脾的范畴。

其次，胰腺的内分泌功能主要体现在糖代谢方面，尤以胰岛素的分泌最为重要。《素问·奇病论》中曾有论述云："有病口甘者，病名为何，何以得之？岐伯曰：此五气之溢也，名曰脾瘅。夫五味入口，藏于胃，脾为之行其精气；津液在脾，故令人口甘也。"这段描述指出了胰腺与糖代谢有关的功能主要责之于"脾"。与之相对应，胰腺的外分泌功能主要体现在"所生之汁，能消化食物""甜肉之汁，运入小肠，即以化食物中之脂肪质者"。《素问·太阴阳明论》中还描述曰："脾与胃以膜相连耳，而能为之行其津液。"在《难经·四十二难》中则描述有："脾重二斤三两，扁广三寸，长五寸，有散膏半斤，主裹血，温五藏，主藏意。"因此，中西汇通派医家张锡纯、唐容川等指出"散膏"者，"脾之副脏"也。清·叶霖在《难经正义·四十二难》中言明："胰，附脾之物，形长方，重约三四两，横贴胃后……与胆汁入小肠同路，所生之汁，能消化食物，其质味甜，或名之甜肉云。"清·周振武在《人身通考·脾》中也指出"散膏主裹血"。《医贯·内经十二官论》中说："其色如马肝赤紫，其形如刀镰。"《医纲总枢》中则描述为"形如大舌，状如鸡冠"。当代著名中医学家任继学先生亦认为："消渴病的病位之本在人体之'散膏'，即今之胰腺。"参合临床实际，高脂肪、高热量饮食，也是糖尿病的主要诱因，可以进一步导致胰腺癌。这也进一步证实藏象学说中的"脾"作为解剖学单位相当于西医学的脾和胰，然就其生理功能而言，又远非脾和胰所能概括。

胰腺是重要的消化器官，其外分泌功能与消化功能密切相关；其内分泌的胰岛素、胰高糖素与糖代谢有关。糖属甘味之物，亦属脾之所化；其分泌的胃泌素也与胃的腐熟功能有关。由于胰腺分泌的胰液具有强大的消化能力，与"脾助胃消磨水谷"的功能较为相似；而其内分泌产物胰岛素的作用就是将水谷精微物质的重要成分葡萄糖运送至靶器官肝脏或外周肌肉、脂肪等组织，进而分解糖类释放能量，并把多余的糖合成糖原、脂肪、蛋白质等加以储存。这些功能与中医"脾"的"散精、化生气血津液、营养脏腑、灌溉周身"等功能比较接近，加之胰、脾两脏均居膈下，彼此相邻，又与胃相近，古人可能将胰脾两脏合称一脏，即"脾"也。胰腺癌患者临床多见纳差、腹胀腹痛、消瘦、腹泻或便秘，甚或恶心、呕吐、黄疸等消化道症状，亦符合中医"脾"的发病特点。

二、胰腺癌中医"失精浊变"病机述要

中医学认为，胰腺癌的病因在于六淫外袭，饮食劳倦，或因情志不调，脾

土受伤，湿气留滞，转运失序，遂致胃虽纳谷，而脾运失职，清浊相混，络道塞壅，输精不行，浊变成形，形成积聚。在癌瘤"正虚邪盛"理念指导下，胰腺癌当为脾胃损伤基础之上癌毒内侵的恶性病变，其中脾胃亏虚为本，癌毒侵犯为标。

"失精浊变"是胰腺癌发生发展的核心病机所在。所谓失精者，《素问·疏五过论》言："凡未诊病者，必问尝贵后贱，虽不中邪，病从内生，名曰脱营。尝富后贫，名曰失精。"其证"身体日减，气虚失精，病深无气，洒洒然时惊"。原分脱营、失精，后世有将脱营失精并称者。失精者，"虽不伤邪，身体日减，内虽菀结，外无瑕聚"。精者，藏于五脏，经言"营气之道，内谷为宝，谷入于胃，乃传之肺，流溢于中，布散于外，精专者，行于经隧，常营无已，终而复始，是谓天地之纪"，此处特指脾精而言。关于脾精，《中西汇通医经精义》中提及："西医云傍胃处又有甜肉一条，生出甜汁，从连网入小肠上口，以化胃中之物，脾内有血管，下通于肝。"并指出"以脾精为化血之源，故称脾为统血之藏。盖中焦之汁，其体在非气非血之间"，生理状态下，脾精内充，为气血生化之源；脾精上归，为气血氤氲之路；脾精四布，为气血敷布之力。肿瘤名老中医孙桂芝指出，脾湿困郁，气机不畅，是本病首要病因，正气虚弱，脏腑失调是发病的内在条件，主张胰腺癌诊治当首重中焦。其脾湿困郁者，中土受损，运化之机失调，升降之力埂涩，以至水谷精微难化，湿浊内生，是为脾精不充；继而浊毒盘踞，耗夺脾精，息而成积，发为脾精浊变；气化不利，郁而化热，湿热毒交阻，积而成癌，癌毒根结，穿孔透里，正气戕伐，邪毒内盛，进而脾精消铄；癌瘤日久，脾精耗竭，机体形气衰败，终成虚劳难复之证。

三、胰腺癌"失精浊变"病机演变

胰腺癌为癌毒之邪蕴积胰腺，可阻碍气、血、水、胆汁的运行，出现气滞或气逆、血瘀、水湿内阻、胆汁渗溢等病理变化。"伏梁""脾积"病，正虚始发以中焦脾胃功能失调为主，脾虚则生湿，湿郁则化热，蕴郁癌毒，与气滞、血瘀、痰饮相搏结而成本病。患病之后气虚而郁，胆汁排泄受阻。气机阻遏不通，则见腹痛胆道阻滞，胆汁外溢乃成黄疸；久病耗气伤正，更伤脾胃。

因此，本病病位在中焦，理当调理脾胃枢纽，力避滋腻伤中、攻伐伤正，通过调动机体正气，控制病情发展，提高患者生活质量，延长生存期，抗癌复发，防止转移。脏腑功能受抑，日久可出现气虚、阴虚。病位在胰，涉及肝、胆、脾、胃。基于胰腺癌从脾论治经验，将其发生、发展、转归全周期病机演变分述于下。

（一）癌瘤胶结，脾精不充

西医学指出胰腺癌胰腺的外分泌肿瘤，大多源于胰腺导管的上皮细胞，其中胰头癌约占60%，胰体尾癌约占29%，全胰癌约占11%。因此，胰腺癌主要对胰液的排泄影响较大，其中胰头癌尤易发生胰管梗阻，导致胰酶下注肠道过程不畅，甚至完全梗阻，造成肠内蛋白质和脂肪消化不良，吸收障碍。所谓胰液，当为中医学脾精之属。李东垣在《脾胃论·脾胃胜衰论》中言明"形体劳役则脾病，病脾则怠惰嗜卧，四肢不收，大便泄泻。脾既病，则其胃不能独行津液，故亦从而病焉"。胃既受病，则纳谷锐减，脾则难化胃中水谷，失于输散精气，成为"死阴"，继而脾气陷，阴火升，谷气下流，脾精外漏。癌瘤胶结状态下，当消化、吸收功能障碍时，造成营养来源缺乏，气血不足，脾精不充，脏器不断衰竭，濒于死亡。陆渊雷指出"脾即生理家所谓膵，亦曰胰，与肺藏皆其质绵软，能舒能敛，中含津液富于他藏"。故中脘主纳运生化，脾纳水谷之精以上散于肺，淫精于脉，故能出入相交，升降相接，以成后天化源之府。

（二）郁积成毒，脾精不摄

胰管阻塞早期，血清淀粉酶、脂肪酶、蛋白酶可升高，如有腹水时，腹水淀粉酶也增高，晚期因胰腺组织纤维化分泌减少，可不再增高；如胰岛被肿瘤破坏，则血糖升高，糖耐量减低。胰酶不能顺利排入肠道，消化、侵蚀胰腺周围组织、血管，浸入血液，导致血栓性静脉炎、关节炎、嗜酸粒细胞增多症和脂膜炎等一系列并发症。《黄帝内经》指出"脾脏者，常著胃土之精也，土者，生万物而法天地，故上下至头足，不得主时也"，脾精化营，参与血液的生成和运行；脾精化卫，固护体表与肌肤腠理；精化为气，脾气亦具有固摄脏腑、固摄气血津液等诸多作用。而腹水的形成、血糖的升高以及胰酶的外漏均可以类比原本为奉养机体的精微物质在癌瘤郁积状态下失于固摄而浊变的病理进程。诚如《素问·太阴阳明论》所言："四肢皆禀气于胃，而不得至经，必困于脾，乃得禀也。今脾病不能为胃行其津液，四肢不得禀水谷气，气日以衰，脉道不利，筋骨肌肉，皆无气以生，故不用焉。"因此，脾精浊变，不能为形体所用，癌毒内生，戕伐正气，四肢经脉失养，故日渐衰弱。

（三）穿孔透里，脾精消铄

胰腺癌恶性度高，临床出现相关症状时多为晚期，由于胰腺血管、淋巴管丰富，且自身包膜不完整，故较快发生转移，从而进一步侵犯邻近的器官组织脏器，此为中医癌瘤状态下"穿孔透里"之传舍态。胰腺癌最常见的转移部位为肝脏与腹腔，并同时具有沿神经分布转移生物学特征，多出现疼痛、消化道症状、黄疸、多器官功能衰竭等表现，就其转移特点与临床表现而言，与中医"肝木克伐脾土"联系密切。癌瘤压迫或直接转移浸润胆总管壁发生阻塞性黄疸，黄为脾之正色，亦为脾精外漏之象；骨转移状态下的持续性疼痛，实为《脾胃论》所指"脾病则下流乘肾，土克水则骨乏无力，是为骨痿，令人骨髓空虚，足不能履地。是阴气重迭，此阴盛阳虚之症"。瘤毒内踞，传舍于脏腑经脉，窃夺脾精，加之脾络不通，脾精消铄，是为癌瘤毒根蔓延之态。

（四）虚损难复，脾精耗竭

癌瘤日久，正气戕伐，邪气破藩夺势，盘而踞之，脾精耗竭气血虚极难充，由虚而损，由损而劳，由劳而极，脏腑虚馁，"虚久不复为之损，损久不复为之劳"，损及气血，劳及阴阳，阴阳造偏，遂成百劳虚损之态。《素问·阴阳应象大论》云："水为阴，火为阳，阳为气，阴为味，味归形，形归气，气归精，精归化，精食气，形食味，化生精，气生形，味伤形，气伤精，精化为气，气伤于味。"胰腺癌日久，机体之形、气、精皆为所伤，多见虚劳诸症，当谨遵《黄帝内经》"形不足者温之以气，精不足者补之以味"之旨而调之，所谓"缓中补虚"之义，实为缓治于中而行补虚之法，加之中气涣散，脾精浊变，诸脏失精奉养，阴阳乖变，温补、滋腻之品无疾滥施，易化火、助湿、生痰、蕴毒，而生他变。

四、治胰从脾在胰腺癌诊治中的应用

"天食人以五气，地食人以五味"，《黄帝内经》所言"阴精所奉"，是谓后天脾胃既和，谷气上升，行春夏之令，为长养之势，于脾气之输精，取决于胆气之升浮，胆者，少阳春升之气，春气升则万化安，进则"上焦开发，宣五谷味，熏肤、充身、泽毛，若雾露之溉"，此为脾精内充、脾精上归、脾精四布之生理，故曰"其人寿"；而"阳精所降"，实为脾胃受损，中土颓败，生机萧瑟，胆气不升，致使谷气下流，行以收藏之令，发为飧泄、肠澼等"失精"之病，故曰"其人夭"。故恢复脾精奉养之力，对于胰腺癌全周期病情诊治及预后转归具有重要意义。

（一）首建中州，脾精内充

《丹医秘授古脉法·吏仓脉第十三》言明："胰为太仓之吏，司升降，盖言五味入脏之支出分配，由胰主用是也。"然脾主太阴，湿土之气，谓其具有中和溽蒸之性。所谓中和，即平而不倚，方得生化之性；所谓溽蒸，"溽言生精，蒸言化气"，秉奉养变化气血精津之义，内灌于脏腑，外充于肌肉。故中气者，谓得五行中和之气，不偏不倚，乃能生化。在处方用药方面，孙桂芝教授根据病情需要以黄芪建中汤作为辨证主方；吴良村教授多以易功散化裁，灵活加减苍术、芡实、莲子、炒谷芽、炒麦芽等品，其中莲子可"上敛心精，中敛脾精，下敛肾精"，而苍术一味，国医圣手施今墨先生曾指出此药擅"敛脾精"，后世医家用苍术一味治疗糖尿病，亦是着眼于其"敛脾精、止漏浊"之功；国医大师王晞星亦认为正虚是胰腺癌发病的基础，而脾胃虚弱贯穿于胰腺癌的各个阶段，临证治疗首推六君子汤作为胰腺癌的基础方，均是着眼于中焦精气生化立论的典型。中土健运，可执四旁，所以精气生，脉络充，脏腑荣而肌肉盛。从三焦而言，中焦如沤，泌糟粕而蒸津液，化生精微，脾精游溢，上输于肺，是为中焦受气取汁，变化而赤为血，色之清者为津，津之浓者为液。若脾积日久，虚劳难复，脾精耗竭，合化之精微失于濡养周身，即经曰所谓"足太阴气绝，则脉不荣肌肉"，后天之本戕伐，则预后较差。

（二）调和气机，脾精上奉

本病病位虽在胰，多与肝、脾有关，胰腺癌患者术后脾气亏虚，土虚木亢，脾胃之气为一身之气的枢机，中气虚弱则气机转枢不利，导致中焦脾胃之气升降失调，肝胃不和，脾气散精不利的一系列证候。因此治疗必须求本，以调和气机，上奉脾精为治疗大法。朴炳奎主任认为，胰腺癌的发病与不良饮食习惯、情志因素等有密切关系，其病位在肝脾，核心病机为正气内虚，气滞、血瘀、湿毒聚结中焦，治疗当以调理气机为主。辨病选药常用柴胡、白芍、枳壳、郁金，理气散结、活血止痛，四逆散疏肝解郁、调和肝脾失调之气机，芍药兼能缓急止痛，枳壳兼能下气消积，切中胰腺癌之核心病机。在此基础之上，佐以鸡内金、草豆蔻、白术、六神曲、麦芽、谷芽等具有顾护脾胃、斡旋中州之品，气机调达，脾精输运上归，以此百脉皆养，同时配合半枝莲、八月札、白花蛇舌草等扶正抗癌。诸药合用，辛以散结，苦以降通，寒以清热，甘以补中，则诸症自除。

（三）通散结合，脾精四布

随着胰腺癌病程的进展，痰结瘀血之"窠囊"日趋增大，故在胰腺癌晚期，由于肿瘤实体的压迫以及胰酶自蚀所产生的癌性疼痛以及诸多消化道症状，成为影响患者生活质量的重要因素。基于癌性疼痛的治疗，孙桂芝教授创新性提出"通散"理论，主张"散结"与"通腑"相结合，实则亦为敷布脾精之法。从解剖角度而言，胰腺虽不是空腔器官，且功能从属于脾，脏者，当藏精气而不泻也，但作为脾精成分之"胰酶"，却应以疏通排泄为要。脾脏功能的发挥，亦需要在胰腺通常功能的基础之上，发挥其运化生精之功。故临证用药可酌加半枝莲、露蜂房、鳖甲、三棱、藤梨根、草河车等增强散结解毒之功；柴胡、川楝子、乌药、莪术、菖蒲、郁金等彰显调气疏通之义。其中，郁金一味，味苦辛，性寒，入肝、心，功善行气化瘀、清心解郁、利胆退黄，既能理气活血、消除积滞，又能利胆退黄，对改善胰头癌黄疸等主症，亦能有一定止痛作用，痛甚者，常配合醋元胡，以增强活血、行气、止痛之功。

五、验案举隅

患者，男，61 岁。主诉：发现胰头占位 4 月余。现病史：患者于 4 月余前自觉进食后间断上腹疼痛，腹满不适，厌食油腻。经对症治疗无效，出现黄疸，上腹胀痛加重，进行性消瘦、乏力。于外院查腹部 CT 示：胰头占位，大小 4.4cm×3.5cm×2.9cm，肝内胆管扩张，腹膜后多发淋巴结肿大，最大约 1.5cm×2.5cm。临床诊断：胰头癌（分期不详）。遂行肝内胆管、胰管内支架成形术，术后黄疸消退，腹痛明显减轻，仍纳差、进食后上腹胀满，进行性消瘦、乏力，体重约减少 14kg。患者拒绝放化疗，为求进一步诊疗来诊。刻下症：体力较弱，乏力，纳差，上腹胀痛、进食后尤甚，口干不欲饮水，大便秘结，4 日一行。既往史：既往有糖尿病史 10 余年。体格检查：面色晦暗，巩膜轻度黄染，消瘦，舌质暗红，苔白厚腻，脉弦滑、双尺沉涩。辅助检查：CA19-9 96.0U/mL、CA125 53.0U/mL、CEA 37.6ng/mL。西医诊断：①胰头占位，PC 可能性大，腹膜后多发淋巴结转移；②阻塞性黄疸。中医诊断：伏梁，辨证为肝郁脾虚，痰浊瘀阻。治法：疏肝健脾，理气化痰，活血化瘀，解毒散结，佐以消导。处方：柴胡 10g，赤芍 20g，白芍 20g，枳壳 10g，枳实 10g，郁金 10g，延胡索 10g，白术 10g，山药 15g，益智仁 10g，乌药 10g，香附 10g，薏苡仁 20g，土茯苓 30g，莪术 15 g，半枝莲 15g，藤梨根 15g，黄芪 30g，太子参 10g，猪苓 15g，茯苓 15g，白豆蔻 5g，炒山楂 10g，炒麦芽 10g，炒神曲 10g，陈皮 10g。30 剂，水煎服，日 1 剂。

二诊（2015 年 2 月 18 日）：患者坚持服药，4 个月增重 5kg，诸症缓解，2014 年 12 月 9 日于外院 CT 复查示：肝内胆管、胰管内支架成形术后。胰头占位大小约 3.4cm×2.7cm，腹膜后多发淋巴结肿大，最大约 1.7cm×3.0cm。查 CA19-9 36.5U/mL，CA125 33.0U/mL，CEA 6.3ng/mL。舌质暗红，苔白腻，脉弦。拟原方加猫爪草 15g，石见穿 30g。30 剂，煎服法同前。嘱患者定期复查，2016 年 2 月因高热入院，考虑胆道感染，予以介入支架置换，抗感染治疗，随访存活至今。

按语：本例患者的发病乃由平素饮食不节、过食肥甘厚味，加之情志不畅、肝脾不调，导致肝脾肾三脏功能失调，瘀血、痰凝、癌毒凝聚，久乃成积。病理因素与痰瘀、热毒、癌毒有关。病位涉及肝、脾、肾三脏，病机虚实相兼、错综复杂。患者经胆管内支架置入术后，黄疸显著消退，中焦气机升降得复，已能进食，为中医干预治疗创造了条件。遂以疏肝健脾和胃为法，予四逆散、参苓白术散化裁，佐以抗癌散结、健脾补肾等药物，患者坚持服药并随访近 2 年，肿瘤未见明显进展，获得了较好的生活质量，延长了生存期。

六、结语

基于胰腺与脾的相关性，笔者从"养脾精"入手有望阐释胰腺癌从脾论治的科学内涵，并进一步促进中医"脾"的本质研究。根据癌瘤"正气内虚"以及"扶正培本治则"相关理念，围绕胰腺癌不同时期的病机特点，笔者认为脾精不充、脾精不摄、脾精消铄、脾精耗竭贯穿于胰腺癌病程演进全程，旨在凸显"养脾精"在胰腺癌诊治中的重要性，并结合临证经验佐以建中州、调气机、通散结之法，有望为深化胰腺癌核心病机认识，为中医辨治胰腺癌提供更广阔的临证思路。

（庞　博）

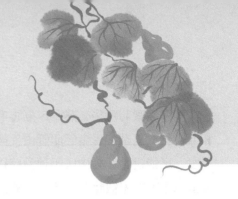

食管癌

岐黄学者贾立群谈食管癌的中医治疗经验

专家简介

贾立群，岐黄学者，首都名中医，第二届"国之名医"。现任中日友好医院中西医结合肿瘤内科主任医师、博士生导师、全国第七批老中医药专家学术经验继承工作指导老师。自1986年起从事中西医结合肿瘤临床及科研工作，传承张代钊教授、李佩文教授学术思想，擅治食管癌、肺癌，以中医外治肿瘤并发症、中医舌诊智能辅助诊疗为技术专长；主持国家及省部级课题18项，发表论文260余篇，主编专著7部，牵头制定专家共识与临床路径6项。全国中医药行业高等教育"十四五"规划教材《中西医结合肿瘤学》主编，兼任中华中医药学会理事、中华预防医学会中西医结合预防与保健分会主任委员等。

导语

食管癌是我国特异高发的恶性肿瘤，全球近一半的食管癌发病和死亡病例发生于我国，疾病负担较重，发病具有中国特色。2020年我国食管癌发病率在所有癌症中排名第7位，死亡率排名第6位。过去30年来，我国食管癌发病和死亡风险持续下降，但随着人口老龄化，老年人群发病及死亡风险升高，未来食管癌防控形势仍较严峻。2016年，我国食管癌新发病例25.25万例，死亡病例19.39万例，食管鳞癌最为常见，占85.79%，腺癌和其他病理类型分别占比11.00%和3.21%，年龄别发病率和死亡率在40岁后迅速上升，80岁后达高峰，男性发病率和死亡率约为女性的3倍，农村地区发病率和死亡率约为城市地区的2倍。多数食管癌患者确诊时处于中晚期，尤其是高龄患者，由于机体体力状况衰退，免疫力低下，往往无法耐受手术或放化疗，中医药在改善患者临床症状、提升生活质量等方面有肯定疗效。此外，中医药在食管癌的预防以及治疗食管癌前疾病方面有独特优势。

一、食管癌中医病因病机认识

食道癌在中医学上多属"噎膈""噎"的范畴，《诸病源候论》记述："噎膈者，饥欲得食，但噎塞迎逆于咽喉胸膈之间，在胃口之上，未曾入胃即带痰涎而出。"噎膈的发病与七情郁结、饮食不节、脾胃损伤、气血亏虚、年高肾衰等密切相关。《临证指南医案》记载："噎膈之证，必有瘀血、顽痰、逆气，阻隔胃气。"噎膈病位在食管，由胃气所主宰，又与肝、脾、肾等脏腑有密切关系。胃属腑，以降为顺，若胃失和降，肝失疏泄，则气机郁滞，升降无常，甚则导致痰阻血瘀；气机运行不畅，郁而生痰，随气升降，痰气交阻于食道，久则脾气虚弱，气虚血瘀。中焦脾胃运化依赖肾气推动，若肾阴亏虚，虚火上炎，食管失于濡养，虚火灼伤，则发为噎膈。贾立群教授认为，噎膈的发病是本虚标实的病理转化过程，尤其对于老年患者，以阴虚阳微为本，痰凝、血瘀为食管癌基本病理因素，且二者往往相互胶结。痰瘀互结，阻滞经络，经络不通，日久成积；有形之物阻于食道，则出现进食困难，哽噎不顺，饮水难下，食入即吐；痰瘀日久，耗伤津液，阴虚燥热进展到血瘀内阻。噎膈的中医病因病机以阴虚、血燥、脾肾亏虚为本虚，以气滞、痰凝、血瘀为标实。

多数食管癌患者发病时已处于疾病中晚期，疾病的早期预防及筛查尤为重要。从食管癌前病变到发展成食管癌的过程是漫长的，目前认为慢性食管炎、白斑症、Barrett食管等食管疾病是癌前病变，食管鳞癌的发生发展多经历低级别上皮内瘤变、高级别上皮内瘤变及原位癌、浸润癌、转移癌等阶段。基于"十二五"国家科技支撑计划，在食管癌高发区四川省盐亭县、山西省阳城县以及河北省磁县等地开展了食管癌高危筛查人群的舌象研究，建立29871例食管癌高危筛查人群"病-证-象"数据库，探索早期食管癌及癌前病变舌象特征规律。通过大数据分析，首创提出食管癌早癌的病机演变：食管癌前病变主要以热和瘀为病机转化特点，食管癌前病变到早癌过程中呈现红舌、裂纹舌，紫舌呈现递增趋势，裂纹舌、红舌、舌体瘀斑是食管癌及癌前病变的高危因素。裂纹舌是食管癌前病变特征舌象之一，亦提示患者处于阴虚津亏的病理状态，正如《金匮翼·膈噎反胃统论》讲："噎膈之病，大都年逾五十者，是津液枯槁者居多。"热结日久则致津亏，反映出食管癌变过程中由阴虚燥热向瘀血内阻转化的中医病机规律。将舌象与食管癌危险因素相结合，提高了食管早癌的检出率，是中医预测或早诊消化道恶性肿瘤的依据，也为中医防治"未病"提供了新思路。

二、食管癌的防治原则与用药

中医药防治食管癌前病变具有独特优势。长期反流性食管炎可发展为Barrett 食管或食管腺癌，选用半夏泻心汤加减预防癌变，如烧心不明显，反流清稀胃液，平素喜热饮，怕凉，以吴茱萸汤加减。对于 Barrett 食管，多由于肝胃不和、痰气郁结所致，治疗宜化痰散结、开郁降逆，选用小陷胸汤加减。增生平片（由山豆根、拳参、白鲜皮、夏枯草、北败酱草、黄药子等六味中药组成）亦可用于预防食管癌前病变发展。噎膈者壮水之法可去大半，贾立群教授在临床实践中建立了滋阴通膈防治食管癌前病变癌变的转化，以六味地黄为壮水之本，加壁虎和仙鹤草活血通膈，研制了通膈地黄丸。

起居失常、情志不畅、饮食不节或年高久衰等内因，往往致使气血耗损、聚痰郁热，进而出现噎膈病证，本虚标实是食管癌的主要病机，治疗上主张扶正培本兼顾祛邪抗癌为主要原则。结合前面提到的食管癌病因病机，化痰散结、活血化瘀、清热润燥、益气养阴、抗癌解毒是食管癌的基本治法。中医治疗在食管癌疾病发生的不同阶段，配合不同的抗肿瘤治疗手段，选方用药。贾立群教授总结食管癌主要证型有：痰气交阻型、气滞血瘀型、痰瘀互结型、热毒伤阴型、气血亏虚型。贾教授认为，食管癌在病机上注重中气亏虚，以中气亏虚为本，多由脾肾肺亏虚引起，应主要补益此三脏。补肺治以益气养阴、补肺润燥，选用百合、沙参、知母、麦冬、天花粉等；补脾治以健脾益气、升清降浊，用六君子汤加减；补肾治以养阴填精、温补肾阳，补肾养阴用熟地黄、山茱萸、黄精、旱莲草、女贞子等，温阳用干姜、吴茱萸、鹿角胶、黑顺片等。食管癌中邪实为痰阻、气滞、血瘀、癌毒、热邪等致病因素。其中，血瘀、气滞、癌毒多由痰所致或与痰相伴，故宽胸化痰是针对食管癌的重要治法，常用瓜蒌、半夏、胆南星、郁金等。调畅肺脾肾功能，有助于化痰，古有"肾为生痰之本，脾为生痰之源，肺为贮痰之器"。对于血瘀明显者宜活血化瘀，选用莪术、红花、五灵脂、水蛭等，配合使用藻蛭散，用海藻化痰散结，水蛭活血化瘀。重者可用全蝎、蜈蚣、壁虎等破血逐瘀，"血不利则为水"，活血的同时祛瘀化痰。食管由胃所主，当配伍和胃药物，如炒麦芽、焦山楂、焦神曲、鸡内金、旋覆花等。如病变在上段，声音嘶哑明显，可使用山慈菇、山豆根配合威灵仙、麻黄辛散温通，清热散结。

三、验案举隅

姚某，男，81岁。

初诊：2019年年底自觉进食哽噎，后进行性加重，2020年8月感吞咽困难，饮水时偶有呛咳。上消化道造影：第2胸椎水平见长约5cm不规则充盈缺损，考虑食管上段占位。2020年9月22日胸腹增强CT示：纵隔内肿大淋巴结，食管上段管壁增厚，考虑食管癌可能；胸椎旁软组织灶，考虑转移可能；肝左叶环形强化灶，考虑转移可能。2020年10月21日胃镜示：食管距门齿20～25cm见肿物环周生长，病理提示鳞状细胞癌。诊断：食管上段鳞癌Ⅳ期，肝转移。一线治疗自2020年11月行氟尿嘧啶＋顺铂联合卡瑞利珠单抗免疫治疗。后因消化道反应，骨髓抑制，自觉生活质量较差，2021年7月开始行纯中医治疗。症见：进食哽噎，吞咽困难，咳吐涎沫，声音嘶哑，乏力，口干，纳差，寐可，大便干燥，小便正常，体重近1个月下降4斤。舌红少苔前部剥脱，脉细弱。证属气虚阴亏证，治以益气滋阴、化瘀通膈。方药以炙甘草汤加减，具体如下：炙甘草10g，红参6g，生地黄20g，酒黄精20g，麦冬12g，大枣10g，生姜6g，北沙参15g，桃仁6g，当归20g，五味子10g，海藻30g，炙水蛭6g，仙鹤草40g，石见穿15g。14剂，水煎服，早晚温服。

二诊（2022年3月22日）：服用前方后自觉进食哽噎、吞咽困难缓解，口干缓解，声音嘶哑缓解，食欲好转，体重增加，二便正常。刻下症见：仍有进食哽噎，乏力，舌淡红苔少，脉细弱。辨证为气虚阴亏，治以益气养阴。继续以前方减去红参，加党参20g、太子参20g、白术15g、升麻10g，以增强补益脾肺之气的作用。15剂，水煎服，早晚温服。

三诊（2023 年 7 月 5 日）：患者近一年余来坚持服用中药，复查 CT 病情基本稳定。刻下症见：目前无进食哽噎症状，乏力改善，二便正常，舌淡红、苔薄白，脉沉。前方为基础方，痰明显时，加半夏厚朴汤；热象明显时加瓜蒌、黄连、黄柏；津亏明显时加沙参、麦冬、天花粉等。中药维持治疗 2 年，患者病情稳定。

按语：本例患者确诊时属高龄食管鳞癌晚期，曾接受一线化疗联合免疫检查点抑制剂治疗，因副反应无法耐受，后续中医治疗坚持 2 年余，病情稳定，在控制肿瘤、缓解症状方面疗效肯定。高龄食管癌，命门火衰，脾胃失于温煦，中气不足，运化无力，精血亏损，病之晚期，气阴渐伤，阴阳不和，痰气瘀结。贾教授总结老年食管癌证型以气阴两虚为主，治疗以扶正消积为基本治则，治法以养阴润燥、温通益气为主，予炙甘草、生地黄、麦冬养阴生津，加用红参、鹿角霜、阿胶珠温补肾阳。处方中结合舌脉四诊合参、辨证论治，重视整体调节，抗癌同时注重扶正。因其为高龄晚期患者，再配合饮食调养，调畅情志，生活质量较佳。

（贾立群）

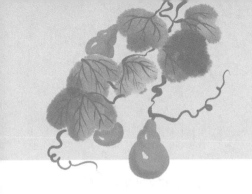

全国优才王国方从脾肾二脏辨治晚期食管癌肺转移的经验介绍

专家简介

王国方，男，1972年10月出生，汉族，主任中医师，硕士生导师。江苏省丹阳市中医院肿瘤科主任，中国中医药促进会肿瘤分会委员，中国民族医药学会肿瘤分会常务理事，江苏省中医药学会理事。国家中医药管理局第五批中医临床优秀人才，国家中医药管理局"十二五"重点专科学术带头人，江苏省"333工程"人才第三层次，镇江市"169"科技骨干，镇江市医学重点人才。擅长中西医结合治疗肿瘤，包括肿瘤放疗、个体化化疗、分子靶向治疗、免疫治疗及特色中医中药治疗等。主持江苏省中医药局科研四项，镇江市科技局科研二项。曾获"江苏中医药科学技术奖三等奖"一项。

导语

食管癌是全球第九大常见癌症，也是第六大癌症死亡原因。食管癌可分为食管鳞癌和食管腺癌两个组织学亚型，食管鳞癌是最常见的组织学亚型，占比为85.79%，尤其在我国；而在西方，食管腺癌是食管癌主要的类型，占比约11.00%。2020年，全世界预计新发食管癌60万余例，死亡54.4万例，其中近半数发生在我国，且由于确诊时患者多为晚期，因此目前食管癌的预后较差。

一、食管癌肺转移的诊治要点

食管癌是一种进展迅速且死亡率高的疾病，多数患者确诊时即为晚期，且肺、肝转移高发。肺脏有着丰富的血管及淋巴管，是食管癌转移概率较高的器官。大多数食管癌通过血行转移至肺部，肿瘤细胞侵入静脉后，经右心至肺动脉及毛细血管到肺，也可经胸导管进入肺静脉，然后到肺。多发结节型肺转移瘤诊断时，首先排除肺真菌病、炎性肉芽肿、肺结节病等良性疾病，其次要排除原发性肺癌。王卫杰等回顾性分析了 76 例食管癌同时伴有肺部病灶，并行手术的患者临床资料发现，76 例肺部病灶中，原发性肺癌 28 例，食管癌转移肺癌 9 例，良性病变 39 例。以上分析提醒我们，出现食管癌同时伴有肺部病灶时，并不一定全是肺转移，需要进一步鉴别诊断。

晚期食管癌肺转移目前西医的主要治疗手段是化疗或化疗加免疫治疗。在免疫治疗出现前，晚期食管癌的治疗以化疗为主。化疗方案包括顺铂 / 奥沙利铂 +5- 氟尿嘧啶、顺铂 / 奥沙利铂 + 卡培他滨、顺铂 / 奥沙利铂 + 紫杉类药物等，中位生存期仅为 8～10 个月，而 5 年生存率更是不足 5%。近年来，免疫治疗（PD-1/PD-L1 制剂）被广泛运用于食管癌的治疗中。ESCORT-1st 研究显示：卡瑞利珠单抗联合化疗与单纯化疗相比，能显著延长晚期食管鳞癌患者的中位生存期（15.3 个月 vs12.0 个月，P＝0.001），降低患者 30% 的死亡风险；RATIONALE 306 研究显示：替雷利珠单抗中位总生存期达到 17.2 个月，而对照组单纯化疗的中位生存期仅有 10.6 个月，替雷利珠单抗延长生存期 6.6 个月，降低死亡风险达到 34%（HR＝0.66）。

二、食管癌的中医诊断及病因病机分析

食管癌中医诊断多为"噎膈"，哽噎不顺，吞咽不利谓之噎；胸膈阻塞，饮食不下谓之膈。如《阴阳别论》篇曰："一阳发病，其传为隔。三阳结，谓之隔。"《灵枢·邪气脏腑病形》篇曰："脾脉微急为膈中，食饮入而还出，后沃沫。"《素问·通评虚实论》曰："膈塞闭绝，上下不通，则暴忧之病也。"

晚期食管癌病位在食管，为胃气所主，涉及脾、肾、肝；病机为脾肾亏

虚，胃失和降，肝失疏泄，致气机逆乱，精血亏虚，津液枯槁，形成痰、瘀、热、毒胶结成块，最终引起脾之生化乏源，肾之精气衰竭，肝血耗伤，胃气不存，变为不治。正如张介宾所言："噎膈不治证：凡年高患此者多不可治，以血气虚败故也。粪如羊矢者不可治，大肠无血也。吐痰如蟹沫者不可治，脾气败也。腹中疼痛，嘈杂如刀割者不可治，营虚之极，血竭于中也。"因此，晚期食管癌病机复杂，随病情发展而虚实并存，混杂兼夹，而非单一病机或单个致病因素，治疗法则与遣方用药时当考虑全面，审证求因，圆机活法，重方融合，多法组方。

三、从脾肾二脏辨治食管癌的经典解读与治法方药

《景岳全书》指出："凡治噎膈大法，当以脾肾为主。盖脾主运化，而脾之大络布于胸膈，肾主津液，而肾之气化主乎二阴。故上焦之噎膈，其责在脾；下焦之闭结，其责在肾。治脾者宜从温养，治肾者宜从滋润。"《医宗必读》指出："此证之所以疑难者，方欲健脾理痰，恐燥剂有妨于津液；方欲养血生津，恐润剂有碍于中州。"丹溪治法云："用童便、韭汁、竹沥、姜汁、牛羊乳，气虚入四君子，血虚入四物。有痰用二陈，入气血等药中用之。切不可用香燥药，宜薄滋味。"《素问·水热穴论》说："肾者，胃之关也，关门不利，故聚水而从其类也。"脾胃升清降浊，运纳相应，肺气肃降，肝气调达，肾气固摄，则食道病从安来。综合以上古代名著所言，结合本人多年临床经验与诸多案例，故从脾肾二脏辨治，当补脾益肾、疏肝和胃以扶正固本，化痰祛瘀、清热解毒以祛邪治标。方选归芍六君子汤合二术郁灵丹加减。药物组成：生晒参或党参或太子参、当归、炒白芍、白术、茯苓、陈皮、半夏、黄芪、莪术、郁金、威灵仙、丹参、熟地黄、急性子、石见穿、白花蛇舌草、金刚刺、桔梗等。归芍六君子汤出自《笔花医镜》卷二，方义《成方便读》：以六君子为君，加当归和其血，使瘀者去而新者得有所归；白芍通补奇经，护营敛液，有安脾御木之能，且可济半夏、陈皮之燥性耳；二术郁灵丹（白术、莪术、郁金、威灵仙、丹参）为广安门医院余桂清名中医治疗食管癌的经验方，用于食管癌的治疗效果确切；熟地黄滋肾水，安相火；急性子、石见穿行瘀下气，清热化痰，软坚散结；白花蛇舌草、金刚刺清热解毒；桔梗上浮保肺，引诸药上行。

癌毒炽盛时以虫类药物取效，常用蜈蚣、全蝎、僵蚕、天龙、土鳖虫等。

四、验案举隅

睦某某，男，69岁，2021年8月17日首次来院门诊就诊。主诉：食管鳞癌术后伴声嘶，呛咳5个月。现病史：2021年3月11日当地医院行食管癌根治术，术后病理提示食管中段低分化基底细胞鳞癌，侵犯食管纤维膜，淋巴结未见转移。肿瘤分期：$PT_3N_0M_0$，ⅡB期。因手术损伤喉返神经导致患者声音嘶哑，喝水作呛。术后未行放化疗。2021年6月复查CT提示：双肺见多发实性结节影，部分内见点状致密影，双肺散在斑片状模糊影及条索影，纵隔淋巴结肿大，部分增强后见均匀强化。肺穿刺提示鳞癌，结合病史，考虑转移。刻下：神志清，精神萎，面色无华，讲话声音嘶哑，痰多色白，呛咳，小便浑浊，沉淀物多，夜尿多，神疲乏力，下肢浮肿，舌红苔白腻，脉细滑、结代。既往史：患者有糖尿病十余年，一直胰岛素治疗中，血糖控制良好，并发糖尿病肾病，尿蛋白长期2+以上，既往有冠心病伴慢性房颤史。

病机：脾肾亏虚，气血不足，肺失宣肃，痰浊内生，夹瘀生毒。

治法：健脾益肾，调和气血，宣肺化痰，温阳利水，祛瘀解毒。

主方：方选归芍六君子汤合二术郁灵丹、苓桂术甘汤加减。

药物组成：生晒参10g，当归10g，炒白芍10g，炒白术15g，茯苓20g，桂枝6g，橘红10g，姜半夏12g，生黄芪30g，莪术10g，郁金10g，威灵仙15g，丹参15g，熟地15g，急性子10g，石见穿30g，浙贝母15g，桔梗10g，白花蛇舌草20g，藤梨根30g，木蝴蝶5g，炙甘草3g。共14剂，水煎服，每日一剂，分两次服用。服药期间禁食生冷瓜果，油炸腌制品，多吃高蛋白饮食。

二诊（2021年8月31日）：患者诉下肢浮肿消退，乏力好转。仍咳嗽痰多色白，声音嘶哑，舌红苔白腻，脉细滑、结代。上方去木蝴蝶、白花蛇舌草，加紫苏子10g，白芥子10g，莱菔子10g。共14剂。

三诊（2021年9月30日）：患者诉痰多明显好转，下肢浮肿消退，出现右肩部疼痛，动则汗出，仍咳嗽，声音嘶哑，舌红苔白，脉细、结代。证属肺脾两虚，气阴耗伤，瘀血阻络。治以补肺健脾，益气养阴，化瘀通络。药物组成：太子参 20g，茯苓 15g，麸炒白术 20g，醋莪术 10g，红景天 15g，威灵仙 15g，丹参 15g，石见穿 30g，郁金 10g，姜半夏 15g，藤梨根 30g，白花蛇舌草 20g，生黄芪 30g，急性子 10g，炒紫苏子 10g，麸炒白芍 15g，醋五味子 10g，桂枝 6g，仙鹤草 30g，麦冬 10g，醋延胡索 10g。共 28 剂。

四诊（2021 年 12 月 2 日）：复查胸部 CT 提示 1.食管癌术后，后纵隔胃，局部胃壁略增厚，必要时内镜检查；纵隔多发小淋巴结；2.两肺散在炎性变，左上肺局部支气管扩张，左侧胸膜增厚，左上肺炎症较前片 2021 年 10 月 12 日略进展，余较前略吸收；3.两肺多发小结节、部分内见钙化，性质待定，较前片相仿。患者诉动则汗出，右肩疼痛明显好转，咳嗽加重，发热 38.5℃，舌质红，苔薄白，脉细、结代。上方去急性子、苏子、麦冬、五味子、延胡索，加金荞麦 30g，土鳖虫 10g，金刚刺 15g，鱼腥草 15g，金银花 10g。共 14 剂。避风寒，忌生冷辛辣之品。

五诊（2022 年 6 月 16 日）：复查 CT 提示 1.食管癌术后改变，术区未见明显异常强化灶，纵隔、后腹膜腔多枚淋巴结；2.两肺少许炎症，两肺小结节，左侧胸膜增厚；3.较前片 2021 年 10 月 12 日，纵隔部分淋巴结减小，请结合临床，随诊复查。患者诉咳嗽痰多，右肩痛等症状消除，唯有小便浑浊，较多沉渣。舌红苔白，脉细，结代。证属脾虚不能升清降浊，肾虚失于固摄，湿浊瘀毒留滞。治当健脾温肾，化湿降浊，祛瘀解毒。药物组成：茯苓 15g，麸炒白术 20g，党参 15g，醋莪术 10g，红景天 15g，威灵仙 15g，郁金 10g，丹参 15g，石见穿 30g，姜半夏 9g，藤梨根 30g，生黄芪 20g，仙鹤草 30g，土鳖虫 10g，川牛膝 15g，红豆杉 5g，金刚刺 15g，薏苡仁 20g，玉米须 30g，芡实 15g，土茯苓 20g，淫羊藿 15g，麸炒山药 15g。共 14 剂。水煎服，每日一剂，连服五天，休息两天。

六诊（2023 年 3 月 10 日）：复查 CT 提示 1.食管癌术后，后纵隔胃；纵隔多发小淋巴结；2.左肺下叶少许炎性改变，较前片 2022 年 9 月 23 日，炎症吸收；3.两肺小结节，部分结节可见钙化灶。患者诸症消失，唯见小便浑浊，白色沉渣，舌红苔白，脉细，结代偶发。上方去淫羊藿、土茯苓，加益智仁 10g，三棱 10g。水煎服，每日一剂，连服五天，休息两天。

按语：患者食管癌术后三个月发生肺转移。因基础疾病糖尿病肾病以及冠心病房颤不能进一步放化疗，门诊求治于中医诊疗。四诊参合，证属肺脾肾亏虚，气血耗伤，湿浊留滞，瘀毒不清。治以补肺健脾益肾，调气血，化湿浊，祛瘀毒。以六君子汤合二术郁灵丹加减，根据患者不同阶段出现的相应症候，予以苓桂术甘汤、生脉饮、三子养亲汤、缩泉丸、四妙丸等经方融合治疗，全程不忘补脾益肾，贯穿祛瘀解毒。在疾病稳定后改服中药连服五天，休息两天，恐苦寒之品，多服伤胃，休息便于胃气恢复。本案例纯中医治疗 20 个月，患者诸症消除，生活质量满意，肿瘤持续稳定，收到较好疗效。

（王国方）

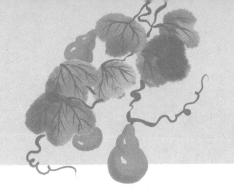

妇科肿瘤

全国名老中医药专家谢德聪基于"阳化气、阴成形"理论谈子宫内膜癌辨治思路

🌰 专家简介

　　谢德聪，1943 年出生，女，主任医师，研究生导师，教授。2013 年被评为福建省名中医，历任福建中医药大学附属第二人民医院妇科主任、妇科教研室主任，福建省中医药学会妇科分会第三、第四届副主任委员兼秘书长，福建省第四批老中医药专家学术经验继承指导老师，全国第五批老中医药专家学术经验继承工作指导老师。师承全国名老中医、福建中医药大学终身教授陈雨苍先生，擅长治疗妇科疑难杂症，尤其精于月经病、不孕症、妇科恶性肿瘤的中医治疗。在中医药防治子宫内膜癌方面经验颇丰，有独特的中医诊疗特色。

🌰 导语

　　世界范围内，子宫内膜癌（endometrial cancer，EC）发病率为所有女性肿瘤的第 7 位，在发达国家，子宫内膜癌已位居女性生殖系统恶性肿瘤发病率首位，大多数病例发生在 65～75 岁。在我国，根据国家癌症中心 2019 年公布的《2015 年中国恶性肿瘤流行情况分析》，子宫内膜癌 2015 年的发病人数约为 69000 例，死亡约为 16000 例，发病率约为 10.28/10 万人，约占女性恶性肿瘤发病人数的 3.88%，约占妇科恶性肿瘤的 20%～30%。EC 发病率平均每年增加 1.9%，在我国的发病率呈上升趋势。EC 的相关危险因素包括肥胖［体重指数（BMI）22～27.2，风险增加 21%；BMI 27.5～29.5，风险增加 43%；BMI＞30，风险增加 273%］，高血压、高胰岛素血症和长期暴露于无拮抗的雌激素刺激［多囊卵巢综合征（PCOS）相关的未产和不孕症或他莫昔芬的使用］。

子宫内膜癌的主要治疗手段为手术和放化疗。近年来，随着基因检测的广泛应用，靶向治疗、免疫治疗等抗肿瘤药物的不断研发，EC 治疗逐渐向精准化方向发展，虽在一定程度上延长了患者的生存期，但死亡率仍居高不下，治疗产生的不良反应等问题不断涌现。因此，子宫内膜癌的防治任重道远。中医药在肿瘤防治领域有显著且确切的疗效，在子宫内膜癌的术后调理、防止复发和转移及免疫调节等方面有着巨大优势。

一、子宫内膜癌的病因病机与"阳化气，阴成形"理论的应用

（一）"阳化气，阴成形"的理论渊源及含义

"阳化气，阴成形"语出《素问·阴阳应象大论》篇："积阳为天，积阴为地。阴静阳躁，阳生阴长，阳杀阴藏。阳化气，阴成形。"张介宾的《类经》中注："阳动而散，故化气；阴静而凝，故成形。"《黄帝内经素问译释》注："阳的运动，可以化生清气和能量；阴的凝聚，可以构成有形的物质。"《黄帝内经素问集注》曰："……故阳化万物之气，而吾人之气由阳化之；阴成万物之形，而吾人之形由阴成之。"

阴阳互根互用，交感互藏，自和平衡，始终处于动态平衡中。阳的特性表现为动而散，温煦推动有形之物化生输布为无形之气，进而维持人体正常的生理功能。阴的特性为静而凝，冷凝收敛无形之气集聚充养为有形之物质，进而产生精、血、津液等精微物质，濡养全身。"阳化气，阴成形"阐明了阴阳的气化规律，阳的气化需借助阴之凝静特性，故能动而不亢；阴之滋养需借助阳的温散之性，故能凝而不滞。在"阳化气，阴成形"的调控下，达到"阴平阳秘"动态平衡的健康状态。"阳化气，阴成形"一旦失调，"阳化气不足"，则"阴成形太过"，致病理产物蓄积，疾病随之产生。

（二）"阳化气，阴成形"功能正常是月经生理与调节正常的基础

《素问·上古天真论》篇云："女子七岁，肾气盛，齿更发长；二七而天癸至，任脉通，太冲脉盛，月事以时下，故有子……七七，任脉虚，太冲脉衰少，天癸竭，地道不通，故形坏而无子也。"月经的产生及其具有的周期性、节律性，是"阳化气，阴成形"功能正常，肾阴、肾阳消长转化，气血盈亏变化的结果。经后期，血海空虚，肾阴渐长，阴中有阳，藏而不泻，呈重阴状态，阴精凝聚，子宫内膜的组织学变化表现为增殖期；经间期，是肾之阴精发展到重阴转阳、重阴必阳的转化时期；经前期，阴阳平衡中阳的功能渐趋充旺，阳长阴消，阳中有阴，肾阴肾阳俱盛，阴平阳秘，子宫内膜的组织学变化表现为分泌期；行经期，子宫"泻而不藏"，阳化气，气化运动推动经血的排出，排出功能性子宫内膜，"重阳转阴"，除旧生新，出现新的周期。至七七之年，"阳化气，阴成形"功能逐渐减退，肾气渐虚，肾中阴精渐乏，冲任虚衰，天癸随之衰竭，直至天癸竭绝闭经，子宫内膜的组织学变化表现为萎缩变薄。因此，月经的生理与调节，子宫内膜的周期性增殖脱落，是"阳化气，阴成形"人体阴阳之气运行的状态及结果。

（三）从"阳化气，阴成形"阐释子宫内膜癌的病因病机

子宫内膜癌（EC）是发生于子宫内膜的一组上皮性恶性肿瘤，病理主要表现为内膜腺体高度异常增生，临床症状主要为不规则阴道出血、异常阴道排液、月经紊乱、下腹坠胀疼痛等。中医学并无子宫内膜癌这一病名，根据其临床表现和特征归属于"癥瘕""崩漏""五色带""积聚"等疾病范畴。女子五七，"阳明脉衰"，六七，"三阳脉衰于上"，七七，"任脉虚，太冲脉衰少，天癸竭"，五七后随着年龄的增长，阳气逐渐衰弱，至七七，肾阳虚衰，化气功能减弱，若素体脾虚湿盛、冲任瘀滞，则肾气的升降出入失常无力输布聚集于冲任胞宫之气血津液，胞宫痰湿瘀毒积聚，"阴成形"的逐渐堆积，从量变到质变，子宫内膜细胞发生突变逐渐累积，直至导致子宫内膜细胞生长失控而异常增生，发展为子宫内膜癌。因此，子宫内膜癌常发生于围绝经期和绝经期女性，是肾阳虚衰、痰湿瘀毒积聚胞宫而成，是机体的"阳化气"不足，"阴

成形"太过的结果。

子宫内膜癌表现为子宫内膜异常增厚，不规则子宫出血，色鲜红，甚至气味腥臭，宫腔病灶局部血败肉腐，颜色晦暗，质地糟脆，血供丰富，一派"癌毒"表现。该病起因是脾肾阳虚不能化气，不但不能化生正常阴精，而且促生痰、湿、瘀等病理产物，"阴成形"太过积聚成肿瘤。痰、湿、瘀等阴成形产物，既是阳化气不足产物，也是癌毒的病因，随着阴盛加剧，阳气郁闭而化热化火，如张介宾所云"盖阳不独立，必得阴而后成，如发生赖于阳和，而长养由乎雨露，是阳生阴长也"。因此，"阳化气"不足，"阴成形"太过发生子宫内膜局部癌灶，阳生阴长促进子宫内膜癌的发展，瘤体的特性"体阴而用阳"，病灶局部的癌毒是病理之火，是癌灶不断增长成形的生理之火，病理之火不断促使痰、湿、瘀等阴邪凝聚成形，瘤体增长，肿瘤进展，表现为子宫内膜增厚成团成块，病变细胞分化程度较低，异型性大，增生旺盛。研究证实，肿瘤局灶微环境在免疫、代谢等方面均有别于正常组织的微环境，较正常细胞代谢和增殖活动显著旺盛，也包括比正常癌旁细胞明显上调的血管新生活动和高于正常组织的 DNA 和 RNA 聚合酶活性等。随着子宫内膜癌进展，子宫局部病灶的瘤体不断增生发展，内郁之伏阳、病理之火越趋亢盛，病灶局部阳"化气"亢盛，阳动而散，阴邪随之而行，如张介宾所云"阴不自专，必因阳而后行……是阳杀阴藏也"，机体正气亏虚，正不胜邪，从而发为远处转移。综上，子宫内膜癌的病位主要在肾、子宫，病因病机为内外相因导致肝脾肾失调，痰湿瘀毒下注冲任胞宫，肾阳虚衰、肝脾不调为本，血瘀、痰饮、湿热阻滞为标。

二、"阳化气，阴成形"理论对子宫内膜癌治疗的指导作用

"阳化气，阴成形"失调贯穿子宫内膜病变的发生发展始终，在疾病的发展中阴阳状态不断发生消长变化，明辨机体正气盛衰、邪气荣枯、正邪交争态势，以固本清源，扶阳抑阴，尽力达到阴平阳秘的平衡状态。子宫内膜癌的治疗以手术为主，放疗和化疗是常用的辅助治疗方式。手术、放疗、化疗、靶向药物等治疗虽然切除了恶性肿瘤，祛除了有形癌灶，但治疗性质过度攻伐，极大耗伤人体正气，导致机体阳气亏虚，阳化气功能不足，无力清除残存的痰湿

瘀毒等病理产物，使得肿瘤易复发转移。因此，温阳散结、扶阳消阴是治疗子宫内膜癌，提高治愈率、防止复发、改善生活质量的基本大法。在西医综合治疗期间，肿瘤病灶已经基本祛除，但原本衰弱的阳气进一步受损，极易导致残存的痰湿瘀毒积聚，因此需要益气温阳以扶正，扶阳以消阴，通过扶助阳气，使气血津液运行，充实阳气，固护正气，避免阴复形。遵循《黄帝内经》中"少火生气，壮火食气"理论，张介宾指出"善补阳者，必于阴中求阳"，选择温补脾肾之品，如黄芪、白术、西洋参、鹿角霜、淫羊藿、肉苁蓉、补骨脂、茯苓、山药等。同时，针对恶性肿瘤病理之阳亢、郁火、阴寒、痰湿、血瘀等有形之邪，标本兼治，选择清热利湿解毒、益气养阴清热、温阳散寒通滞、健脾理气化痰、行气活血化瘀等方法随证治之。

子宫内膜的周期性脱落、月经的周期和节律、月经产生和绝经是"阳化气，阴成形"正常的生理机制。从子宫内膜增生至不典型增生，最终发展为子宫内膜癌，有明显的规律可循，始动因素是肾阳化气不足，子宫内膜组织之阴的相对或绝对成形太过。从中医学角度，想要降低子宫内膜癌的发生率，当固护阳气，"先安未受邪之地"。因此，扶助"阳化气"，防止"阴成形"太过是预防子宫内膜癌的重要思路。肥胖、高血压、糖尿病、不孕、无排卵性疾病等是子宫内膜病变的高危因素。因此，子宫内膜病变多见于阳虚体质、痰湿体质，以及冲任瘀滞的女性，对阳虚体质女性，"阳化气"功能极易受损，当予温补肾阳之法调治；对痰湿体质女性，脾阳不足极易导致痰湿聚集成形，当予温阳健脾、祛湿化痰之法；对冲任瘀滞女性，冲任不调，极易导致瘀血下注胞宫成形，当予活血化瘀、温经通脉之法。通过辨证施治，让患者努力达到阴平阳秘的状态，恢复"阳化气，阴成形"的正常调节，对子宫内膜病变的未病先防有重要的指导意义。

三、验案举隅

万某，女，39岁，2023年3月20日初诊。主诉：阴道不规则出血20余年，加重1月余。患者平素月经不规则，12岁初潮，经期12～20天，周期18～28天不等，量多，色暗淡，夹血块，伴轻微痛经、腰酸。2016年、2019年多次因"重度贫血、异常子宫出血"于省妇幼保健院、我院予输血治疗及诊断性刮宫术，病理均提示"不伴有非典型性的子宫内膜增殖症，伴子宫内膜息肉"，术后予炔诺酮、达英35、黄体酮等药物口服调经止血，每次术后短暂性经量减少约1/2、经期缩短为7~15日、周期20~28天，但后续未遵医嘱长期规范诊治，停药则症状复发，其间行经阴道彩超提示"子宫前壁见一低回声结节，大小约4.2cm×4.2cm，考虑子宫肌瘤"，未诊治。1月余前无明显诱因月经来潮时经量增多，约平素2~3倍，色红，夹血块，持续10余天仍不止，伴神疲乏力、腰膝酸软，无腹痛、腹胀等不适，20天前自行口服炔诺酮5mg q8h，5天后阴道出血止，遂停药。停药3天后再次出现阴道流血，量多，色暗红，再次口服炔诺酮5mg q8h，3天后阴道出血量减少，后口服炔诺酮改为2.5mg qd/bid维持至今，4天前阴道出血止。舌质暗淡，边有齿痕，见瘀点，苔薄白，脉弦细。既往史：否认高血压、糖尿病等病史。末次月经：2023年2月15日。近1个月阴道出血情况详见现病史。婚育史：已婚。育：0-0-0-0。配偶：健在。避孕方式：未避孕。查体：腹软，无压痛、反跳痛。外阴正常，阴道畅，宫颈表面无出血，子宫增大如孕2月余，无压痛，双附件区未扪及异常。经阴道彩超：子宫内膜厚约0.89cm；子宫内低回声结节，大小约4.09cm×3.57cm（考虑子宫肌瘤）；宫腔下段高回声结节，大小约1.56cm×0.87cm，考虑内膜息肉。血常规：RBC $3.43×10^{12}$/L，HGB 77g/L，HCT 25%，余正常。西医诊断：1.异常子宫出血（子宫内膜息肉？）；2.中度贫血。中医诊断：癥瘕（脾肾阳虚，瘀浊内阻）。治疗意见：患者出血时间长，年龄较大，未生育，息肉体积大，无法排除恶性病变可能，建议入院行宫腔镜手术切除病灶并明确诊断。

二诊（2023年4月9日）：前次入院后完善相关检查，先后给予蔗糖铁静滴、多糖铁复合物胶囊口服以改善贫血，于2023年3月26日在插喉罩全麻下行"腹腔镜下子宫肌瘤切除术+宫腔镜下子宫内膜息肉切除术"，宫腔镜下见：子宫内膜厚，子宫左侧近宫角息肉样凸起，直径约1.5cm，色晦暗，质地软。术后病理：1.（子宫肌瘤）子宫平滑肌瘤；2.（宫腔）子宫内膜息肉，息肉中局灶内膜腺体密集生长活跃，伴局灶腺体非典型增生。免疫组化：PTEN（弱+），ki67（热点区30%阳性），ER（+），PR（+），Vimentin（部分+），CKpan（+），P16（部分+），P53（野生型）。患者未生育，要求保留子宫，于2023年4月10日宫腔内放置曼月乐。辰下：术后至今间断阴道少量出血，色暗淡，腰膝酸软，睡眠一般，纳差，小便正常，大便可。平素畏寒，倦怠乏力。舌质暗淡，边有齿痕，见瘀点，苔白浊，脉弦。西医诊断：子宫内膜非典型增生；中医诊断：癥瘕（脾肾阳虚，瘀浊内阻）。治法：温补脾肾，佐以燥湿化痰，行气活血。用药如下：黄芪30g，党参15g，鹿角霜15g，艾叶9g，苍术6g，白术12g，陈皮6g，姜半夏6g，茯苓12g，桂枝6g，白芥子6g，三七6g。5剂，日一剂，早晚煎服。

三诊（2023年4月23日）：服前方2剂后阴道出血即止。末次月经：2023年4月13日～2023年4月20日，月经量少，色淡暗，月经净前2天下腹闷痛，程度轻。辰下：畏寒、腰膝酸软、疲乏均缓解，睡眠一般，纳尚可，小便正常，大便可。舌暗淡，苔白，脉弦。续予前方加减口服，温阳散结，去艾叶，加肉苁蓉12g温阳补肾，石菖蒲6g祛湿化痰。

按语：患者先天不足，素体肾阳虚，冲任不固，故自初潮以来周期短、经期长，经色暗淡。加之年过"五七"，肾精耗损，阳气渐衰，机体失养，故畏寒、面色晦暗；腰府失荣，筋骨不坚，故腰膝酸软；肾阳气虚，冲任血行不畅，则瘀血阻滞。命门火衰，火不暖土，脾阳虚则脾胃运化功能失常，故纳差，水湿停滞形成痰浊，留聚冲任胞脉，与瘀血相互搏结成肿块。其息肉色暗、形似痰凝块而质软，舌质暗淡，边有齿痕，见瘀点，苔白浊，脉弦，均为脾肾阳虚，瘀浊内阻之外在表现。

女子行经期重阳转阴，子宫内膜脱落而经血来潮，月经后阴渐长，卵泡发育，重阴转阳而排卵，排卵后阳渐长……如此循环而形成月经周期。肾之阴阳转化平衡则胞宫盈泄得当，子宫内膜如期经历增殖期、分泌期，于月经期完全剥脱。脾肾阳虚，阴阳转化调节失衡，胞宫失于温煦，在经前期不能达到阳长高峰，则经期转化不足，不能完全推陈致新，"阳化气"不足，胞宫内之瘀、浊、水、湿之"阴邪"成形过甚，留滞胞宫不随经血而下，癥瘕乃成。

二诊时患者刻下阴道不规则出血，虽已手术切除病灶，宫腔内放置曼月乐以期抑制子宫内膜增殖，然其体质未变，且手术为金刃所伤，脉络受损，宫腔镜所用的灌流液可加重胞宫寒湿，因此在止血时还要治本——扶阳抑阴。方中黄芪、党参温脾益气摄血；鹿角霜、艾叶温阳固肾止漏；半夏、陈皮、苍术、白术、白芥子健脾祛湿，化痰散结；三七化瘀止血；桂枝、白芥子温经通阳。

本方助阳化气，以消阴翳，通过温阳的方法消散残留之阴邪，又"崩而淋漓不断，血瘀于内也"，故温阳化浊之时，兼以化瘀。三诊时，患者阴道出血已止，去艾叶，继续温补脾肾培本，祛湿化痰治标。

（吴冬梅）

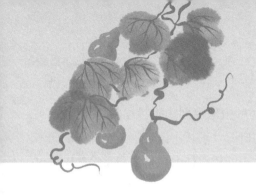

全国优才关新军谈卵巢癌中医临证浅识

🌰 专家简介

关新军，中医学硕士，浙江中医药大学附属湖州中医院肿瘤科主任，主任中医师，江西中医药大学兼职教授，第三届湖州市名中医，第四批全国中医临床优秀人才，浙江省中青年临床名中医培养对象。兼任中华中医药学会免疫学分会常委、世界中医药学会联合会热病专委会常务理事、中华中医药学会肿瘤分会委员、浙江省中医药学会内经学分会副主委、浙江省中医药学会肿瘤分会常委、浙江省抗癌协会中医肿瘤专委会常委、浙江省中医药学会经方分会常委、湖州市中医药学会肿瘤专委会主委等学术职务。从事中医肿瘤内科临床20年，擅长运用中医经典理论指导辨治各种恶性肿瘤及内科杂病，临证善用经方，处方精练，疗效显著，深受病家信赖。荣获浙江省中医药科技进步三等奖2项，湖州市自然科学优秀论文和论著二等奖2项、三等奖2项。发表省级及以上学术论文30余篇，主编学术专著2部、参编2部。

🌰 导语

卵巢癌为妇科常见恶性肿瘤之一，其发病率逐年升高，病死率居妇科恶性肿瘤之首。由于其发病初期隐匿、病程进展快、转移前无明显症状，近70%的上皮性卵巢癌在确诊时即处于晚期。对于卵巢癌的治疗，手术及放化疗是该病的主要治疗手段，近年来虽有靶向药物的应用，但存在耐药、不良反应等问题，故长期疗效尚待进一步观察。据国外文献报道，卵巢癌的总体5年存活率只有30%。通过临床实践观察和现代研究发现，中医药在卵巢癌的治疗方面疗效显著，而有效的个体化治疗的前提是准确的辨证论治，辨证的核心和关键是对该病的中医病因病机特点的精准把握。笔者通过对中医经典著作、历代医籍的研习及现代中医名家学术经验的学习总结，并根据个人在卵巢癌临证实践中的粗浅体会，试论卵巢癌的中医证治规律，祈请高明指正。

一、卵巢癌病名略说

中医历代文献中并无"卵巢癌"病名的明确记载，但根据其临床特征和表现，可归属于中医学"石瘕""瘕聚""癥瘕""疝瘕""癥病""癥瘤"等范畴。如《灵枢·水胀》曰："石瘕何如？岐伯曰：石瘕生于胞中，寒气客于子门，子门闭塞，气不得通，恶血当泻不泻，衃以留止，日以益大，状如怀子，月事不以时下。皆生于女子，可导而下。"《素问·玉机真藏论》曰："脾传之肾，病名疝瘕，少腹冤热而痛，出白，一名曰蛊。"《素问·骨空论》曰："任脉为病，男子内结七疝，女子带下瘕聚。"《素问·平人气象论》曰："寸口脉沉而弱，曰寒热及疝瘕，少腹痛……脉急者，曰疝瘕少腹痛。"东汉张仲景的《金匮要略·妇人妊娠病脉证并治》曰："妇人素有癥病，经断未及三月，而得漏下不止，胎动在脐上者，为癥痼害……所以血不止者，其癥不去故也。"《金匮要略·妇人杂病脉证并治》曰："妇人之病，因虚、积冷、结气，为诸经水断绝……血寒积结，胞门寒伤，经络凝坚。"妇人癥病、癥瘤，与妇科肿瘤临床表现相似，且提出了其病因病机特点。至隋·巢元方《诸病源候论》载有"积聚""疝瘕""癥痞""八瘕"等病候。唐·孙思邈《备急千金要方》有"癥瘕""血瘕""肉癥"等名称。宋·陈自明《妇人大全良方》分为"疝癖诸气""八瘕""癥癖""血癥"诸门。明·王肯堂《六科证治准绳》有"七癥八瘕"之说。在古代中医文献中，"癥"者是指有形之积，推之不动，属于实质性的积块，用药宜于攻逐。西医学之卵巢癌，与古代文献记载之妇人癥瘕，虽不完全等同，但是我们仍可以从其病因病机、诊断治则中得到诊治的借鉴。

二、卵巢癌的病因病机

（一）正虚为本，肾虚为主

《灵枢·百病始生》曰："壮人无积，虚则有之。"肿瘤的发生是因于虚，正气亏虚易导致癌毒外侵或内生癌毒。《诸病源候论·虚劳积聚候》曰"虚劳之人，阴阳伤损，血气凝涩，不能宣通经络，故积聚于内也"，指出正气亏虚，阴阳虚损，导致邪毒内生，引起癥瘕积聚内生。《医宗必读》云"积之成也，正气不足，而后邪气踞之"，正气存内，邪不可干，正虚则为岩。张景岳曰："脾胃不足及虚弱失调之人，多有积聚之病。"清代余听鸿《外证医案汇编》曰："正气虚则成癌。"皆说明正虚恶性肿瘤发生发展的内在依据。这里所谓正虚，主要指肾虚。因为女子的卵巢属女子胞，是奇恒之腑之一，属女子之生殖器官。中医学认为肾为先天之本，主藏精，主生长发育，且主生殖，与天癸关系密切。生殖功能之发育成熟，与天癸物质的水平密切相关，且受天癸物质水平盈虚之影响，如《素问·上古天真论》曰："女子七岁，肾气盛，齿更发长。二七而天癸至，任脉通，太冲脉盛，月事以时下，故有子……七七任脉虚，太冲脉衰少，天癸竭，地道不通，故形坏而无子也。"女性更年期后，天癸物质衰竭，卵巢癌的发病率也逐渐升高。研究数据也表明，卵巢恶性肿瘤发病的年龄高峰在45～64岁年龄组。可见，正虚为卵巢癌发病之基础，而以肾虚为主。结合临床，或见脾肾两虚，或肝肾两虚，总之以肾虚为本。现代医家对于卵巢癌病因病机的认识与古代医家基本相同，认为肝、脾、肾功能失调是卵巢癌的致病关键。郁仁存教授认为该病的主要病机为脾肾阳虚，治疗上主张以温补脾肾为主。林雪等通过对86例卵巢癌患者进行证候分析，认为不同分期卵巢癌的病因病机不同。其认为卵巢癌中期病位以肝、脾为主，晚期则以肝、肾为主。沈敏鹤教授亦认为肝、脾、肾是卵巢癌的主要发病部位，肾气亏虚导致癌毒乘虚内侵，脾失运化导致痰湿内停，肝郁气滞，气血壅滞，三脏功能失调导致胞宫癥积。王瑞雪发现50～60岁是卵巢癌的好发年龄，该年龄段的妇女体质大多为肝血亏耗、肾气亏虚，其常见证型为肝肾阴虚。

（二）寒、瘀、毒为标

《金匮要略·妇人杂病脉证并治》曰："妇人之病，因虚、积冷、结气，为诸经水断绝……血寒积结，胞门寒伤，经络凝坚。"张仲景认为妇人之病的病因乃血寒积结、因虚积冷、胞门寒伤、经络凝坚，归纳其病因病机，乃积冷寒伤，血寒积结胞门，经络凝坚，而为癥瘕积聚之疾病。寒邪其因有三：一者从外受寒（湿）内侵，二者产后受寒、经行中寒、寒湿下受，三者产后及经期中饮食寒温失调。无论寒从外受内侵，还是饮食饮冷寒从内生，积结体内，寒凝则血瘀。正如《景岳全书·妇人规》云："瘀血留滞作癥，惟妇人有之。"毒邪者，邪伏久积盛化毒，癌毒之由，有瘀而化，由寒而积。正虚寒瘀毒聚，癥瘕乃成。陆拯在《毒证论》中指出：瘀毒证是由多种病邪致病后产生的病理性毒物所致的证候。本证既可由毒邪直接影响血分产生瘀毒，亦可由非毒邪性其他病邪影响血分，形成瘀血，久而化为瘀毒。瘀血从寒化毒，常可发生阴疽、肿瘤、中风等。在卵巢癌的致病病邪中，以寒邪为始动因素，因寒致瘀，久之瘀血从寒化毒。王秀霞教授认为妇科恶性肿瘤的病性为虚实夹杂，以虚为主，局部为实，其认为卵巢癌的发病机制为"肾阳虚衰，血瘀于胞"。蒋倩通过研究发现，未进行紫杉醇联合卡铂方案化疗的卵巢癌患者的主要病性为气虚、血瘀，进行紫杉醇联合卡铂方案化疗后的患者的主要病性为阴虚、痰、热。

从上可见，古今医家在卵巢癌的病因病机认识上是比较一致的，即正虚为本，肾虚为主，病涉肝、脾，病邪系因寒致瘀，久而瘀化为毒。引起癌肿的毒是一种特殊的病邪，是促使恶性肿瘤发生形成的一种特异性致病因素，所谓无毒不成癌，而瘀毒是形成卵巢癌的关键病理因素。

三、卵巢癌的病位病性

（一）解剖病位

《灵枢·水胀》曰："石瘕生于胞中。"可知其局部解剖病位在女子胞。根据中医学理论，卵巢归属女子胞，属于女性生殖器官的一部分。所以古今医家的论述无论从病因病机、证治方药的分析，皆认同此局部病位的认识。但局部解剖病位的确定和认识，与病机深浅、病情轻重之病位有区别，尚不能作为判断病性、病情及病势深浅、轻重和进退，并进行论治的依据，还需要从癥结病位层面深入分析认识，才能指导临床诊治。

（二）病机病位

《金匮要略》认为妇人癥瘕的病位在血分，即"此为血分"。从气血层面来说，病位深痼，在血分，属血分病。正如王肯堂的《女科证治准绳》云"妇人癥瘕，并属血病……宿血停凝，结为痞块"，其说与《金匮要略》所论基本相同。如果说卵巢癌的病位从解剖位置来说在女子胞，那么从病机层面来说，病位是在血分，从六经论在三阴之少阴肾的层面，是比较深重的。综合而论，卵巢癌的中医病位在胞宫、少阴肾脏，与肝、脾相关；其病性为虚实夹杂，以虚为本，以寒、瘀、毒为标。

四、治则方药，温通为要

卵巢癌的病性为虚实夹杂，以肾虚为本，以寒、瘀、毒为标。肾虚则以脾肾阳虚为主。王秀霞教授认为卵巢癌的发病机制为"肾阳虚衰，血瘀于胞"。郁仁存教授认为卵巢癌的根本病机为脾肾阳虚，脾阳不足导致脾不能运化水湿，湿聚成痰，导致气血运行不畅，气血凝结成瘀，发为癌毒，与笔者在卵巢癌的中医临床实践体会相一致，所以温法就成为卵巢癌治疗的首要大法。

（一）温法

具体而论，可分为三法：一曰温补脾肾，脾肾为先后二天之本，脾为后天之本，气血生化之源，补脾有助于补肾。肾虚也会导致脾虚，笔者在临床多运用保元汤、青娥丸、二仙汤等方化裁。二曰温经散寒，卵巢癌的病邪因素有寒邪，寒凝则血瘀，故当温经散寒，《伤寒论》之当归四逆汤、当归四逆加吴茱萸生姜汤二方，温经散寒，是治疗寒凝血瘀之主方，可以化裁应用。三曰温经化瘀，桂枝茯苓丸主治妇人癥瘕，是温经活血化瘀的代表方，临证应用十分广泛，疗效显著。

（二）通法

通法就是活血化瘀通经之法，中医治疗血瘀证，有行气活血、破血化瘀、攻破下瘀之不同，即用药程度上有轻重缓急之异，临床应用的适应证不同。行气活血通经用桃红四物汤；破血化瘀用桂枝茯苓丸、大黄䗪虫丸；攻破下瘀用桃核承气汤、抵当汤和丸等。临床应用多尚缓和而用丸剂，桂枝茯苓丸、大黄䗪虫丸比较常用。

（三）习用方药

笔者在长期临床实践中，治疗卵巢癌推崇温肾扶正为主，兼顾化瘀解毒，取得了较好疗效。在卵巢癌术后化疗后扶正固本、预防复发转移及晚期卵巢癌化疗后扶正治癌、延长生存期等方面，形成了常用治法方剂、药物药对等。如益气温阳常用保元汤，药物如党参、生晒参、黄芪、肉桂、炙甘草；滋阴益肾常用六味地黄丸、三才汤、二至丸等，药物如生熟地黄、天冬、枸杞子、女贞子、黄精等；补肾益精多选青娥丸、二仙汤、肾四味等，药物用杜仲、桑寄生、怀牛膝、续断、淫羊藿、菟丝子、补骨脂等；健脾常用参苓白术丸、四君子汤等方，药物用白术、茯苓、山药、益智仁、薏苡仁、白扁豆、芡实、莲子等味；活血化瘀常用桂枝茯苓丸、大黄䗪虫丸等方，药用丹皮、赤芍、桃仁、土鳖虫、水蛭、莪术、三棱等味；化瘀解毒多选土茯苓、白英、蜀羊泉、羊乳、石见穿、天龙等药物。

药对是前人实践经验的产物，临证配伍或相须为用，或反佐为用，皆可起到增效减毒的作用。笔者在卵巢癌临证中相须为用者如熟地黄配女贞子、当归配黄精、党参配黄芪、杜仲配补骨脂、寄生配菟丝子等；反佐为用者如淫羊藿配黄柏、仙茅配知母、淫羊藿配苦参、熟地黄配砂仁、肉桂配黄柏等，皆是临证经验之总结，疗效肯定，在此不展开论述。

五、临证体会

卵巢癌的临证诊治中，笔者逐渐体会到综合治疗的重要性，如中医、西医之有机结合，内治、外治之有机结合，药物与非药物之有机结合，运动与饮食之配合，情志与药物之配合等，都对疾病的治疗效果、转归预后起着重要的作用。

其一，要调畅情志。肿瘤患者患病后多数有抑郁、忧虑、焦虑、失眠等不良情绪，这会影响患者的治疗依从性、免疫状态，不利于配合疾病的治疗和康复，作为医者，要开导、疏导其精神，最大程度上减少恐惧、忧虑情绪，使其心安而不惧，积极配合治疗，才能创造生命的奇迹。其二，要慎起居。可以根据《素问·四气调神大论》的四时养生方法，指导患者规律其生活起居和运动锻炼，治病要三分药，七分养，起居有常就是顺应四时阴阳消长规律而作息。其三，调饮食、知宜忌。中医学历来重视饮食宜忌，《素问》经文指出，"毒药攻邪，五谷为养，五果为助，五畜为益，五菜为充，气味合而服之，以补益精气"，说明当药物治疗使病邪祛除大半时，就应从饮食来调养。对于肿瘤患者，合适的饮食不仅可以增加营养，还有助于软坚散结、理气祛瘀，有利于肿瘤的康复。其四，守病机、审机宜。卵巢癌中医治疗时机的把握，也很重要。笔者认为，中医治疗应尽早介入，贯穿发现确诊后治疗的全过程，既要注意辨证施治，也要注意有方有守，肿瘤防治是"持久战"，足够的治疗时间才有可能逆转病势，收到预期的疗效。针对卵巢癌来说，个人体会坚持中医药治疗三年是关键，然后服药五年后其复发转移的风险就降低了。其五，毒药攻邪，须有法度。毒药其药性峻猛，易损胃气。胃气受损，受纳运化水谷失职，气血生化乏源。朱丹溪在《格致余论》中专门著论"病邪虽实胃气伤者勿使攻击论"，言治病攻邪必先保存胃气之理。故运用毒药攻邪，必揣度其人体质之强羸、疾病之浅深、方药之峻缓也，使医者用毒药攻邪有法度，达到攻邪不伤正，以平为期之目的。如此，则用毒药攻邪有法度，有遵循，自能恰到好处，不致孟浪偾事矣。

六、验案举隅

【验案 1】卵巢癌术后、化疗后中医治疗案

费某，女，33 岁，右侧卵巢浆液性囊腺癌术后、化疗后。患者于 2016 年 6 月 15 日行右侧卵巢浆液性囊腺癌手术，术后行紫杉醇联合顺铂方案化疗 6 个周期。患者化疗期间即来门诊就诊。2016 年 8 月 13 日初诊：患者化疗后神

疲乏力，怕冷，脱发明显，纳差食少，腰酸，大便软。舌质淡胖，苔薄白，脉沉缓。辨证属脾肾阳虚，气血不足，瘀毒未尽。处方：太子参15g，黄芪20g，桂枝10g，茯苓15g，赤芍20g，炒丹皮10g，桃仁10g，炒当归15g，熟地黄20g，枸杞子20g，补骨脂15g，淫羊藿15g，仙鹤草30g，砂仁6g（后下），白毛藤30克。10剂。患者服药后乏力减，怕冷改善，胃纳增，二便正常；舌脉如前。故辨证治则不变，守方继服。2017年6月13日二诊，处方：太子参15g，黄芪15g，炒白术15g，茯苓15g，陈皮10g，炒当归15g，土鳖虫10g，炒杜仲15g，怀牛膝20g，寄生30g，仙鹤草30g，土茯苓30g，白毛藤30克，砂仁6g（后下）。14剂。2019年9月26日三诊，处方：太子参15g，黄芪15g，炙桂枝9g，炙甘草6g，干姜9g，炒白术15g，茯苓15g，炒当归10g，炒川芎10g，炒杜仲15g，炒川续断15g，桑寄生30g，白毛藤30克，薏苡仁30g。14剂。2020年8月26日四诊：近期患者血糖控制在正常范围，稍感腰酸，纳可寐安，大便可；舌质偏淡白胖大，边有齿痕，苔薄白腻，脉沉细缓。辨证处方：炒党参15g，炙黄芪20g，炙桂枝10g，炙甘草6g，干姜9g，炒白术15g，茯苓20g，制黄精15g，炒丹皮10g，桃仁12g，赤芍12g，炒杜仲15g，炒川续断15g，桑寄生30g，白英30g。14剂。2020年11月9日五诊：近日患者血糖控制在正常范围，稍乏力，腰酸不明显，纳可寐安，大便调；舌质淡红偏胖大，边略有齿痕，苔薄白，脉沉缓。处方：炒党参15g，太子参15g，炙黄芪30g，炙桂枝10g，炙甘草6g，干姜9g，炒白术15g，茯苓20g，炒当归15g，炒丹皮10g，桃仁10g，赤芍12g，炒杜仲15g，桑寄生20g，土茯苓30g。14剂。

按语：此患者33岁，形体偏胖，有糖尿病史。卵巢癌手术、化疗后，据其舌脉证，断为脾肾阳虚，故予保元汤、理中汤、桂枝茯苓丸等方化裁，抗癌化瘀解毒用白英、土茯苓、薏苡仁等。因此，此类药多性味苦寒，毒药攻邪，恐伤胃气，故不多用。治疗以辨证为主，治以温通化瘀解毒。此患者至今经中医治疗四年余，复查各项检查指标均正常，血糖也用中药调至正常范围，一年前已恢复正常上班工作。本案例体现了中医治疗肿瘤注重方有守，如王道治世，潜移默化，久久为功。

【验案2】卵巢癌术后、化疗后中医治疗案

韦某，女，66岁，卵巢癌术后、化疗后。2017年2月7日初诊：患者2016

年8月14日行卵巢癌切除手术，术后行多西紫杉醇联合卡铂化疗6个疗程。化疗后前来我科求诊。其人形体偏瘦，乏力，动则气短，夜寐欠安，纳食较少，腰酸腿困，大便偏软；舌质淡红，苔薄，舌下络脉瘀滞，脉细缓涩。辨证属肾虚不足，脾虚运化不及，瘀毒内阻。处方：炒党参15g，炙黄芪20g，炒白术15g，茯苓15g，炙桂枝6g，桃仁12g，赤芍20g，炒丹皮10g，炒陈皮10g，炒木香6g，砂仁6g，淫羊藿15g，补骨脂15g，土茯苓30g，白英30g。7剂。服药后患者诸症有缓，无不适反应，方药尚觉合度，治疗处方、大法不变。2017年10月18日二诊，处方：炒当归20g，炒白芍30g，炒川芎12g，生白术20g，茯苓20g，炒泽泻15g，炙桂枝15g，桃仁12g，炒丹皮10g，淫羊藿15g，炒黄柏10g，炙甘草6g，牡蛎15g，怀牛膝15克，南方红豆杉6g。14剂。2018年7月18日三诊，处方：炒党参20g，黄芪30g，炒白术15g，茯苓15g，炒丹参15g，三七片6g，炒枣仁20g，合欢皮15g，龙齿20g，炒杜仲15克，槲寄生30g，制女贞子15g，制萸肉12g，土茯苓30g，炙甘草6g。14剂。2019年7月3日四诊，处方：炒党参20g，黄芪30g，炒白术15g，茯苓15g，炒当归15g，炒白芍15g，熟地黄20g，炒土鳖虫10g，炒杜仲15克，槲寄生30g，补骨脂15g，菟丝子15g，独活10g，秦艽10g，片姜黄10g，白毛藤30g，炙甘草6g。14剂。2019年11月27日五诊：近日复查正常，乏力腰酸，夜间干咳，右胁疼痛，夜寐欠安，大便晨起解3次；舌红，苔薄腻，脉沉缓。处方：太子参15g，炙黄芪20g，炒白术15g，茯苓15g，炒当归15g，制香附10g，郁金12g，炒枣仁18g，炒川断15克，槲寄生30g，灵芝15g，桂枝10g，淫羊藿15g，菟丝子15g，砂仁6g，炙甘草6g。14剂。2020年10月21日六诊：感乏力，腰酸，肩背酸，夜间干咳，夜寐浅，健忘，大便调；舌偏红，苔薄白，脉左沉弦，右细滑。处方：太子参15g，黄芪20g，炒白术15g，茯苓15g，熟地黄15g，白芍15g，制黄精15g，炒枣仁12g，灵芝20g，片姜黄10g，炒杜仲15克，槲寄生30g，白英30g，土茯苓30g，炙甘草6g。14剂。

按语：此患者术后中医治疗已4年余，处方用四君子汤、青娥丸、二仙汤、桂枝茯苓丸、当归芍药散等化裁。治重脾肾，扶正祛邪，化瘀解毒，佐以养心安神、温通除痹等法。数年之间，患者坚持服药，治则大法不变，一以贯之，守方四年有余，以期久久为功，将复发风险消匿于无形。

【验案3】卵巢癌术后、化疗后中医治疗案

梅某，女，57岁，右侧卵巢癌术后、化疗后。患者于2019年7月30日行右侧卵巢癌手术，现术后5月余，化疗6次结束。2020年1月9日初诊：神疲乏力，情绪紧张，腰背酸痛，纳欠佳，口淡无味，舌质淡暗，苔薄腻，脉沉。辨证属脾肾两虚，瘀毒余邪未尽。处方：炒党参15g，黄芪20g，炒白术15g，炙甘草6g，炙桂枝10g，茯苓15g，桃仁12g，赤芍12g，炒丹皮10g，淫羊藿15g，炒黄柏10g，砂仁6g，炒杜仲15g，菟丝子15g，炒当归15g。14剂。2020年3月30日二诊：患者乏力，乳房胀痛好转，胃纳可，背痛，无腰腿酸痛，夜寐好转，时有噩梦；舌质红，苔薄白，脉沉缓。处方：炒党参15g，黄芪20g，炙桂枝10g，茯苓15g，桃仁12g，白芍10g，赤芍10g，炒丹皮10g，淫羊藿15g，炒黄柏10g，砂仁6g，炙甘草6克，炒当归15g，菟丝子15g，乌药10g。14剂。2020年6月22日三诊：患者乏力，乳房胀痛好转，胃纳可，背痛，夜寐好转，时有噩梦，大便不畅，偶有腹胀；舌质红，苔薄白，脉缓偏沉。处方：炒党参15g，黄芪20g，炙桂枝5g，炙甘草6g，茯苓15g，炒白术15g，莪术15g，三棱15g，淫羊藿15g，炒黄柏10g，砂仁6g，炒杜仲15g，炒当归15g，制香附10g，土茯苓30g，白英30g。14剂。2020年11月2日四诊：患者乏力不明显，胃纳可，夜寐欠安，动则烘热汗出，手术切口时有隐痛，大便调，矢气多；舌质偏红，苔薄，脉偏沉缓。处方：炒党参15g，黄芪20g，炙桂枝10g，炒白术15g，生地黄15g，白芍10g，炒丹皮10g，桃仁12g，淫羊藿15克，炒黄柏10g，砂仁6g，炙甘草6克，炒杜仲15g，淮小麦30g，白英30g。14剂。2021年2月10日五诊：患者一般情况可，胃纳可，夜寐安，偶有烘热汗出，大便调，矢气多；舌质偏红，苔薄，脉缓偏沉。处方：炒党参15g，黄芪20g，茯苓15g，生地黄15g，炒丹皮10g，牡蛎20g，淫羊藿15g，炒黄柏10g，砂仁6g，槲寄生20g，白英30g，土茯苓30g。21剂。

按语：此患者术后19个月，中医治疗1年余，虽疗程不长，但可以看出，经过中医辨证调治，较好地改善了症状，提高了生活质量。其中，处方用到保元汤、桂枝茯苓丸、二仙汤、封髓丹等化裁，治在脾肾，扶正固本，兼顾化瘀解毒。卵巢癌现已归属慢性病范畴，治慢性病要有方有守，或三年，甚者5年，以扶正祛邪，消弭复发转移之风险，久久为功，以期根治。

【验案4】卵巢癌术后、化疗后复发，再次术后、化疗后中医调治案

冯某，女，63岁，湖州市南浔区菱湖镇人。患者卵巢癌术后化疗后复发，再次术后化疗后6月余。2020年12月24日初诊：患者神倦乏力，口腔溃疡，纳可，寐欠安，大便调；舌质淡嫩偏胖大，苔少，脉细缓。四诊合参，证为脾肾两虚，夹湿热瘀毒。治拟健脾益肾，滋阴清解余毒。处方予三才封髓丹、二仙汤化裁。药用：太子参20g，黄芪20g，生地黄15g，生甘草6g，淫羊藿15g，砂仁6g，炒黄柏10g，柏子仁30g，茯苓15g，灵芝15g，土茯苓30g，白英30g，槲寄生20g。14剂，水煎服，一日一剂，分两次服。2021年1月6日二诊：卵巢癌术后复发，再次术后化疗后7月余。患者稍感乏力，口腔溃疡已愈，纳可，寐尚安，大便调；舌质淡嫩偏胖大，苔少，脉细缓。辨证为脾肾两虚，夹湿热瘀毒。治拟健脾益肾，滋阴清解余毒。处方：三才封髓丹、二仙汤化裁。药用：太子参20g，黄芪20g，生地黄15g，制黄精15g，淫羊藿15g，砂仁6g，炒黄柏10g，柏子仁30g，茯苓15g，灵芝15g，土茯苓30g，山海螺30g，槲寄生20g。14剂，水煎服，一日一剂，分两次服。2021年1月25日三诊：卵巢癌术后复发，再次术后化疗后。稍乏力，纳可，寐尚安，腰酸痛，大便调；舌质淡紫偏胖大，苔少，脉缓滑。处方：炒党参20g，黄芪30g，女贞子15g，制黄精15g，淫羊藿15g，砂仁6g，炒黄柏10g，柏子仁30g，桂枝10g，茯苓15g，灵芝15g，土茯苓30g，山海螺30g，槲寄生20g。14剂，水煎服，一日一剂，分两次服。2021年2月8日四诊：卵巢癌术后复发，再次术后化疗后。稍乏力，纳可，寐尚安，腰微痛，大便调；舌质淡紫，苔薄，脉细缓。处方：炒党参20g，黄芪30g，生地黄15g，制黄精15g，淫羊藿15g，砂仁6g，炒黄柏10g，柏子仁30g，桂枝10g，茯苓15g，灵芝15g，土茯苓30g，白英30g，槲寄生20g。14剂，水煎服，一日一剂，分两次服。

按语：卵巢癌属于妇人癥瘕积聚范畴，与肾关系密切，因为肾主生殖，与天癸也有密切关系。故本病多发于女子七七天癸竭绝之后，临床观察正虚者属肾虚，或脾肾阳虚，或肝肾阴虚，邪毒则以湿热瘀毒为主，常用益肾温经、化瘀解毒治法，方选保元汤、二仙汤、三才封髓丹、桂枝茯苓丸、大黄䗪虫丸等化裁，取效肯定。

【验案5】卵巢癌伴腹壁转移术后、化疗后中医调治案

王某，女，57岁，湖州市南浔区双林镇人。2020年3月23日初诊：卵

巢癌伴腹壁转移术后化疗 2 次，神疲乏力，纳差恶心，身痛，寐欠安，口渴夜间明显；舌质淡，苔薄白，脉细数。辨证属脾肾两虚，气血不足。治则以健脾益肾，益气养血为主。处方予保元汤、桂枝汤、二仙汤化裁。药用：炒党参 15g，太子参 15g，黄芪 30g，炒白术 15g，茯苓 15g，桂枝 15g，炒白芍 15g，炙甘草 9g，淫羊藿 20g，砂仁 6g，炒黄柏 10g，炒当归 15g，制黄精 15g，女贞子 15g，陈皮 10g，生姜 10g，大枣 15g。14 剂，水煎服，一日一剂，分两次服。2020 年 4 月 8 日二诊：卵巢癌伴腹壁转移术后化疗中，神疲乏力，口淡，纳差恶心，身痛，寐欠安，口渴夜间明显；舌质淡，苔薄白，脉细数。辨证仍属脾肾两虚，气血不足。治则处方如前，以保元汤、桂枝汤、二仙汤化裁。处方：炒党参 25g，黄芪 30g，炒白术 15g，茯苓 15g，桂枝 10g，炒白芍 15g，炙甘草 6g，陈皮 10g，淫羊藿 20g，砂仁 6g，炒黄柏 10g，制黄精 15g，山药 20g，枸杞子 20g。14 剂，水煎服，一日一剂，分两次服。2020 年 9 月 22 日三诊：卵巢癌伴腹壁转移术后 7 月余，行（紫杉醇＋卡铂）化疗 6 次，神疲乏力，腰酸，纳一般，寐欠安，大便调；舌质淡嫩，苔薄白，脉细缓。近日复查肝功能稍偏高。处方：炒党参 20g，黄芪 30g，炒白术 15g，茯苓 15g，桂枝 12g，陈皮 10g，炒当归 15g，制黄精 15g，淫羊藿 15g，炒黄柏 10g，炙甘草 6g，杜仲 15g，槲寄生 30g，酸枣仁 12g，灵芝 15g，大枣 15g。14 剂，水煎服，一日一剂，分两次服。2021 年 1 月 27 日四诊：卵巢癌伴腹壁转移术后，行（紫杉醇＋卡铂）化疗 6 次已结束。神疲乏力，腰背酸痛，纳一般，寐欠安，大便调；舌质淡，边有齿痕，苔薄白腻，脉沉缓。处方：炒党参 20g，黄芪 30g，炒白术 15g，茯苓 15g，桂枝 15g，炒当归 15g，制黄精 15g，大枣 15g，淫羊藿 15g，炒黄柏 10g，砂仁 6g，杜仲 20g，补骨脂 15g，白英 30g，土茯苓 30g。14 剂，水煎服，一日一剂，分两次服。

按语：卵巢癌多发于女子七七天癸竭绝之后，与肾、天癸关系密切。通过笔者临证观察，其病机以正虚为主，正虚多属肾虚，或脾肾阳虚，或肝肾阴虚；邪毒则以瘀毒为主，可见兼夹湿热之邪。治疗常用温阳益肾、温经化瘀解毒之法，方选二仙汤、保元汤、青娥丸、封髓丹、桂枝茯苓丸等化裁。中医治疗须长期坚持服药，以扶正固本，正气恢复者能祛邪，佐以化瘀解毒，随证治之，往往可达到预防复发转移的肯定疗效。

总之，卵巢癌是一种顽固性难治的恶性肿瘤。西医学虽有治疗手段，但疗效往往不尽如人意，中医治疗卵巢癌从历代经典、医家著作中吸取借鉴经验，精准认识其病因病机、病位病性，准确辨证施治、选方用药，才能取得较为显著的疗效。但须认识到其病属顽疴痼疾，中医治疗须缓图为宜，需要持久的治疗，足够的治疗时间是取得疗效的保障。有足够的治疗时间，使机体内部脏腑经络气血功能渐趋平衡，自身抗邪能力逐渐恢复，邪正关系态势逐步由正虚邪盛到正邪势均力敌，到正盛邪却转变，这就为最后战胜肿瘤争取了时间。

（关新军）

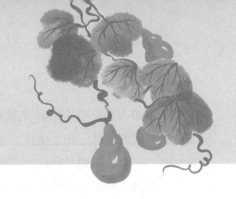

全国优才吴冬梅谈中医药防治子宫颈鳞状上皮内病变的临证思路

专家简介

吴冬梅，主任医师，博士后，教授，博士生导师。福建中医药大学附属第二人民医院妇产科主任。对妇科疑难杂症，尤其对妇科肿瘤、宫颈癌及癌前病变等疾病有深入研究。全国第五批名老中医学术继承人，谢德聪全国名老中医工作室负责人。全国第五批中医优秀临床人才研修项目培养对象，先后师承杨春波、谢德聪、罗颂平、尤昭玲、李灿东、吕绍光等先生。承担国家自然科学基金、中国博士后特别资助基金、福建省自然科学基金等多项科研课题。国内较早开始从事中西医防治宫颈病变研究的专家之一，相关研究获得2019年全国妇幼健康科技奖科技成果奖三等奖、2018年福建省抗癌协会科技进步奖"恒瑞杯"二等奖、2018年福建医学科技奖三等奖。主编/副主编专著2部，参编著作3部。兼任中国医师协会《手术电子杂志》编委，全国普通高等教育中医类精编教材《中西医结合妇产科学》《妇科名家与学派荟萃》编委。获得国家发明专利一项。

导语

在全球范围内，宫颈癌是女性最常见的癌症之一，仅次于乳腺癌、结肠直肠癌和肺癌。GLOBOCAN 2020估计，全世界每年约有60万例宫颈癌新发病例，34万例死亡病例。值得关注的是，约85%新发病例和90%死亡病例发生在低-中等收入国家，而在这些国家中，宫颈癌则是女性第三常见的癌症。我国目前宫颈癌的防控目标是以二级预防为主，即通过对高级别上皮内病变的规范管理来降低宫颈癌的发生率。宫颈癌筛查覆盖率低于预期目标，宫颈癌发病率和死亡率依旧呈上升趋势，而且年轻化趋势日趋显著，HPV疫苗接种率不足。因此，宫颈癌的防控形势任重道远。

高危型人乳头状瘤状病毒（High-risk human papillomavirus，HR-HPV）普遍存在且易于感染，感染途径有性传播、接触传播、母婴垂直传播、医源性传播等多种方式，超过80%的女性至少感染过一种HR-HPV，其中近90%的HPV感染在感染后2年内被清除，约10%的HPV感染通过多种机制逃逸宿主的免疫攻击，从而形成持续性感染，并可能发展为子宫颈上皮内病变，继而进展为宫颈癌。其中HPV 16和HPV 18占宫颈癌病例的71%，HPV 31、HPV 33、HPV 45、HPV 52和HPV 58型占病例19%。

子宫颈上皮内病变是反映宫颈癌发生发展连续过程的一组子宫颈病变，依据《第5版WHO女性生殖器官肿瘤分类》，分为低级别鳞状上皮内病变（lowgrade squamous intraepithelial lesion，LSIL），即子宫颈上皮内瘤变1级（cervical intraepithelial neoplasia，CIN 1）；高级别鳞状上皮内病变（high grade squamous intraepithelial lesion，HSIL），包括子宫颈上皮内瘤变2级或3级（CIN2，CIN3）。其自然转归有逆转或消退、持续和进展，LSIL患者在随访1、3和4年时逆转为正常者分别为52.57%、84.41%和88.71%，进展为HSIL分别为1.65%、4.05%和4.11%，提示LSIL具有较高的逆转率和较低的进展率。CIN2患者的自然转归为，50%消退，32%持续，18%进展；CIN3患者则有较高的进展为癌的风险，未规范治疗的CIN3患者30年内进展为浸润癌的风险为31%，而规范治疗的妇女30年内宫颈患癌的风险仅为0.7%。HPV多重感染和同一HPV亚型持续感染是病变复发的独立危险因素，虽然HSIL接受规范治疗后进展风险明显降低，但仍有5%~25%的病灶残留/复发风险，其中76%的复发患者存在HR-HPV感染，77.5%的病变残留者为持续性HR-HPV感染。因此，规范管理CIN和促进HR-HPV清除是阻断宫颈病变发生发展的重要措施，对子宫颈上皮内病变的预后转归有着重要意义。

虽然宫颈病变筛查管理指南日趋完善，但对于持续性HR-HPV感染尚缺乏有效的治疗方式。LSIL和HSIL的管理，中国专家共识建议对HR-HPV感染、LSIL采取期待疗法，对HSIL行宫颈锥切术，并对其术后进行规范随访，以期通过规范的筛查、随访和管理，阻断 HSIL，降低宫颈癌的发生率。而在 HPV 感染方面，针对宫颈病变患者普遍存在对 HPV 的低免疫状态，采取以预防性接种 HPV 疫苗为主，通过诱导有效的体液免疫应答，产生特异性中和抗体，抵抗 HPV 感染。而治疗性疫苗尚在研发，期望通过改善和提高靶抗原的摄入、表达、处理及递呈，增强机体特异性免疫反应，从而清除病毒持续性感染、促进病变组织的消退。

中医药在防治宫颈 HPV 感染方面颇具特色，运用其"扶正祛邪"及"未病先防、既病防变、瘥后防复"的思维，中医内服治以清热祛湿、健脾益肾之法，如加减三妙丸、除湿解毒汤、杀乳瘤毒 I 号方等；外治法局部药物浓度高，药物直达病所，以栓剂、散剂、洗剂为主，通过阴道纳药、中药灌洗方式给药，治以清热解毒、收湿止带之法，如保妇康栓、紫术消瘤散等。中医药临床用药多元统一，通过益气扶正、清热利湿、解毒化瘀等治法，调节全身或局部免疫，起到抗肿瘤、抗病毒等功效，促进 HR-HPV 清除，降低宫颈病变复发。

持续性 HR-HPV 感染是子宫颈上皮内病变的始动因素，是影响其预后转归的独立危险因素，但西医学对于持续性 HR-HPV 感染尚缺乏有效干预手段。发挥中医药防治病毒感染的优势，系统挖掘防治宫颈上皮内病变的方药，建立客观临床疗效评价体系，突破宫颈上皮内病变中医药研究瓶颈，可以实现宫颈癌防控的关口前移，加速消除宫颈癌，中医药治疗尚有巨大潜力。

一、子宫颈上皮内病变的中医病因病机

中医古籍中无"CIN"病名，CIN 临床症状不显著，甚至"无证可辨"，致使 CIN 辨证分型无统一标准，限制了 CIN 领域的中医药研究和应用。CIN 在宫颈的局部生理病理变化比全身症状出现得更早，也更能准确、客观地反映病变的实质，阴道镜则能准确采集宫颈的局部望诊资料。基于此，吴冬梅将阴道镜成像引入 CIN 望诊体系，为该病提供了客观、准确、特征性的辨证资料，为本病辨证规范化奠定了基础。现代医家根据本病不同的临床表现，将其归于"带下病""经断复来""崩漏""癥瘕"等范畴，多常参照"带下病"

辨证论治。

本病由湿浊邪气通过不洁性交侵入人体，深伏于子门，伤及脏腑，导致气血功能失常，产生热、毒、瘀等病理产物，湿热瘀毒累及任带，使任脉失固、带脉失约而致。西医学研究表明，本病是 HPV 感染和机体免疫功能相互作用的结果，持续性 HPV 感染是关键诱因，机体免疫功能下降造成病毒免疫逃逸是重要的内在因素。HPV 病毒感染宿主细胞，但是宫颈局部免疫调节失衡，免疫防御功能减弱、免疫监视功能低下、免疫自稳功能失调，导致免疫逃逸，HPV 感染持续存在，伺机而发。研究显示，HPV 感染人群多见脾虚湿热证，体质以湿热质、阳虚质为主，平和质体质是保护因素。LSIL 患者以脾虚湿盛证和肾阳虚证为主，而 HSIL 患者以湿热内蕴证为主，提示本病乃正虚在先，因虚致实。《素问遗篇·本病论》有云："一切邪犯者，皆是神失守位故也。"因此，"湿热浊邪"为本病发生发展的始动因素，"正虚"是本病的根本内因。

CIN 反映了宫颈上皮细胞由异型增生到发展为癌的动态演变过程，是正邪交争，消长、转化的外在征象。病之初期，机体正气尚足，邪气尚微，正盛邪怯，虽隐而不发，但亦有证可查，行宫颈筛查可见 HPV 感染。倘若邪气潜伏，留恋不去，湿浊留滞子门，湿性黏滞难去，日久化热，湿与热结，"热得湿而热愈炽，湿得热而湿愈横"，邪气渐盛，正邪相持，渐生癥瘕，发为 LSIL。随着病势进一步发展，湿热淫溢，杂糅痰浊、瘀血等病理产物，湿热毒瘀，积聚不散，致宫颈血败肉腐，出现带下异常之症，显为 HSIL。吴冬梅研究发现随病理级别增高，湿热证分布增多，且湿热积分与病理级别呈正相关。HSIL 患者锥切术后湿热祛除，预示疾病向良性转归，湿热盘踞预示病变不良进展，认为"湿热积伏"是导致宫颈病变进展演变的主要病机。《金匮要略心典》言，"毒者，邪气蕴蓄不解之谓"，湿热之毒积伏子门，加之久病体虚，脾肾功能不足，无力祛邪，进一步加剧了宫颈病变发生、发展、转归的动态演变。因此，CIN 的发病为正虚在先，再演变成虚实夹杂，"湿、热、毒、瘀"是本病的核心发病要素，"湿热积伏"是本病进展演变的主要病机。

二、治则方药

针对宫颈上皮内病变的病因病机特点，治疗上应重视以下 3 个方面：其一，扶正为第一要务，或"先安未受邪之地"，预防宫颈 HR-HPV 感染，或补益正气，健脾益肾，培补不足之正气，以祛亢盛之邪气，"正气存内，邪不可干"；其二，祛除湿热邪毒是治疗宫颈病变的关键，须贯穿宫颈病变治疗的始终；其三，标本兼治，分期论治。清热祛湿贯穿宫颈病变治疗的始终，而不同阶段的治疗须顾护正气，在治本的同时兼顾治标。

本病的早期应重调其内，HR-HPV 感染期、LSIL 期是湿浊邪气侵犯子门，处于正邪交争、相对平衡的阶段，是治疗的最佳阶段，以健脾益肾、扶正祛邪为主；病之后期当内外并治，HSIL 期脾肾不足，湿热毒邪流注冲任、胞宫，宫颈络伤肉腐。宫颈锥切术后肉腐虽除，但需健脾生肌、祛瘀生新，促进伤口愈合，减少术后并发症。但此并非治本之法，仍需清热祛湿，健脾益肾，促进 HPV 感染清除，预防复发。

吴教授临床上运用中药治疗子宫颈上皮内病变主要运用以下几种治疗方法进行辨证论治。

（一）中医内治法

1. 健脾除湿法

适用于宫颈病变属脾虚者，临床表现可见神疲倦怠，四肢不温，纳少便溏；舌质淡，苔白腻，脉缓弱。阴道镜下见：宫颈呈淡红色，质地脆、易出血，病变部位多在右上象限，局限于第一轮，病变部位血管呈淡红色，细小、点状。以完带汤（《傅青主女科》）为基础方。方药组成：白术、山药、人参、白芍、苍术、甘草、陈皮、黑芥穗、柴胡、车前子。若脾虚及肾，兼腰痛者，酌加续断、杜仲、菟丝子温补肾阳，固任止带；若脾虚湿郁化热，宜健脾除湿，清热止带，予易黄汤。

2. 清热利湿法

适用于宫颈病变属湿热者，临床表现可见带下量多，色黄，黏稠，有臭气，或伴阴部瘙痒，胸闷心烦，口苦咽干，纳食较差，小便短赤；舌红，苔黄腻，脉濡数。阴道镜下见：宫颈呈鲜红色，病变部位血管呈鲜红色，粗大、扩张。以止带方（《世补斋不谢方》）为基础方。方药组成：猪苓、茯苓、车前子、泽泻、茵陈、赤芍、丹皮、黄柏、栀子、牛膝。若肝经湿热下注者，宜泻肝清热除湿，予龙胆泻肝汤。

（二）中医外治法

1. 紫术消瘤散

适用于各阶段 HPV 感染的人群，以莪术、紫草、白及、苦参、儿茶、五倍子、枯矾按一定配比，干燥后粉碎成细粉，喷涂于宫颈表面。

2. 仙白散

适用于宫颈锥切术后患者，促进宫颈创面愈合，以仙鹤草、白及、三七等药物配制而成。

上述各法之间常内外合治从而达到良好的临床效果。

三、验案举隅

高某，女，45 岁。2022 年 4 月 22 日初诊。

主诉：发现宫颈病变 3 年余。

现病史：患者 3 年余前于福建医科大学附属协和医院体检行宫颈癌筛查发现 HPV53、HPV82 型阳性，宫颈细胞学检查（TCT）提示 HSIL，无阴道异常流血、流液，无腹痛等症状，建议行阴道镜检查＋宫颈管搔刮术（ECC），转诊于福建省立医院行阴道镜检查＋宫颈活检＋宫颈管诊刮术，术后病理提示：①（宫颈）宫颈慢性炎症，鳞状上皮增生，部分腺体鳞化，结合免疫组化表型，局灶低级别上皮内病变。免疫组化：P16（局灶＋）。②（ECC）：送检黏液中见极少量宫颈管黏膜组织，间质多量急、慢性炎症细胞浸润。阴道镜术后 3 个月转诊福建省妇幼保健院复查 HPV 仍提示 HPV53、82 型阳性，TCT 提示无明确意义的非典型鳞状细胞（ASC-US），再次行阴道镜检查＋宫颈活检＋宫颈管搔刮术，术后病理提示：①宫颈活检：慢性宫颈炎。免疫组化：P16：（－），P63：（＋），Ki67：（3%＋）。②宫颈管：破碎子宫颈腺上皮。嘱其定期复查。1 年余前于福建省妇幼保健院复查 HPV＋TCT 提示 HPV53、82 型阳性，TCT：未见上皮内瘤变或恶性病变（NILM），嘱定期随访复查。2 月余前于我院行 HPV 提示：12 种高危型 HPV-DNA 载量：4.21，TCT：ASC-US。后转诊福建省妇幼保健院行阴道镜检查＋宫颈活检＋宫颈管搔刮术，术后病理提示：①（宫颈活检）：小灶 LSIL 累及腺体。免疫组化：P16：（＋），P63：（＋），

Ki67：10%。②（颈管）：子宫颈管内膜。今为求进一步诊治，再诊我院。辰下：无特殊不适，纳寐可，二便调；舌质暗红，苔黄腻，脉滑数。

末次月经：2022 年 1 月 14 日，平素月经量中，色暗红，偶痛经。

妇科检查：外阴未见明显异常，阴道畅，内见大量淡黄色分泌物，宫颈光滑。阴道镜下见：宫颈色暗红，宫颈血管暗红。

患者持续性 HPV 感染，多次行宫颈活检病理提示 LSIL，P63、Ki67 阳性，此次活检病理提示 LSIL 累及腺体，P16 阳性，考虑 HSIL 不能排除，再次建议行诊断性锥切术，其表示拒绝，并要求中药治疗。处理：1. 心理疏导，生活指导：少食用肥腻、油炸食物；每周中等强度活动 2～3 次，每次 0.5～1小时；避免过度清洁阴道，以防菌群紊乱，同房需全程使用避孕套。2. 中医治疗：四诊合参，并结合阴道镜征象，辨证为湿热瘀结型，予紫术消瘤散局部宫颈上药，每 3 天 1 次，如有月经则停用，1 个月为 1 个疗程，连续使用 3 疗程。停药 1 个月后复查 HPV+TCT。

2022 年 8 月 3 日二诊：病史如前。规范宫颈上药 3 个疗程，并停药 1 个月，复查 HPV 提示：阴性。TCT：NILM。处理：嘱其半年后复查 HPV+TCT，密切随访。再次予以生活方式指导。

按语：辨病为持续性 HPV 感染，宫颈活检提示 LSIL，诊断明确。该患者全身证候表征不显，缺乏特异性临床表现，故本次辨证以阴道镜征象为主进行辨证。湿遏热伏，蕴蒸脉络，尤伤阴脉，阴脉之海渐损，继而带脉失约，故患者带下色黄、量多。赤色主热病，属实、属热，湿热蕴结子门，阻碍气血，日久成瘀，故阴道镜下见宫颈色暗红，宫颈血管暗红。舌暗红，苔黄腻，脉滑数，为湿热壅盛、气滞血瘀之征。综上，该患者证属"湿热瘀结证"。

患者年近六七，三阳脉衰，先天渐亏，后天化源不足，气血衰弱，正虚于内，无力抗邪。脾肾功能不足，水液代谢失职，湿浊内生，湿性趋下，客于子门。湿性黏滞，病程缠绵日久，郁而化热，湿热胶着，阻碍气血，日久成瘀，湿热毒邪，杂糅痰瘀，变生癥瘕。治以清热祛湿、化瘀止血，予"紫术消瘤散"宫颈上药。该方以紫草、莪术为君，具有清热利湿，化瘀解毒之功，臣以苦参、儿茶，清热燥湿解毒，杀虫止带，佐以枯矾、五倍子、白及，具有利湿化痰饮，解毒杀虫止痒之功，全方共奏清热解毒，活血化瘀，祛湿止带之效。

　　生活指导方面，患者脾肾虚衰，运化失职，应少食肥腻、油炸食物，减少内生湿热；适当运动锻炼，不仅能有助于缓解紧张、不安、焦虑等负面情绪，还可以提高人体免疫力；性生活是 HPV 传播的主要途径，性生活期间使用避孕套能有效隔绝传播途径，减少感染。

（吴冬梅）

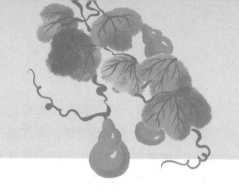

前列腺癌

全国名老中医药专家齐元富治疗
前列腺癌运用对药的经验

🌳 专家介绍

齐元富，1963 年出生，男，医学博士，主任医师，博士生导师，二级教授，享受国务院政府特殊津贴，山东省名中医药专家。曾任大内科主任、肿瘤科主任，曾兼任山东中医药学会副会长、山东中西医结合学会和山东中医药学会肿瘤专委会名誉主委，全国第七批老中医药专家学术经验继承工作指导老师，全国卫生系统先进工作者，第一批全国中医临床优秀人才。致力于探讨中医及中西医结合防治恶性肿瘤，临床针对不同患者及病情特点，实施个体化治疗。强调将扶正培本、健脾理气治法与化疗、介入、放疗等结合起来。治疗肺癌、胃癌、食管癌、肠癌、肝癌、乳腺癌、前列腺癌、膀胱癌、肾癌、鼻咽癌、妇科肿瘤以及淋巴瘤等积累了丰富经验。

🌳 导语

前列腺癌（prostate cancer，PCa）常见于老年男性，在美国，男性 PCa 的死亡率位居第 2 位，仅次于肺癌。在许多亚洲国家其发病率不断增长，有数据显示中国 PCa 的发病率处于上升趋势，死亡率可能会继续上升。其发病与吸烟、性行为、饮食营养、肠道菌群、肥胖等因素相关。西医学主要采用手术、放射治疗、化学治疗和内分泌治疗等方式治疗 PCa，多数患者确诊时处于中晚期且后期易转化为去势抵抗性前列腺癌（castration-resistant prostate cancer，CRPC），治疗困难。中医药在整合治疗 PCa 方面具有较好的疗效，可增效减毒，提高患者的生活质量。

对药又称药对，是中药最小的配伍单位，一般由 2 味药组成，依据"七情和合"理论配伍组合，是中药复方的理论基础，早在《黄帝内经》与《伤寒论》中就有应用对药治病的经验，如半夏与生姜。齐元富教授临床上擅于运用对药配伍组方，疗效甚佳。

一、齐元富教授对前列腺癌的认识

中医古籍中并未对前列腺癌进行单独阐述，其多记载于"癃闭""淋证""尿血"等病证之中。齐元富教授指出肿瘤局部的压迫、浸润和转移后的症状是前列腺癌的主要临床表现，如尿频、尿痛、尿血、小便困难、尿流变细、尿流中断、小便失禁或病理性骨折等。本病病位在前列腺，病变脏器责之于肾和膀胱，还涉及脾、肝、肺。外感六淫、饮食不节、情志不畅、先天失养或后天房劳致机体虚弱、正气不足，湿热、痰毒和血瘀搏结气血，留于下焦，变生癌毒，久而成积，产生癌肿，发为本病。本病初期以邪盛为主，中期多虚实错杂，后期以正虚为要。邪盛以湿热为主，夹有痰湿瘀毒；正虚主要责之于肾气与脾气不足，以及肾阴与肾阳亏损。临床上补虚多用补益肾脾之气、培补肾阴和肾阳之法，以培补脾肾为要；而祛邪以清利下焦湿热为重，贯穿治疗始终，配合解毒散结、行气祛痰之法。齐元富教授强调治疗前列腺癌的重点要抓住"正虚"和"邪盛"两者的关系，根据邪正的强弱灵活处方给药，随证治之。

二、齐元富教授临床常用对药

（一）柴胡与黄柏

柴胡味苦、辛，性微寒，归肝、胆经，可疏解肝郁，调畅气机。黄柏味苦，性寒，归肾、膀胱经，可燥湿清热，解毒泻火。齐元富教授指出肾与膀胱位于下焦，湿邪重浊黏腻易袭阴位，久郁化热，故湿热邪毒易流注于下焦，既是病因又是病理产物。湿热毒邪贯穿该病全程，产生标实的症状，于前列腺癌而言，清利下焦湿热之邪乃第一要务，宜先祛邪后扶正，一可避免敛邪，二可避免滋腻，无补益之功反耗愈亏之正气。

临床上选用直入下焦病所的黄柏清热燥湿，散结解毒，效专力宏，苦寒直折。湿邪易阻滞阳气而致气血瘀滞，而辛味药发散行气，加之柴胡为疏肝理气的要药，肝经绕阴器，故专疏利肝经气机，配伍黄柏药力下行、直中下焦，而行气祛湿散热之功更强，一散一清，透散清泄，辛开苦降，升举清气，降泄浊物，使湿热毒邪分而消之，经下、经表而解。且柴胡解郁，肿瘤患者多情志不舒，尤为适宜。现代药理研究表明，柴胡中柴胡皂苷可以通过抗肿瘤血管生长、促进细胞凋亡和免疫调节等机制发挥抗肿瘤作用。川黄柏中的小檗碱和10,11- 二甲氧基 -13- 甲基小檗碱可以遏制肿瘤细胞 HepG2 增长。两药配伍严谨精妙，疗效极佳，柴胡的常用量为 15g，黄柏的常用量为 12g。

（二）金钱草与白茅根

金钱草味甘、咸，性微寒，归肝、胆、肾、膀胱经，可利湿退黄，通淋排石利尿，解毒消肿，临床上常用于治疗湿热黄疸、热淋与石淋等。白茅根味甘，性寒，归肺、胃、膀胱经，可清热利尿，凉血止血，用于治疗血热与肺胃热盛之证。齐元富教授指出前列腺癌临床症状常与尿道有关，有血尿、小便频、排尿困难等，多是由于湿热邪胶结阻滞气血，日久耗气伤阴动血，肺脾肾生理功能失调所致。根据"急则治标"的原则，改善患者自觉最影响其生活质量的症状乃是当务之急，故临床上金钱草与白茅根相须为用。肾主水，膀胱储存水液，金钱草与白茅根均入肾经与膀胱经，直达病所，通利小便以祛下焦湿热，解决标实邪毒。肺为水之上源，可调节水液代谢，且肺脏功能的正常与下焦的通利有关。肝主疏泄，能调节水液代谢。白茅根入肺经，金钱草入肝经，两者配伍清热利尿，通调水道，提壶揭盖，通因通用。两药共治下焦之湿邪，尤为适宜。且两药甘寒凉润，滋养脾胃阴津。现代研究表明，金钱草所含的槲皮素具有抗肿瘤活性，白茅根中芦竹素可以抑制人前列腺癌细胞增殖并诱导其凋亡。两药的临床常用量均为 30g。

（三）浙贝母与夏枯草

浙贝母味苦，性寒，归肺、心经，清热解毒散结，长于化痰清热，性偏于泄。夏枯草味辛、苦，性寒，归肝、胆经，能发散郁结，清泄火热邪毒，具有清泻肝胆火热、散结消肿之功，可治疗肝郁化火与痰火凝结之证。《本草从新》

中有治疗瘿瘤和乳岩等疾病的记载。肿瘤患者常气郁难疏，久之郁而化火发生肝火上炎、痰火凝聚的病证，且癌病产生和发展的一个重要因素为邪毒瘀滞，而肝经绕阴器，毒邪循经下注产生一系列下焦症状，故治肝亦为重点。齐元富教授认为，肝肾同源，若肝火炽盛，损耗肝阴，久则耗伤肾阴，故清泄肝火为重点，故用两药配伍以制肝火、行气滞、保阴液。夏枯草清泄火热之邪，疏利一身气机；浙贝母清热软坚散结，开宣肺气。两药相合，共奏清火邪、解热毒、散郁结之功。两药可发挥散结消肿之功，亦可配伍皂角刺以增强疗效。研究表明，浙贝母可以诱导细胞凋亡、逆转耐药，通过增加细胞内抗癌药物浓度来治疗白血病；夏枯草可以从多靶点、多途径和多通路来抗肿瘤。夏枯草的临床常用量为 15g，浙贝母的用量为 30g。

（四）金樱子与益智仁

金樱子味酸、甘、涩，性平，归肾、膀胱、大肠经，可固精缩尿，涩肠止泻，固崩止带，为治疗尿频、遗尿、滑精、腹泻等常用之品。益智仁味辛，性温，归脾、肾经，可补益脾肾之阳气，固涩阴精，缩尿止泻。王好古称赞其"益脾胃"，同时又有"理元气，补肾虚"之功。齐元富教授常用两药配伍来治疗尿频而又肾气虚的虚实夹杂患者。癌毒日久，损耗正气，肾气愈虚，无力蒸腾气化，津液无法蒸腾于上，膀胱气化失司，无力制约，而致尿频、遗尿等。且先天损伤至此，后天脾胃必弱，无力升清降浊，土虚不可制水，则小便必频。齐元富教授选用味酸涩之金樱子肉，缩尿敛精以治其标，应用辛温入脾肾之益智仁补益脾肾之阳气以治本。两药配伍标本兼治，补中兼涩，一散一敛，使正实却不敛邪，辛温而不燥烈，更好地发挥敛酸培补、标本兼治之功。现代研究表明，黄酮类有机物作为金樱子中重要的活性成分，可抑制体外培养的人类肝癌细胞 BEL-7402 的增殖。益智仁中的益智酮甲、杨芽黄素、白杨素等成分具有良好抗肿瘤作用。临床上两药的常用量均为 30g。

（五）炒山药与太子参

炒山药味甘，性平，归脾、肺、肾经，可平补三焦气阴，具有补脾胃之气、益肺之气阴、补涩肾精的功效。太子参味甘、微苦，性平，归脾、肺经，可平补脾肺气阴，有益气健脾、润肺生津之用。《本草从新》言其"大补元气"。脾土位居中央以灌溉四周，脾胃强则能够"轻身延年"。齐元富教授认为顾护脾胃是肿瘤治疗中的重要环节，肿瘤发病的根本原因为正气不足，而脾胃之气作为后天之气，可灌溉充养五脏六腑，化生气血，故脾胃虚弱是肿瘤发病的本源所在。肿瘤患者先天肾气持续损耗，后天脾气无法补充，机体水液、气血运化失常，酿生痰湿，痰无处不在，流注下焦，日久与湿热毒夹杂则成癌肿。故临床上健运脾胃格外重要，炒山药配伍太子参，培土制水，祛湿健脾。湿邪日久伤津耗气，两者配伍可平补脾胃气阴，且山药兼能补肾涩精，脾肾同补以治本。有研究证实山药多糖可抑制肿瘤细胞的增长，发挥免疫调节作用。太子参具有较好的抗肿瘤特性。临床上两药的用量多为30～45g。此外，齐元富教授还常配伍党参、甘草、炒白扁豆、黄芪等以实脾气。

（六）黄精与枸杞子

黄精味甘，性平，归脾、肺、肾经，可补养气阴，培益肺脾肾三脏。《本草便读》言其可补血养阴，又长于养护脾胃。枸杞子味甘，性平，归肝、肾经，可滋补肝肾，益精明目，主治精血亏虚之虚劳，以及眩晕、目涩、耳鸣等肾虚证候。前列腺癌肾阴虚者多有尿流变细、口干、失眠、盗汗、心烦、消瘦、尿余沥不尽及舌质红苔少等症。齐元富教授认为前列腺癌肾阴虚者应用枸杞子配伍黄精尤为适宜。黄精气阴同补，多走脾经来补养后天之气。枸杞子补肝血，益肾精，兼能助阳，主入肾经以滋养先天之气。两药合用，补阴亦助阳，补气又填精，阴阳兼顾，先天后天并补，阴阳互求，温润和缓，无滋腻碍胃之弊。黄精可通过多成分、多靶点及多通路的机制挥其对抗肿瘤的功效。枸杞多糖可以增强机体免疫功能，杀伤或抑制肿瘤细胞。临床上枸杞子的常用量为15g，黄精的常用量为30g。

（七）补骨脂与仙茅

补骨脂味辛，性温，专入肾经，其主要功效为补养肾阳，纳气温脾，可治肾虚冷泄、尿频、遗尿等。《开宝本草》记载补骨脂主五劳七伤之病，可治疗肾冷精流。仙茅大补肾阳，强筋骨，祛除寒湿之邪，用于治疗阳痿精冷不育、尿失禁、瘰疬等。齐元富教授认为补骨脂和仙茅均可补肾助阳，适合前列腺癌见肾阳虚者，临床症状常为面色苍白、尿细如线，伴畏寒肢冷、四肢冷痛、大便不成形、脉沉细弱等。两药配伍可补充肾阳，温阳祛湿散寒。但两味药辛温燥烈，易伤津耗液，临床上可配伍酸甘苦寒之品以保护阴津。现代药理学研究表明，补骨脂素可以抗肿瘤血管生成，逆转多药耐药，抑制肿瘤细胞的增殖和转移。仙茅的化合物如仙茅苷 B、仙茅苷 C 和葡萄糖丁香酸具有潜在的抗肿瘤活性，能诱导肿瘤细胞凋亡。补骨脂的常用量为 24～30g，仙茅的常用量为 12g。

（八）佛手、合欢皮与预知子

佛手味辛、苦、酸，性温，归肝、脾、肺经，长于调理气机，和中止痛，燥湿化痰。《本草再新》言其可破积，可治噎膈、癥瘕等。合欢皮味甘，性平，归心、肝经，可解郁安神，活血消肿。预知子味苦，性寒，归肝、胆、胃、膀胱经，可疏肝理气，活血止痛，利尿，《医林纂要》言其可"坚补肾水、治劳热"。气滞痰凝瘀毒是肿瘤的致病因素和病理产物，善治痰者先治气，气行血则行，气滞痰凝瘀毒自解。齐元富教授临床上常用佛手配伍合欢皮、预知子。一是治疗气机郁滞，以疏达肝气，通畅气血，使气顺痰自消，痰消气顺，气血运行流畅，从而治疗前列腺癌之邪实。二是预知子苦寒，而佛手辛温，两药相合，寒热平调，相互制约，药性调和；预知子可制约佛手辛散太过伤阴，佛手可制约预知子苦寒太过损伤脾胃。三是治疗下焦湿热，苦泄热邪，辛化湿滞，破除湿热之邪，以免其留滞下焦。现代药理学研究显示，佛手多糖可以抑制小鼠的移植性肝肿瘤。合欢皮的主要成分可诱导癌细胞凋亡，抑制其运动及抗血管生成。从预知子种子中提取的成分可遏制 HepG2 肝癌细胞增殖。三者均具有良好的抗肿瘤特性。临床上 3 味药的常用量均为 30g。

除上述对药外，齐元富教授还应用蛇莓与白英、女贞子与菟丝子，以及陈皮与半夏等对药治疗前列腺癌，并配伍蜂房、重楼、白花蛇舌草、半枝莲、红豆杉等，以清热燥湿，解毒散结，顾护脾胃，培补先天，化痰软坚，调节阴阳。

三、验案举隅

病案 1

患者，男，73 岁，2020 年 6 月 22 日就诊。主诉：前列腺癌骨转移 1 月余。患者 2020 年 5 月于当地医院完善相关检查示前列腺占位。遂于 2020 年 6 月行直肠前列腺穿刺活检术，病理示前列腺癌。ECT 显示：考虑骨转移瘤。后行前列腺癌切除术，术后病理示：（前列腺左上）前列腺癌，Gleason 分级：5+4=9 分，肿瘤约占前列腺组织体积 30%。（前列腺左中）前列腺癌，Gleason 分级：4+5=9 分，肿瘤约占前列腺组织体积 40%。（前列腺左下）前列腺癌，Gleason 分级：4+4=8 分，肿瘤约占前列腺组织体积 30%。（前列腺右上）前列腺癌，Gleason 分级：5+4=9 分，肿瘤约占前列腺组织体积 50%。（前列腺右中）前列腺癌，Gleason 分级：4+3=7 分，肿瘤约占前列腺组织体积 10%。（前列腺右下）前列腺增生。后定期予"醋酸戈舍瑞林缓释植入剂 + 比卡鲁胺片"内分泌治疗。现症见：小便频数，体质量近 4 个月减轻 5kg，偶见咳嗽，自述肺部结节，纳眠可，大便调，体力可；舌质淡红，苔黄腻，脉弦。西医诊断：前列腺癌；骨继发恶性肿瘤。中医诊断：淋证（湿热下注证）。处方：金钱草 30g，白茅根 30g，炒山药 30g，太子参 45g，女贞子 30g，菟丝子 30g，黄柏 12g，重楼 15g，白花蛇舌草 15g，白前 30g，蜜百部 30g，黄芩 12g，桔梗 15g，甘草 15g。28 剂，水煎服，一日一剂。

2020 年 7 月 20 日二诊：患者自述小便频数明显好转，纳眠可，大便调，体力可，体质量平稳；舌质淡红，苔薄黄，脉弦滑。2020 年 7 月 1 日肺部 CT 示：双肺少许纤维灶；左肺类结节，直径约 5mm。西医诊断：前列腺癌；转移性骨肿瘤。中医诊断：淋证（湿热下注证）。予上方加黄精 12g，枸杞子 15g，蛇莓 15g，白英 15g。28 剂，水煎服，一日一剂。

2020 年 8 月 24 日三诊：患者自述无明显不适，纳眠可，二便调，体力可，体重近期平稳；舌质淡红，苔薄白，脉弦。西医诊断：前列腺癌；转移性骨肿瘤。中医诊断：淋证（脾肾亏虚，兼有湿热）。予初诊方加金樱子 30g，益智仁 30g，蜂房 12g，半枝莲 12g。28 剂，水煎服，一日一剂。

患者坚持服药 1 年余，症状不断好转，生活质量得到改善，现定期门诊复诊。

按语：患者为老年男性，年老体弱，脾肾亏虚，正气不足，湿热之邪郁结下焦，瘀毒痰湿相互搏结，发为本病。初诊患者自述小便频数症状明显，体质量下降明显，苔黄腻，辨为湿热下注证。齐元富教授指出本病湿热为标，脾肾亏虚为本，本阶段以标实为主，故应用大量清热利尿、解毒散结之药，如黄柏、金钱草、白花蛇舌草、重楼、白茅根、甘草，以利小便，清下焦湿热邪毒。补虚用炒山药、太子参、女贞子、菟丝子以培补脾肾之气，固本以制尿频。患者患有肺结节，症状虽不明显，但病因病机多为痰热之邪闭阻肺脏。肺为贮痰之器，日久搏结而成有形之邪，故予白前、蜜百部、黄芩、桔梗以清热解毒、化痰散结以治肺结节，整方标本兼治，共奏扶正抗肿瘤之功。二诊时患者自述服药后尿频基本消失，而苔薄黄脉弦滑，提示湿热未尽，遂原方基础上加用蛇莓、白英清热解毒抗肿瘤。湿邪日久伤阴耗精，故加用酒黄精、枸杞子以滋养阴精。三诊时患者自述无明显不适，症状明显缓解，本阶段以脾肾亏虚为主，而湿热之邪仍存在，仍需清热燥湿解毒、抗肿瘤防止其进展，故初诊方加蜂房、半枝莲解毒抗肿瘤，益智仁、金樱子温肾缩尿以补肾固精。

病案 2

患者，男，67 岁，2020 年 8 月 24 日就诊。主诉：前列腺癌术后 20 余天。患者 2020 年 5 月体检显示前列腺特异性抗原（PSA）升高，2020 年 6 月 29 日检查显示，总前列腺特异性抗原（TPSA）：13.6ng/mL，游离前列腺特异性抗原（f-PSA）：1.39ng/mL，诊断为前列腺癌待排。2020 年 7 月行前列腺癌根治术，术后病理示：前列腺腺癌。术后未行治疗。现症见：乏力，汗多，双膝疼痛，平卧时显著，眠浅、入睡困难，纳可，二便调，体重近期平稳；舌质淡红，苔薄白，脉弦细。西医诊断：前列腺癌。中医诊断：淋证（肾阳不足证）。处方：柴胡 15g，黄柏 12g，补骨脂 30g，仙茅 12g，桂枝 15g，女贞子 30g，菟丝子 30g，炒山药 30g，仙鹤草 30g，刘寄奴 30g，狗脊 30g，威灵仙 30g，桑枝 30g，伸筋草 30g，白芍 45g。21 剂，水煎服，一日一剂。

2020 年 9 月 16 日二诊：乏力，下肢发凉，右下肢尤甚，睡眠浅、入睡困难，小便淋沥，偶见尿痛，双膝疼痛减轻，汗多缓解，纳可，大便调，体质量近期平稳；舌质淡红，苔薄白，脉弦。西医诊断：前列腺癌。中医诊断：淋证（肾阳不足证）。予上方加百合 30g，远志 15g，天麻 15g，首乌藤 30g。21 剂，水煎服，一日一剂。

2020 年 10 月 28 日三诊：双膝疼痛减轻，偶见头痛，双下肢瘙痒，乏力，纳眠可，二便调，体质量近期平稳；舌质淡红，苔薄白，脉弦。西医诊断：前列腺癌。中医诊断：淋证（肾阳不足证）。予初诊方，狗脊改为 45g。21 剂，水煎服，一日一剂。

患者坚持服药半年余，症状不断好转，病情较为稳定。

按语：患者为老年男性，因查体发现 PSA 升高诊断为前列腺癌，后行前列腺癌根治术。初诊时患者乏力，汗多，苔薄白，脉弦细，辨证为肾阳不足证。齐元富教授指出手术后脾肾亏虚，而本病病位在肾，尤以肾阳不足为多。患者以肾虚为主，故组方上用补骨脂、仙茅、狗脊、桂枝、女贞子、菟丝子补益肾阳，炒山药脾肾双补。湿热之邪贯穿疾病始终，患者无明显症状，仅用柴胡和黄柏调理气机，分消下焦湿热；白芍柔肝养血以敛汗助眠；仙鹤草、刘寄奴、威灵仙、桑枝、伸筋草祛风除湿、活血止痛以缓解双膝疼痛和下肢症状。二诊时患者下肢发凉、乏力，而小便淋沥，继续补益肾阳，清下焦湿热。睡眠浅、入睡困难的情况较为严重，故予百合、远志、天麻、首乌藤安神助眠。三诊时患者睡眠、小便情况缓解，故去助眠中药，增加狗脊剂量，以培补脾肾治本。

（刘寨东）

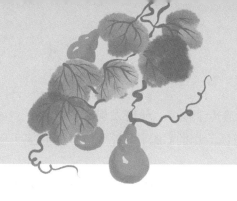

脑胶质瘤

全国优才陈玉超运用升清降浊理论诊治 脑胶质细胞瘤的经验

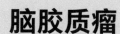 **专家简介**

陈玉超，男，1967 年 12 月出生，汉族，主任中医师，中医学博士，现在江苏省中医院肿瘤科工作。南京中医药大学硕士生导师，全国中医临床优秀人才，江苏省中医院院级名医。先后师从国医大师周仲瑛教授、国医大师邹燕勤教授、国家名中医刘沈林教授、国家名中医徐福松教授。从事中西医结合肿瘤临床工作 30 余年，擅长运用中西医结合方法诊疗肺癌、消化系统肿瘤、神经系统肿瘤、妇科肿瘤等恶性肿瘤疾病，尤其在恶性肿瘤相关综合征治疗方面积累了丰富的临床经验。

一、脑胶质细胞瘤的发病现状

脑胶质瘤是指起源于脑神经胶质细胞的肿瘤，是最常见的中枢神经系统肿瘤，占颅内肿瘤的 50%～60%，可发生于任何年龄，以成人多见，发病率为 2～3/10 万人。世界卫生组织（WHO）将脑胶质瘤分成四级，Ⅰ级、Ⅱ级胶质瘤为低级脑胶质瘤，Ⅲ级、Ⅳ级为高级脑胶质瘤。高级别胶质瘤生存期为 1～2 年，脑胶质瘤中一半以上是恶性程度最高的多形性胶质母细胞瘤（GBM）。我国脑胶质瘤的年发病率为 5～8/10 万，5 年病死率在全身肿瘤中仅次于胰腺癌和肺癌。脑胶质瘤临床表现主要包括颅内压增高、神经功能及认知功能障碍和癫痫发作三大类。脑胶质瘤的治疗以手术切除为主，结合放疗、化疗等综合治疗方法。手术可以缓解患者的临床症状，延长生存期，并获得足够肿瘤标本用以明确病理学诊断和进行分子遗传学检测。研究发现，95% 未经治疗的 GBM 患者生存期≤3 个月；经过积极治疗的 GBM 患者平均中位生存期仅为 14～15 个月，5 年生存率只有 9.8%。

但由于脑胶质瘤多呈浸润性生长，手术难以根除，且胶质瘤细胞对放射线不敏感，化疗药物又难以透过血脑屏障，故在单纯西医治疗下，具有很高的复发率。

二、脑胶质瘤的中医病因病机与浊邪害清论的运用

头为诸阳之会，脑为清阳之府，清窍所在，位高属阳。《医林绳墨》称"头为诸阳之首，位高气清"，《临证指南医案·眩晕门》说"头为诸阳之首，耳目口鼻皆系清空之窍"。凡五脏六腑清阳之气，皆上注于头。中医学认为五脏调和，气机升降出入正常，则清阳之气得以升发上行，温养脑窍；浊阴得以下归二阴，排泄体外。李凡成提出了"清窍清阳学说"，认为"心肺为清阳之主，脾胃为清阳之源，肾为清阳之根"。清阳之气上行，气血津液上承，清窍得以温煦、濡养、护卫，功能有司，则诸窍通利。耳聪目明，声音洪亮，感觉灵敏。反之，若脾失健运，肝失条畅，肾气虚弱，气机升降失常，形成"清阳不升，脑窍失养；浊阴不降，上干清窍"的病理状态。

脑为清虚之府，不能容邪，卒而受邪则病，癌毒内侵，内外失和，更加催化了脑胶质瘤病理状态的形成。《灵枢·百病始生》篇言："汁沫与血相搏，则并合凝聚，不得散而积成矣。"《中藏经·论痈疽疮肿》曰："夫痈疽疮肿之所作也，皆五脏六腑蓄毒不流而生矣，非独因荣卫壅塞而发者也。"皇甫中《明医指掌》中指出："若人之气循环周流，脉络清顺流通，焉有瘤之患也……"高秉钧说："癌瘤者，非阴阳正气所结，乃五脏瘀血、浊气、痰滞而成。"痰毒凝聚，肝风内动，气血郁结，或肝阳上亢，脾肾亏虚，上扰清阳，夹瘀聚于脑，浊邪害清而成瘤。患者脑胶质瘤形成，则呈现出头晕头痛、目昏耳鸣、偏瘫麻木、感觉异常等病理表现。

由上所述可知，脑胶质瘤属中医头痛、中风、癫痫、厥逆等范畴，虽然外感、内伤等诸多因素均可致脑胶质瘤发病，但肝肾不足引发内风，挟痰、湿、瘀、毒等邪上犯于脑，浊邪害清是脑胶质瘤产生的根本病机。

三、治则方药

脑胶质细胞瘤应该针对其"清阳不升，脑窍失养；浊阴不降，上干清窍"的病理状态进行施治，根据其正气亏虚，玄府郁闭，浊毒内蕴这一主要病机特征拟定方药，以益气通窍，化痰祛瘀，升清降浊，解毒和络。临床上要抓住以下几个要点。

一是，脑瘤为本虚标实之病，治疗中当注意"补虚勿忘实，治实当固虚"。补气可以选用黄芪、刺五加、人参、白术等；补血可以选当归、鸡血藤等；补阴可以用熟地黄、南北沙参、麦冬、玉竹、山萸肉等；补阳可以用巴戟天、狗脊、淫羊藿等温润补阳。

二是，脑为奇恒之腑，位居颠顶，非风不能达也。脑瘤病位在上，在临证用药中，常使用引经类药物以引药上行，如桔梗、蔓荆子、川芎等。西医学认为血脑屏障使许多药物难以进入，不能很好发挥应有的作用，因此需要增加开窍通络之品，如石菖蒲、郁金、川芎等。

三是，风、痰、瘀、毒是脑瘤常见的标实因素，在脑瘤的治疗中要注重配合。平肝息风化痰之品，如天麻、钩藤、珍珠母、鳖甲等；化瘀通络的药物可以选用川芎、丹参、桃仁、土鳖虫、地龙等；解毒抗癌的药物可以考虑用石上柏、重楼、蛇六谷等。

四是，脑肿瘤常伴发脑水肿，使颅内压增高，出现头痛、呕吐、行走不便、记忆力减退、智力降低等症状，治疗上可用"上病下治""通下而泻上"推陈出新。临床上可以选用大黄、牛蒡子、茯苓、猪苓、车前子、牛膝等，泻下逐水，降浊升清，达到脱水之效，从而发挥降低颅内压，实现气血阴阳平衡的作用。

五是，脑瘤为痼恶之疾，毒陷根深，非攻难克，故临证常用虫类药物以攻癌毒。虫类药能深入脉络，味辛通络，善剔络邪，性峻力猛而专，多具有消肿散结、息风止痉、镇静止痛之功，多选僵蚕、全蝎、守宫、地龙、蜈蚣等配合应用。

六是，汤丸结合，各擅其常。清代名医吴鞠通指出，癥瘕"坚刚牢固，深藏在下，非缓通络脉之丸药，如化癥回生丹之类朝夕渐磨不可"。丸剂和汤剂配合使用，发挥各自优势，可以相得益彰。

临床常用自拟方"扶正泄浊通玄祛风汤"，组成为生黄芪45g，刺五加

15g，南沙参 15g，薏苡仁 30g，天麻 10g，茯神 15g，白术 15g，石菖蒲 10g，川芎 15g，郁金 12g，牛蒡子 15g，车前子 10g，陈皮 10g，法半夏 6g，制南星 6g，石上柏 15g，枳壳 10g，牛膝 10g，白芷 10g，僵蚕 10g，浙贝母 12g，甘草 6g。大便不畅者，加制大黄 10g，郁李仁 15g；血压偏高，恶心欲吐者，加青礞石 10g，钩藤 15g，石决明 45g；失眠者，加合欢皮 30g，夜交藤 20g，龙骨 30g，牡蛎 30g。服用方法：水煎 2 次，混合后取药液 300～400mL，饭后 2 小时服 150～200mL，每日早晚各一次。脑瘤克胶囊由制南星、守宫、制半夏、石菖蒲、莪术、全蝎、猪苓 7 味中药组成。

四、验案举隅

张某，男，48 岁。2018 年 10 月 8 日初诊。患者 2018 年 6 月无明显诱因突发头痛、呕吐，查头颅 MR 示：左侧额叶异常信号，考虑占位可能（低级别胶质瘤）。2018 年 6 月 10 日行左侧颞叶脑胶质瘤切除术，术后病理示：左颞叶胶质细胞瘤 II 级。2018 年 8 月 29 日头颅 CT 示：1. 左侧额颞叶胶质瘤术后；左侧额颞叶、胼胝体膝部及左侧基底大片病灶，肿瘤复发可能；2. 右侧筛窦炎症。口服德巴金治疗中。刻下：癫痫时作，智力低下，频繁眨眼，纳食可，夜寐安，二便调；舌右偏，舌质暗红，苔薄黄，脉细弦。辨证属气阴亏虚，痰瘀交阻，脑络不和，清窍失养。治法：益气通窍，化痰祛瘀，升清降浊，解毒和络。处方：生黄芪 45g，刺五加 15g，南沙参 15g，车前子 20g，生薏苡仁 20g，茯苓 30g，川芎 15g，僵蚕 12g，郁金 12g，石菖蒲 6g，牛蒡子 20g，泽漆 10g，姜半夏 12g，制天南星 10g，天麻 10g，生龙齿 20g，石上柏 15g，焦六曲 12g，炒麦芽 12g，茵陈 10g，陈皮 6g，姜竹茹 20g，重楼 10g，熟大黄 4g，生牡蛎 30g。脑瘤克胶囊 4 粒 / 次，3 次 / 日。

二诊（2018 年 11 月 5 日）：癫痫发作次数减少，智力较前稍有改善，眨眼次数减少，纳食可，夜寐安，二便调；舌右偏，舌质暗红，苔薄黄，脉细弦。气阴亏虚，痰瘀交阻，脑络不和，清窍失养。治法：益气通窍，化痰祛瘀，升清降浊，解毒和络。上方去重楼、六曲、生牡蛎，加蔓荆子 15g，络石藤 15g，珍珠母 30g。脑瘤克胶囊 4 粒 / 次，3 次 / 日。

三诊（2019 年 1 月 4 日）：服中药后癫痫未作，智力恢复明显，生活可以自理，眨眼偶作，纳食可，夜寐安，二便调；舌右偏，舌质暗红，苔薄黄腻，脉细弦。证属气阴亏虚，痰瘀交阻，脑络不和，清窍失养。治法：益气通窍，化痰祛瘀，升清降浊，解毒和络。处方：生黄芪45g，刺五加15g，南沙参15g，车前子10g，生薏苡仁20g，茯苓30g，川芎15g，僵蚕12g，郁金12g，石菖蒲6g，牛蒡子10g，泽漆10g，姜半夏12g，制天南星10g，天麻10g，生龙齿20g，石上柏15g，怀牛膝12g，炒麦芽12g，陈皮6g，重楼10g，熟大黄4g，珍珠母30g，蔓荆子15g，络石藤15g，佩兰10g，六一散15g。脑瘤克胶囊4粒/次，3次/日。此后患者每2～3个月复诊，随访2年多，一般状况良好，脑部病灶稳定，未见进展。

按语：该病患乃元气虚弱，痰湿内生，瘀血内停，壅塞清窍，浊邪害清，以致清阳不升，浊阴不降。治当益气通窍，化痰祛瘀，升清降浊，解毒和络为主，方取"扶正泄浊通玄祛风汤"加减治之。一诊用药：刺五加、生黄芪、南沙参补肝肾，养气阴，扶正以祛邪；川芎、郁金、石菖蒲活血通窍，开通血脑屏障；车前子、牛蒡子、熟大黄上病下治，通下而泻上，推陈出新，降浊升清；生薏苡仁、茯苓、僵蚕、泽漆、姜半夏、制天南星、茵陈、姜竹茹祛痰散结，清热化湿，以消胶固之邪；天麻、生龙齿、生牡蛎镇肝息风，涤痰通络；石上柏、重楼清热解毒，抗癌消癥；焦六曲、炒麦芽、陈皮消导助运，顾护中焦。二诊时症状缓解，守法续进，加蔓荆子、络石藤增加开窍通络之功，珍珠母增强镇肝息风之能。三诊时症状改善明显，守法再进，平衡微调，加佩兰、六一散加强清利湿热作用。治疗过程谨守浊邪害清，壅塞清窍这一基本病机，升清降浊，通窍祛邪，才能在较短的时间内取得较理想的效果。

《金匮玉函经》言："若欲治病，当先以汤洗其五脏六腑……次当用散……次当用丸，丸能逐沉冷，破积聚，消诸坚症，进饮食，调营卫，能参合而行之者，可谓上工。"叶天士也强调"久病在络，气血皆窒，当辛香缓通"；"络中血瘀……用缓逐其瘀一法"。缓通的优点是消瘀化癥而"不致重损"，对于需要长期服药治疗的患者，汤剂有所不便，而丸剂可以弥补，并且丸剂较之汤剂，药物成分有所不同，汤药结合，更有利于全方位提高治疗效果。"扶正泄浊通玄祛风汤"与脑瘤克胶囊合用，治疗数十例脑瘤患者，效果均佳。

（陈玉超　陈文昊）

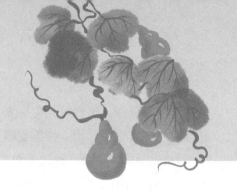

甲状腺癌

全国优才陈美云运用益气扶正、化痰散结法 诊治甲状腺癌的经验介绍

🌰 专家简介

陈美云，女，1975年5月出生，汉族，主任中医师，医学硕士，现于江苏省第二中医院肿瘤科工作，第三批江苏省中医临床优秀人才、第五批全国中医临床优秀人才。兼任世界中医药联合会中医临床思维专委会理事、中华中医药学会仲景分会委员、江苏省中西医结合学会肿瘤专业委员会委员、南京自然医学会肿瘤康复专业委员会副主任委员、江苏省抗癌协会肿瘤与微生态专业委员会委员。从事中西医结合肿瘤临床工作20余年，擅长运用中西医结合方法治疗多种恶性肿瘤、癌前病变，以及肿瘤术后、放化疗后、靶向治疗后、免疫治疗后的各种并发症，尤其在甲状腺癌、恶性腹腔积液等肿瘤并发症的中医辨证治疗方面积累了丰富的临床经验。

🌰 导语

甲状腺癌是对发生于甲状腺滤泡上皮、滤泡细胞及甲状腺间质的恶性肿瘤的统称。约占全身恶性肿瘤的1.3%，占头颈部肿瘤的5.1%，是头颈部和内分泌系统中最常见的恶性肿瘤，其主要病理分型分为乳头状癌和滤泡状癌。患病年龄在25～65岁，青年和老年多见，妇女多于男性。近30年，除非洲地区因疾病诊断技术受限之外，世界大多数地区甲状腺癌发病率呈持续上升趋势。2012年，全球甲状腺癌新发病例数约为298000例，死亡例数40000例，虽有37%的新发病例来自欧美地区，但死亡主要发生在亚洲。我国甲状腺癌新发病例数占全球新发病例数的15.6%，死亡数占 13.8%。甲状腺癌的预后较好，国内术后生存率为 83.2%～95.6%，未分化癌预后差，多数在 1 年内死亡。目前，本病的治疗手段主要有手术、放疗、化疗、靶向、免疫及中医药治疗。

一、甲状腺癌的中医病因病机与化痰散结理论的运用

针对甲状腺癌，中医以其瘿囊内肿块坚硬如石而冠予"石瘿"之名，本病以颈部喉结两旁结块肿大为主要临床特征。在唐·孙思邈《备急千金要方·瘿瘤》篇首载"石瘿"病名，《三因极一病证方论·瘿瘤证治》提出："坚硬不可移者，名曰石瘿。"石瘿为五瘿之一类似今之甲状腺癌。

甲状腺癌以颈部甲状腺无痛性肿块为本病的主要症状。晚期可伴有呼吸困难、声音嘶哑、吞咽不畅等局部浸润及压迫症状。本病的病因主要有：外邪侵袭，感染"山岚水气"，如水土中缺碘或含碘量过高，加上脾虚失运，痰聚日久蕴而变毒，发为石瘿；情志抑郁，情志不畅，气结于肝，肝郁乘脾而生痰，痰凝而成块，留于颈前，气滞血瘀，痰瘀互结，发为本病。此外，先天不足，久病劳损，素体肝肾阴虚，虚火上炎，炼液为痰，结于颈前，亦可发为本病。

本病病位在甲状腺，气滞、痰凝壅结颈前为基本病理，日久痰凝血瘀，合而为患，与肝脾肾三脏失调有关，总属本虚标实，虚实夹杂证。外因六邪，内因七情忧思恼怒，湿痰瘀滞或情志不畅，伤及肝脾，肝郁乘脾，郁而化火，脾虚失运，聚湿成痰，郁火炼液生痰聚于颈部。本病的病机表现为肝郁痰凝、痰毒瘀阻为主。病情进一步发展，伤及肝肾，致肝肾阴虚，阴虚火旺，虚火上炎；晚期，耗伤气血，而表现为气血亏虚。

二、治则方药

据中医学"坚者削之，结者散之"的原则，本病以化痰散结、活血解毒化瘀为治疗大法。甲状腺癌除了未分化癌进展较快外，大多数发展缓慢，多数情况全身症状不明显，故辨证时常常需要局部辨证加全身辨证综合考虑。

（一）局部辨证

肿块生长较缓慢，皮色不变，质中硬者，以痰为主；局部皮色暗，青筋显露，坚硬如石，固定不移者以瘀为主；肿块生长快，症状重，病程短，则为毒聚，毒聚易致阴伤，故用药宜解毒养阴并用。常常一证为主，多证兼夹。

（二）全身辨证

肝郁痰凝证以颈部瘿囊内肿物，质中或质硬，皮色如常，无痛，生长缓慢，伴性情急躁或郁闷不舒，胸胁胀满，喜叹息，口苦咽干，食少纳呆，颈部痰核，舌淡红，苔薄白或薄黄，脉弦滑为特征；痰毒瘀阻证以瘿囊肿块生长快，坚硬如石，凹凸不平，边界不清，推之不动，或有轻度疼痛，或有皮肤青筋显露，或有声音嘶哑，呼吸不畅，面色晦暗，神疲乏力，舌质暗红或舌红有瘀斑，苔薄黄，脉弦滑数为特征；阴虚火旺证以晚期患者或经放疗，手术后复发，肿块坚硬如石，推之不移，局部皮肤紫暗，形体羸瘦，皮肤枯槁，头晕耳鸣，腰膝酸软，五心烦热，声音嘶哑，舌体瘦小，舌质红，少苔或花剥苔，脉沉细数为特征；气血两虚证以晚期神疲乏力，心悸气短，面色无华，自汗盗汗，头晕目眩，肿块较大，坚硬如石，呼吸不畅，声嘶懒言，舌质淡红，苔白，脉沉细无力为特征。

（三）局部与全身结合辨证

本病局部多邪实，以痰、瘀、毒为患，全身辨证以肝郁脾虚、肝肾阴虚、气血双亏为主，肝郁则冲任失调，任脉上止于咽喉，故病女性尤多，另外理气开郁有助于化痰散瘀、软坚散结。

（四）治疗以消散法为主

甲状腺癌以局部肿块坚硬如石为特征，根据"坚者削之，结者散之"的治疗原则，本病常采用化痰散结法、化瘀散结法、解毒散结法结合全身疏肝理气、扶正益气、滋阴养血等法治之。化痰散结多选择半夏、海藻、昆布、生牡蛎、海蛤壳、鳖甲、僵蚕、白芥子、皂角刺、海浮石等药；化瘀散结多选择莪术、黄药子、穿山甲、红花、丹参、土鳖虫、全蝎、鬼箭羽等；解毒散结法多选择连翘、猫爪草、黄药子、夏枯草、山慈菇、蛇莓、苍耳草、石见穿、土茯苓等；疏肝理气开郁多选择柴胡、香附、枳壳、青皮、陈皮、厚朴、沉香、川芎、木香等；益气扶正多选择党参、黄芪、仙鹤草、人参等；滋阴养血多选择太子参、麦冬、生地黄、熟地黄、当归、山萸肉，玄参等。诸法随病证不同，灵活配伍，协同使用，从而取得良好疗效。

三、验案举隅

王某，女，2017年12月1日初诊。主诉：甲状腺癌术后1年半，颈淋巴结肿大1月。患者于2016年年初行甲状腺癌手术，术后病理提示：乳头状腺癌，无淋巴结转移。此后每3个月定期复查均病情稳定，无异常。1个月前复查彩超提示：颈部淋巴结肿大，考虑甲状腺来源。手术医师建议其再次手术，或者碘粒子植入放疗，患者因担忧其不良反应而拒绝西医治疗，改予中药调理。就诊时患者无特殊不适，颈部可触及3枚淋巴结，质韧，欠光滑，固定，纳可，夜寐安，二便调；舌淡红，齿痕，苔薄，脉弦。辨证属气虚血瘀、肝郁痰凝。治疗益气扶正，疏肝解郁，化痰散结。方药如下：党参15g，仙鹤草15g，黄精10g，白术15g，夏枯草15g，连翘20g，昆布18g，皂角刺15g，大贝母15g，生牡蛎30g，橘核10g，海浮石10g，玄参10g，青皮10g，柴胡6g，生山楂15g，土茯苓15g，黄药子15g，甘草6g。

因黄药子有小毒，所以吃14剂后去黄药子，根据情况适当交替使用白芥子10g，莪术10g，守宫10g，桂枝10g，黄芪20g，制首乌20，麻黄6g；半月后再次换用黄药子。2017年12月30日复查彩超示：甲状腺大部分已切除，残余左侧叶28mm×14mm×12mm，表面光滑，包膜完整。左侧叶探及低回声2.4mm×2.0mm，其内未见明显血流信号，余甲状腺内部回声稍增粗。CDFI示：甲状腺内彩色血流信号不丰富。颈部：左侧颈部Ⅲ区、Ⅳ区探及数个不均质低回声，较大者12mm×5mm×3mm，部分中央伴液化及散在点状强回声；右侧颈部Ⅳ区探及数个不均值低回声，较大12mm×7mm×4mm，内见数个点状强回声。超声提示甲状腺大部分已切除，残余左侧叶，回声稍增粗伴低回声微小结节。双侧颈部不均质低回声伴砂粒体，考虑淋巴结，甲状腺与前比较无明显变化。

继续服用此方加减调理，三个月后 2018 年 3 月 14 日复查彩超：甲状腺右侧已切除，左叶部分切除，内见等回声结节 3mm×2mm，余甲状腺显示清晰，回声均匀，未见肿块及异常血流。双侧颈部未见明显肿大淋巴结。肿瘤指标正常。此后巩固调理半年复查病情稳定，颈部淋巴结消失，甲状腺癌术后淋巴结转移痊愈。此后多次随访病情稳定。

按语：甲状腺癌发展缓慢，治疗效果较好，但术后复发转移是导致临床治疗失败和患者死亡的主要原因。笔者数十年来的临床经验认为，中医药的对于这类发展缓慢的惰性肿瘤优势明显，其机制可能是在整体上调节机体内环境的稳态，使得肿瘤生长的土壤改变，使得五脏功能恢复正常。本例患者脉弦为肝气郁结，肝郁乘脾，脾虚，运化失常，津聚为痰，痰凝血瘀，治疗益气扶正，疏肝解郁，化痰散结，方中党参、仙鹤草、黄精、白术益气健脾扶正，夏枯草、连翘、昆布、皂角刺、大贝母、生牡蛎、橘核、海浮石化痰散结，玄参滋阴益肾，青皮、柴胡疏肝理气，生山楂活血，土茯苓、黄药子清热解毒，甘草调和诸药。方中一个需要特别强调的地方是：黄药子为治疗瘿病的要药，在《本草纲目》中明确指出黄药子有"凉血降火，消瘿解毒"之功效，但因黄药子有小毒，所以间断使用。诸药合用疗效显著，很快能将复发转移的淋巴结消散，疾病痊愈。

（陈美云）

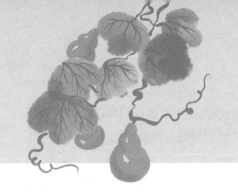

肿瘤相关并发症

国医名师吴良村中医"三步梯级止痛疗法"
理论在癌痛中的应用思辨

🥦 专家简介

吴良村，男，1941年9月出生，二级教授，主任中医师，博士生导师，国务院政府特殊津贴专家，浙江省国医名师，首届浙江省名中医，全国第二、五批名老中医药学术经验继承指导老师。曾先后任中华中医药学会肿瘤分会委员、中国抗癌协会传统医学委员会委员、浙江省抗癌协会常务理事等。曾任浙江省中医院党委书记，1969年起负责组建肿瘤科，从事临床工作五十余载，博采众长，创立了"中医三步梯级止痛疗法"和"益气养阴法"用于治疗肿瘤，注重临床与理论相结合，主张中西医结合取长补短，和李大鹏院士一起承担了国家"七五""八五"攻关课题"康莱特注射液"的研制工作并获得巨大成功，该药获国家二类新药证书，成果获国家科学技术进步奖二等奖、国家中医药管理局科技进步一等奖和国家发明三等奖等。

🥦 导语

疼痛是组织损伤或潜在的组织损伤引起的不愉快的感觉或情绪体验。世界卫生组织（WHO）已将疼痛列为第五大生命体征。疼痛是癌症患者最常见的症状之一，也是肿瘤患者最恐惧的症状之一。初诊癌症患者的疼痛发生率约为25%，晚期癌症患者的疼痛发生率为60%～80%，其中1/3的患者为重度疼痛，严重影响着肿瘤患者的生活质量，甚至生存时间。

癌症三阶梯止痛法是1986年世界卫生组织推荐的，是至今广大医师仍然遵循的癌痛治疗原则，WHO三阶梯止痛法可满意控制85%的癌痛，而吴良村教授认为在癌痛治疗中，中医药能极大地填补剩余15%的不足，中西医还可以协同增效，减少止痛药的使用剂量，降低西药不良反应的发生率。理由如下：首先中医的辨证论治能针对病因施治，提高止痛效果；其次中医全身心的综合调理有助于提高痛觉阈值，降低机体对不良刺激的反应程度；再者中医药可减轻非甾体类、阿片类止痛药的消化道出血、便秘及成瘾等不良反应，使其能更充分地发挥止痛作用。中医药发挥作用的病理生理基础可能与改善组织缺氧、调节精神状态等有关。中医药治疗癌痛的前景是广阔的，应当积极介入其中。

一、中医痛证认识溯源

中医学对痛证的认识最早见于《黄帝内经》，《素问·举痛论》专文论痛，言之较详："经脉流行不止，环周不休，寒气入经而稽迟，泣而不行，客于脉外则血少，客于脉中则气不通，故卒然而痛……"其所述病因，主要是"寒气"，其所述为疼痛机理之总纲，其不通病机皆为"寒气"客于经脉内外，而生他变，产生他症，皆为"寒气"客在不同部位而表现出不同的疼痛症状。

二、痛证病因病机述要

吴师认为疼痛的病因当以"瘀"和"虚"为主，如经络气血壅滞郁结，寒凝不通而痛；筋脉拘急收引，气血运行不畅，阻滞不通而痛；或局部因外伤跌仆、挤压、组织损伤，肿胀不通则痛等。病机当遵从"诸痛疮痒，皆属于心"，强调心主神，"心主身之血脉"，而经络为心在机体各部的延伸，心的精气通过心神的传感，由经络输送到全身，若血脉经络"不通则痛"，或肿瘤日久，邪伤正气，心气不足、心血亏虚则脏腑经络"不荣则痛"。"五脏藏神"指人之神都是脏腑功能活动的反映，狭义之神包括了人的精神、意识和思维活动。而《灵枢·本神》言"所以任物者谓之心"，所以是由心主宰人的神志活动，并作出反应。后世医家对神又有了进一步的认知，何廉臣认为"盖以脑为元神之府，心为藏神之脏"，张锡纯认为"人之神明，原在心与脑两处，神明之功能，原心与脑相辅而成"。痛觉发生在脏腑经络功能的代谢活动中，在心神调节下达到新的协调平衡，否则发生痛觉，此谓"诸痛疮痒，皆属于心"，心神在痛证中起到决定性的作用。这与西医学的观点是一致的。

三、中医"三步梯级止痛疗法"应用法则

1986年世界卫生组织推荐癌症三阶梯止痛法，吴师在此基础上于20世纪90年代提出中医"三步梯级止痛疗法"理论。首先对病证进行中医病因分析，辨证分型；其次按世界卫生组织的疼痛分级；再次按世界卫生组织疼痛轻中重的程度，根据中医"三步梯级止痛疗法"分别予以药物加减；最后内治外治互补，贯穿全程。

（一）辨证施治为主导

病因是病痛的本质，审证求因，为本，疼痛可见于多种疾病中，属标，并分析标本主次、轻重、缓急决定治疗先后顺序。把握标本同治的原则，据外邪致痛、气滞血瘀疼痛、虚性疼痛等类型，辨证选用针对性的止痛中药配伍。

（二）重视调整阴阳虚实平衡

凡气血阴阳失衡都可能诱发疼痛，调整阴阳才是防治癌痛的根本。利用八纲辨证，先别阴阳，再辨虚实。癌痛患者往往虚中夹实，治疗时按气、血、阴和阳虚实的不同，选用适当的中药。气虚多用黄芪、生晒参、白术、山药、炙甘草；血虚多用川芎、白芍、当归；阴虚多用北沙参、天冬、女贞子；阳虚多用淫羊藿、补骨脂、骨碎补、肉苁蓉等。实证则按气滞、血瘀、痰饮和热毒分别施治。

（三）重视调气和血

吴师认为疼痛病因较多，多与气血失调有关，不外乎气滞、血瘀、血虚，或兼而有之，相互影响，故需重视调气、治血、和血、止痛，如选佛手、白芍、当归、川芎、延胡索、乳香、没药、全蝎、蜈蚣等。

（四）活用"通"法

吴师认为痛证治法当遵循《黄帝内经》"痛则不通"的理论，辨证施治，遣方用药，但不一定用止痛中药。吴师推崇叶天士所言"痛则不通，'通'字须究气血阴阳，便是看诊要旨"，气滞者，理气为通；血瘀者，化瘀为通；食滞者，消导为通；热郁者，泄热为通；阴虚者，养阴为通；阳虚者，温阳为通等。

（五）合理运用中医"三步梯级止痛疗法"

具体如下，第一步梯级：针对轻度疼痛主用理气止痛法，主要由肿瘤局部浸润，气机郁滞引起疼痛，但痛能忍受，不影响睡眠，属轻度疼痛者，效法柴胡疏肝散、天台乌药散、金铃子散等加减，舍其方而师其法，在辨证分型方中加柴胡、香附、枳实、乌药、厚朴、木香、川楝子、砂仁、白豆蔻等。第二步梯级：针对中度疼痛采用祛瘀止痛法，主要为肿瘤压迫，血络瘀阻，诱发疼痛，固定不移，如针刺之状，影响入睡，属中度疼痛者，方用桃红四物汤、失笑散或少腹逐瘀汤等加减，或在辨证分型主方中加桃仁、红花、蒲黄、五灵脂、当归、三棱、莪术、乳香、没药、丹参等。用蟾酥膏、麝香止痛膏等进行局部痛处、腧穴敷药；亦可将中药煎成汤液或配制成液体进行涂擦，如硇砂120g，冰片5g泡高粱酒内7天，涂擦疼痛处治疗骨肉瘤痛；或采用中药煎汤在患部（如外阴、手足）熏蒸、淋洗和浸浴。第三步梯级：针对重度疼痛加用排毒止痛法，由于癌毒泛滥，侵犯脏腑，压迫神经，以致疼痛剧烈不能忍受，属重度疼痛者，方用膈下逐瘀汤、仙方活命饮、蟾酥丸等加减，或在辨证分型主方中加蟾酥、马钱子、乌头、狼毒、全蝎、蜈蚣、地鳖虫、蛴螬、穿山甲、白芷、菝葜等，同时施以针灸敷贴等外治法。

（六）药物配伍精当

吴师认为人体是一个有机的整体，各个部位总是与一定的经络、脏腑相联系，故在辨证论治的同时，当从痛之部位分述，典型如头痛分前额、侧头、颠顶、颈项，腹痛有大腹、小腹和少腹等之分。根据疼痛部位与所属脏腑、经络的关系，根据药性归经合理选择药物，甚至加入引经药，选药精准，使药力直达病所，可收桴鼓之效。实证遵循《丹溪心法》用药禁忌"诸痛不可用参、芪、白术，盖补其气，气旺不通而痛愈甚"；虚证遵循"白芍药只治血虚腹痛，诸痛证不可用，以酸收敛"等。

（七）内治外治互补

吴师针对疼痛治疗时，推崇内外合治，包括体针、耳针、电针、激光、磁疗等多种以针灸经穴理论为指导的方法，以及脐敷、外洗等，应用方便，无成瘾性，对身体无创伤，是一种良好的辅助技术。

（八）注重心理疏导

吴师告诫晚辈临证时，态度需亲切和蔼，注重对患者的心理疏导，提高患者的止痛信心，提高痛觉阈值，降低机体对不良刺激的反应。

四、验案举隅

患者叶某，男性，80岁，平素尚健，因1个月前无明显诱因下出现上腹胀痛，伴腰酸明显，1周前起纳减，口苦伴乏力明显，2015年7月18日至当地医院就诊，血检提示：CA199：6987u/L，CEA 74.69ng/mL，胆红素Ⅰ度升高。腹部CT提示：胰头部占位（42mm×59mm），癌首先考虑。7月21日转来我科住院治疗，临床诊断：胰腺癌晚期，轻度癌痛（NRS 3分），因高龄，KPS 50分，穿刺活检即使明确病理，家属表示无意予积极治疗，故予纯中药治疗。初诊：心下胀痛，按之则痛，精神萎靡，卧床不起，纳呆，便秘，1个月内体重减轻5kg，稍有咳嗽，咳白痰，舌红苔黄腻，脉弦。吴师曰第一步审证求因，辨证施治，按八纲辨证，一派阳证属阳，脏病属里，舌象属热，属实中夹虚。心下胀痛，按之则痛，属陷胸证，拟定主方为小陷胸汤，辛开苦降，通调气机。第二步疼痛评级，属轻度疼痛，第三步结合癌痛评级，按三步梯级止痛疗法进行加减，属第一步梯级，当在此基础上加强理气，既往体健，短期内明显疲乏消瘦，当为"大实有羸状"，应防"气旺不通而痛愈甚"，切忌妄补。通则不痛，在主方上佐以行气、化瘀、消导、泄热等通法，共奏清热化痰消积，行气活血定痛之效。组方：瓜蒌仁15g，竹沥15g，半夏15g，生黄连

5g，蛇六谷（先煎）30g，白花蛇舌草30g，白豆蔻（后下）9g，绞股兰15g，没药5g，生谷芽30g，枳实15g，炙甘草5g。7剂，水煎服，日1剂。三剂后，患者主诉上腹不适减轻大半，大便顺畅，此后胃纳渐佳，精神逐渐好转。因黄疸仍未完全正常，大便虽已排，但仍稍干结，再在前方上合茵陈蒿汤加减，予茵陈15g，生大黄6g（后下），加强清热利湿退黄之功，继服一周，症状缓解，患者及家属甚为满意。临床症状缓解，出院门诊随诊，至10月20日，精神逐渐好转，已能下地行走。

五、小结

中医学对疼痛的诊治，有其独特见解和丰富经验，当下我们应注重中西医整合，充分发挥中医不良反应少、无成瘾性的优势，减少西药的使用量，提高疗效，更好地缓解症状，改善生存质量，延长生命。

（王彬彬）

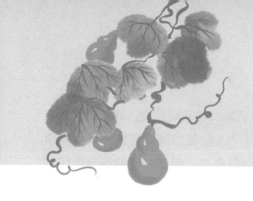

岐黄学者方剑乔运用调气治神理论
诊治癌痛的经验介绍

专家简介

方剑乔，男，1961年5月出生，汉族，教授，主任中医师，医学博士，博士研究生导师。现任浙江中医药大学针灸研究所所长、国家卫健委重点专科（针灸科）负责人、国家中医药重点学科（针灸学）负责人、国家中医药岐黄学者、原卫生部有突出贡献的中青年专家、全国优秀医院院长、全国优秀科技工作者、全国名老中医药专家工作室专家、全国名老中医药专家学术经验继承工作指导教师、浙江省国医名师、浙江省名中医，兼任中国针灸学会副会长、浙江省针灸学会会长。从事中医药和针灸治疗各类急慢性疼痛、软组织损伤、外周神经病变、失眠、焦虑、抑郁等临床工作40余年，尤擅长采用电针和经皮穴位电刺激方法治疗各种痛症疾患，并在癌痛治疗方面积累了丰富的临床经验。

导语

中国癌症登记报告显示：2022年中国约有482万新增癌症病例，且我国癌症年龄标化发病率及年龄标化死亡率均远高于全球平均水平。国际疼痛研究协会（IASP）表示，在全世界被诊断为癌症的1000万患者中，疼痛是癌症治疗过程中及治疗后最常见、最复杂和最持续的症状之一。既往文献显示，根治性治疗后疼痛患病率为39.3%，抗癌治疗期间疼痛患病率为55%，而晚期或转移性恶性肿瘤疼痛患病率为66.4%，各期疼痛患病率高达50.7%。目前，临床仍沿用1986年WTO提出的三阶梯止痛疗法：

从非麻醉性药物到少量弱麻醉类药物再到麻醉类止痛药物。囿于药物成瘾性、药物不良反应、疼痛的显著升级及个人宗教信仰等原因，致临床镇痛效果欠佳，给患者带来巨大心理和生理痛苦，因此癌痛的诊治仍任重道远。

一、癌痛的中医病因病机与调气治神理论的运用

中医学上并无"癌""恶性肿瘤"等记载，将其归于"癥瘕""积聚""脏毒""岩"等范畴。古籍中记载的癌症多为中晚期，伴发的疼痛为最常见症状之一。中医学认为，"瘀""热""痰""湿"搏结成癌，而癌毒内蕴，气机运化失调，气无所通，瘀血内生，经脉阻滞，"不通则痛"，故而发为癌痛。癌痛的发生是在正气不足的基础上，气机郁滞，痰瘀内生。因此，正气不足是主要因素，气机失调是癌痛发生及进展的关键因素。

正气不足是癌痛发生发展的主要病因。正气不足主要导致两个方面：一是气不足，血运失和；二是气不足，神失所养。气是人体内运行不息、活力很强的极精微物质，是构成人体和维持人体生命活动的基本物质之一，具有推动、温煦、防御和固摄等作用。《素问·举痛论》曾有言："百病生于气也。"张元素先生在《治法机要》亦提及："壮人无积，虚人则有之，脾胃虚弱，气血两衰……皆能成积。"癌症患者元气亏耗，并处于长期消耗状态使元气更虚衰，"气为血之帅"，气不足则营血无以滋生，机体局部失养，"不荣则痛"，致癌痛病情进展。气亦与神相关，情志变化与气机升降出入运行密切相关。"人有五脏化五气，以生喜怒悲忧恐。""气和而生，津液相成，神乃自生。"《素问·本病论》亦云："人气不足，天气如虚，人神失守。"由此可见，气是神的物质基础，亦是神的具体表现，气中有神，气聚为神，气可化神。正气充足，气化有节，化生运行津液气血，五脏六腑得以濡养，方能调理神志。《活人灵汇编》有载："盖由郁怒伤肝……窘迫为痛……痛久则精神气血愈亏。"正气不足，精神衰萎，痛从中生；正气有余，精神内守，安从中来。

气机郁滞是癌痛发生的重要环节。气滞使癌痛进展亦表现在两个方面：一是气郁生血瘀，二是气郁生痰浊。《临证指南医案·诸痛》有言："积伤于络，气血皆瘀……痛则不通也。"《血证论》载："瘀血在经络脏腑之间，则周身作

痛……瘀血在上焦……骨膊胸膈顽硬刺痛……瘀血在中焦，则腹痛胁痛，腰脐间刺痛着滞……瘀血在下焦，则季肋、少腹胀满刺痛。"气滞不行，瘀血互结，经脉气血运行受阻，加重气机运行不畅，致本虚标实之癌痛加重。此时癌痛部位相对较固定，常呈刺痛、刀割样痛、夜间痛明显等多种疼痛表现形式。《丹溪心法》指出："痰因气滞而聚，既聚则碍其路……故作痛也。"《证治汇补·痹症》有言："湿热痰火、郁气死血……悉能为麻为痹。"痰浊生成与体内气机不畅，脏腑失调，津液代谢失常密切相关。因痰具有聚散无常、易流于肢体经脉，易致怪病等特点，故其导致的癌痛可有隐痛、酸麻胀痛、放电痛、自发性疼痛等各种不同表现。

二、治则治法

治疗癌痛应明确其病因病机、病位病性，以"调气治神"作为治疗癌痛的基本法则之一。方教授临床上运用"调气治神法"治疗癌痛的具体形式主要有以下几种治疗方法：①补中蕴疏，补而不滞。癌痛患者在使用阿片类药物后，易出现肠道功能障碍（如恶心、呕吐、便秘、腹胀、反流等），且日常生活中常表现为疲乏，倦怠，情绪低落，活动减少，或多思善感，易被激惹。方教授取中脘、下脘、气海、关元四穴以健运脾胃，大补元气的同时，取合谷、太冲以达开郁散结、活血通络、理气止痛。②多维镇痛，重在调神。疼痛是一种主观症状，是一种不愉快的感觉和情绪体验，临床多呈现在四个维度（感觉-歧视、情绪、认知和行为）。癌痛产生的原因多样，诸如肿瘤细胞分泌物（如：内皮素、肿瘤坏死因子α）、细胞增殖对组织神经的压迫、放化疗及手术诱发等。根据癌痛发病时间长短，可分为急性（<3个月）及慢性疼痛（>3个月）。对于急性疼痛，方教授选用"变频"电针方案：用100Hz高强度电针持续10～15min后，随即用2或2/100Hz电针刺激30min，在刺激体内脑啡肽、内啡肽等内源性阿片肽物质持续释放的同时巩固后续镇痛效用。对于慢性疼痛，则选用2/100Hz电针，在刺激强啡肽、内啡肽和脑啡肽释放同时，易能激活中枢阿片肽系统联合镇痛。方教授善用电针，重用四神聪、百会穴、神门，能调节中枢兴奋递质表达，改善精神心理的负面情绪，提高机体兴奋性。③辨经论治，衷中参西。方教授认为，经络病应辅以经络辨证，脏腑病则应辅以脏腑辨证。癌痛需辨清其发病部位及发病脏腑，在治疗支配人体感觉和运动的神经纤维在中枢相互交叉，针刺患部相对称肢体对应点，其针感传导则可通过反射弧投射到对侧中枢，因此方教授对阿是穴的使用亦尤为重视。上述各条原则和治法间并非相互孤立，方教授常相互配合，临床上均能达到良好的治疗效果。

三、验案举隅

杨某，女，52 岁，2020 年 3 月 7 日初诊。主诉：确诊右侧乳腺癌 3 年余，伴胸背疼痛 2 月。患者因 3 年余前因"白细胞减少"就诊外院肿瘤科，当时行乳腺平扫加增强加弥散提示"右乳腺多发结节，BI-RADS 4C"，考虑乳腺癌可能大，遂行右乳腺癌穿刺。术后病理示：（右乳组织）考虑浸润性导管癌伴部分导管内癌，免疫组化：ER（95%+++），PR（75+++），CK（H）（+），E-Ca（+），CK7（+），P53（+），Ki67（+7%），P120（+ 模），Calponin（－），CerbB-2（3+）"。遂予乳腺改良根治术（右全乳切除术 + 右腋窝淋巴结清扫术）联合阿那曲唑片口服，过程顺利。2 月前自觉胸部及肩背偶有隐痛不适，因疫情影响当时未就诊，休息 1 个月后未缓解于外院肿瘤科就诊。查全身 PET-CT 提示：胸骨下段，右侧肩胛骨代谢增强，考虑骨转移。当时予类阿片镇痛药口服后疼痛好转，次日后疼痛复发。刻下见：患者神怠乏力，胸部闷痛，按之痛甚，伴有肩背部疼痛，自觉活动时及午夜疼痛加重，夜寐欠佳，无咳嗽咳痰，大小便尚可；舌暗、苔少脉沉弦涩。现患者为求中医针灸治疗，至我科求诊。中医诊断：痹证（气虚血瘀证）。西医诊断：乳腺癌骨转移。治疗原则：补气通络，调神止痛。取穴以局部结合远部为主，方拟：阿是穴、四神聪、合谷（双）、外关（双）、神门（双）、中脘、下脘、气海、关元、血海（双）、足三里（双）、三阴交（双）、太冲（双）。施以捻转补法为用，双侧合谷、外关电针 100Hz 刺激 15 分钟后予 2Hz 电针刺激 30 分钟，中脘、气海，前四神聪、后四神聪分别电针连续波 2Hz，连续刺激 30 分钟，均以患者能忍受的最大强度进行刺激，双侧足三里予艾灸 1 炷，治疗结束后起针。每日治疗 1 次，7 次为 1 疗程。针灸治疗后，患者自觉心情舒畅且疼痛有所缓解。经过 4 个疗程治疗，患者自觉胸背、肩部疼痛不适及乏力感均明显改善，遂继治疗 8 个疗程。

按语：患者出现癌痛症状是影响肿瘤患者生活质量的主要原因之一。多年来的临床实践表明，针灸治疗在癌痛预防和治疗方面的优势显而易见。患者癌痛表现，证属本虚标实，故在补益气血（艾灸足三里大补元气）的同时需理气活血（气海、血海）使补而不滞。患者病情日久，劳心伤神，肝郁内结，神失所养。在电针镇痛的同时需兼顾养心安神，调畅情志，故予"开四关"和取穴四神聪以调畅神机。诸穴诸法，相互配合而相得益彰，疼痛好转。

（刘　芳　陈炜吉）

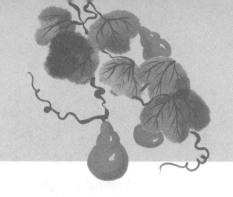

全国名中医刘沈林"温清并用，清肠化滞"辨治急性放射性肠损伤的经验介绍

专家简介

刘沈林，男，1949年12月出生，汉族。主任医师，教授，博士生导师。首届全国名中医，全国第四～六批名老中医药专家学术经验继承工作指导老师，享受国务院政府特殊津贴。江苏省中西医结合肿瘤临床研究中心主任，国家中医临床研究基地（脾胃病）胃癌研究首席负责人，科技部国家重点基础研究发展计划（973计划）专家组成员。兼任江苏省中医药学会副会长，江苏省抗癌协会传统医学与肿瘤康复专业委员会主任委员，《江苏中医药》杂志特聘主编。主编《现代中医临床手册》《中医肿瘤学》《难治性消化病辨治与验案》等著作。主持国家级项目4项、省部级课题6项，获得省级科技进步奖3项，获国家发明专利3项。擅长治疗脾胃病和消化道肿瘤等。

导语

放疗是恶性肿瘤的重要治疗手段，放化疗与免疫治疗协同作用，为更多患者带来希望。射线在杀灭肿瘤细胞的同时不可避免对照射野内的正常组织造成一定的损伤。随着现代放疗技术的进步，放射性损伤的发生率和严重程度明显下降，但是仍有一定比例的患者出现不同程度的损伤。

放射性肠损伤是腹盆腔放疗常见的损伤，包括小肠损伤和结直肠损伤，直肠由于位置相对固定，盆腔放疗引起放射性直肠损伤更常见。三维适型放疗（3D-CRT）或者调强放疗技术（IMRT）急性2级以上肠损伤发生率分别为15.2%和9.7%，晚期2级以上肠损伤分别为22%和15.1%。

直肠癌的放疗剂量一般在 45～50.4 Gy（Gray）。需要指出的是，只有极少数患者进行了单纯的放疗，大多数是联合化疗、靶向治疗、手术治疗和免疫治疗的综合治疗，因此，放射性损伤的发生率并非单纯由放疗引起，而是综合性治疗的损伤。患者自身风险因素主要包括：一般情况、吸烟、年龄、基因多态性以及合并胃肠道功能紊乱等。治疗相关因素主要包括：放疗技术、照射范围、分割模式以及合并用药和手术等。

急性放射性肠损伤常在放疗开始 3 个月内出现，肠镜及病理表现为直肠黏膜可发生糜烂、溃疡或出血。主要临床表现包括腹痛、腹泻、便血、便急、便频及黏液脓血便、里急后重和肛门疼痛，严重影响患者的生存质量。因此，为减轻放射性肠损伤，多采用物理防护和药物防护。物理防护主要是在肠道周围给予物理的屏障保护；药物防护在放疗前后使用对正常组织有保护性作用的药物可以减轻放射性肠道损伤，常见的药物有氨磷汀、米索前列醇、氨基水杨酸化合物、激素、黏膜保护剂和益生菌等。

一、中医治疗放射性肠损伤的方法

中医治疗放射性肠损伤的方法包括中药内服、中药保留灌肠、针刺、艾灸、中药栓剂纳肛、穴位注射和穴位按摩及敷贴等。中药保留灌肠是中医治疗放射性肠损伤的有效方法之一。中成药灌肠液主要为康复新液、锡类散、复方血竭灌肠液、平溃散等，中药复方灌肠液主要包括地榆、黄连、白及、黄柏、甘草、败酱草和白头翁等，起到清热解毒、敛疮生肌、祛湿化浊之效。针对放射性肠损伤的肠道微生态失衡，运用白头翁汤、乌梅丸和四君子汤等方剂治疗，可改善肠道菌群和抑制炎性细胞因子水平，从而减轻肠道损伤的症状。近年来，针灸和推拿疗法的应用日益增多。针灸能够畅通经络，促进局部血液循环，改变组织营养状况，促进炎性因子吸收，常用的穴位有关元、天枢、足三里和脾胃俞等。艾灸有温热功效，能缓解腹痛腹泻症状。中药和西药各有优势，联合治疗可以优势互补，使患者症状缓解更快速和持久。

2023 版 CACA 指南建议，中药保留灌肠是治疗放射性肠损伤的有效方法之一（Ⅰ～Ⅱ级推荐），针灸、推拿能一定程度缓解症状（Ⅲ级推荐）。

二、中医学对肠癌及放射性肠损伤的认识

肠癌属于中医学"肠蕈""锁肛痔""盘肠痔""脏毒""便血""肠澼""伏梁"等范畴。《疡科心得集·辨肠风脏毒论》云："夫大肠之下血也，一曰肠风，一曰脏毒。肠风者，邪气外入，随感随见，所以色清而鲜；脏毒者，蕴积毒久而始见，所以色浊而暗。"放疗射线属于中医"火热毒邪"，其致病特点与外感六淫、疫毒之邪不同，不遵循六淫热邪循经传变的特点，不按卫、气、营、血或六经传变，侵犯人体后直中脏腑、血络，直入营血，损伤人体阴液，耗伤正气。经云："阴络伤，则血内溢而便血。"《素问·灵兰秘典论》云："大肠者，传道之官，变化出焉。"《素问·五脏别论》言："六腑者，传化物而不藏。"肠腑当以通降为顺，然火热毒邪直中脏腑，伤血络后出现阴络耗伤，腑气不通，气阴两伤，瘀毒不清。

三、刘师对放射性肠损伤病因病机认识及治疗方法

急性放射性肠损伤病因病机当属火热毒邪灼伤肠络，耗伤气血，久致脾虚湿滞，运化受阻，瘀毒不清。治当以清肠泄热，下积导滞，气血并治，寒热共投。刘师认为"六腑以通为用"，有谓"积滞一日不清，肠腑一日不宁"。急则治其标，缓则治其本。急症邪气留滞，临证忌用补益法、固涩法，以免闭门留寇，助长病邪。因此，急性期采用芍药散、葛根芩连汤、痛泻要方、连理汤、正气散类等方药祛除湿热、火毒等邪气以治标，常配合马齿苋、败酱草、夏枯草、蒲公英、半枝莲、石见穿等清热化湿，解毒散结。慢性期注重肝脾肾同调，使脾胃运化正常，气机升降得以贯通以治本，常用补骨脂、吴茱萸、肉桂、附子等温肾暖脾，补火生土，以黄芪、党参、白术等补脾助运，佐加柴胡、香附、枸橘李等疏肝柔肝理气之品，采用四神丸、四君子汤、附子理中丸、补中益气汤、参苓白术散、柴胡疏肝散等方药温肾健脾、疏肝理气以扶正固本。

刘师认为肠癌虚实兼夹，病机错综复杂，在益气健脾、疏肝补肾的同时，根据夹邪之性质，或祛风，或清热，或化湿，或祛瘀，或解毒。肠癌患者多忧

思烦苦，情志不畅，致肝气郁结，疏泄失常，使肠腑传导失司，因此心理疏导十分重要。饮食以无刺激、易消化、高维生素、高蛋白、低脂肪、低纤维、多次少餐为原则，不吃生冷瓜果、辛辣刺激、油炸腌制之品。避免长期服用苦寒药物损伤胃气，时加建曲、炒鸡内金、炒谷芽、焦山楂等健脾和胃消食之品顾护胃气。肠癌治疗全程不忘驱除癌毒，避免癌毒复燃致肿瘤复发，前功尽弃。

四、验案举隅

翁某，男，67岁，宁波人，2021年12月27日初诊。

主诉：直肠癌Ⅲb期术后放化疗后伴黏血便1个月。

现病史：患者确诊直肠癌后于2021年5月17日在上海瑞金医院行保肛手术治疗。术后病理：直肠低分化腺癌，侵及浆膜层，脉管中见癌栓，切缘阴性，淋巴结转移4/22。术后肿瘤分期：PT3N2M0，Ⅲb期。予以FOLFOX方案化疗6个周期，局部及淋巴结引流区放疗：50GY/25次，引发急性放射性肠损伤。女儿带其父来诊，诊时主诉：肛门灼热、坠胀、疼痛，痛引下腹，终无休日，大便黏滞难下，夹有黏液血便。口苦，舌质红，苔黄腻，脉细弦。经多院治之少效。患者证属热伤肠络，积滞未清。治法拟清肠化湿，下积导滞为先。选方芍药汤加减。处方：炒白芍20g，黄芩10g，川连5g，制川军5g，木香10g，槟榔10g，当归10g，枳壳10g，厚朴10g，肉桂3g，焦山楂15g，炙甘草3g，半枝莲30g，马齿苋30g，石见穿30g。14剂，每日一剂，煎服。

二诊（2022年1月6日）：药后便下黏液甚多，症状随即改善，肛门坠胀、灼热、疼痛明显减轻。再予原方去肉桂、厚朴，加煨葛根15g、干荷叶15g。葛根清化湿热，与方中黄芩、黄连共组葛根芩连汤之意；干荷叶清热祛湿，升发清阳，助脾胃升清降浊。

以后多次复诊，大便已成形通畅，脓血便告愈。随访患者目前仍健在，病情稳定，间断服用中药巩固治疗。

按语：①放射性肠炎因黏液充血水肿甚或糜烂，部分患者炎性反应较重，多属热伤肠络之证。②"六腑以通为用"，前人有谓"积滞一日不清，肠腑一日不宁"。临证忌用补法，当以下积导滞、清肠泄热为先。③芍药汤出自《素问病机气宜保命集》，本证多由湿热滞塞肠中、气血失调所致，治疗以清热燥湿、调气和血为主。气血并治，兼以通因通用，寒热共投，侧重于热者寒之，肉桂在方中为反佐之药，"气血得温则行，得寒则凝"，有温通之意。芍药汤对该患者方证相符，故治之有效验证。④中西医结合治疗肿瘤的优势，重点在于双方的互补作用，充分体现"因人、因病、因证"的个体化治疗原则。掌握用药时机、明确治疗目标显得尤为重要。肿瘤的并发症状是治疗中需解决的临床问题，它可由肿瘤病情进展而产生，也可因肿瘤手术及放化疗的不良反应而引起，中医药对缓解症状、减轻痛苦、提高肿瘤治疗水平有其独特作用。

五、心得体会

肿瘤难治难愈，当以预防为先，古语有云"月晕而风，础润而雨"，某些症状的出现，有时提示重大疾病的存在。早发现、早诊断、早治疗是提高五年生存率的关键。

在肠癌的治疗中要善于运用脾胃病的学术理论及其治法方药，对提高疗效大有帮助。这是由肠癌的发病和症状特点决定的。

辨证论治是中医治疗复杂疑难疾病的一把钥匙，肿瘤个体化治疗，要在辨证的前提下，善于应用经典名方，组方用药应避免"有药无方"的简单堆砌。抗肿瘤的中医药机制研究，也必须在临床治疗有效的基础之上进行，方才有应用价值和研究前景。

扶正补虚，调理功能是中医治疗肿瘤的特色和长处，晚期肿瘤尤其不可过度治疗，免犯"虚虚之戒"。中西医的结合点和两者的互补作用，主要体现在对肿瘤辅助治疗方面。掌握用药时机、明确治疗目标是临床需要关注的重点。

（王国方）

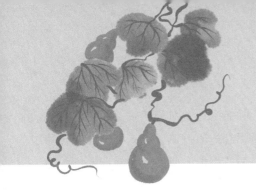

全国名中医黄煌基于"方-病-人"思维模式使用小柴胡汤加减治疗癌性发热

专家简介

黄煌，1954 年出生，男，南京中医药大学国际经方学院院长，教授，博士研究生导师。为全国名中医、全国第七批老中医药专家学术经验继承工作指导老师、国家中医药管理局龙砂医学流派代表性传承人、世界中医药学会联合会方药量效专业委员会第二届理事会副会长、江苏省名中医、第三批江苏省老中医药专家学术经验继承工作指导老师、第四批江苏省名老中医药专家传承工作室建设项目专家、江苏省西学中高级人才研修项目师承导师、江苏省中医药学会经方研究专业委员会主任委员。从医 50 年，致力于经方方证规范化和现代应用研究。从《伤寒论》《金匮要略》中提炼挖掘出"张仲景药证"，提出了基于方证相应思想的"方—病—人"诊疗模式，撰写的《黄煌经方使用手册》《中医十大类方》《张仲景 50 味药证》等学术专著多次重印再版。擅长运用中医学整体观念和全科思维诊疗疾病，活用经方，遣方用药简便廉验。倡导和践行"经方惠民""经验共享"理念，普及推广经方，影响了国内外大批临床医生和中医爱好者，被《中华英才》称为"擦去蒙尘守护经方的国医学者"，推进经方国际化，被《中国教育报》誉为"国际经方热的点火者"。

导语

癌性发热是癌症患者较为常见的临床症状，据统计约有 40% 的癌症患者会出现此类症状。它是与癌症有关的非感染性发热，抗生素治疗无效。临床上肝、胆、胃腺癌及肺癌易出现癌性发热，其原因可能有下列几点：肿瘤细胞本身产生内源性致热原；肿瘤组织缺血、缺氧、坏死、释放肿瘤坏死因子；肿瘤细胞释放抗原物质引起抗原抗体反应；肿瘤肝内转移干扰致热原代谢；肿瘤侵犯或影响体温调节中枢。西医治疗癌性发热主要采用解热镇痛药，但是有一定不良反应，并且无法根本解决问题。癌性发热类似中医学"内伤发热"，总体来说病因病机复杂，属本虚而标实。众多案例表明中医治疗癌性发热作用持久，无明显不良反应，且停药后不会复发，能够缓解患者症状，提高生存质量，延长生存期。但是中医药治疗需遵循辨证论治原则，并不是所有的癌性发热都使用相同的方剂药物治疗，必须掌握相应的方证才能有的放矢。

黄煌教授是国内著名的经方学者，是国家龙砂医学流派研究所高级研究员，他在方证对应的理论前提下倡导体质学说，而什么样的体质又易产生什么样的症状和疾病，并提炼浓缩为"方－病－人"经方学术思想，即"方证三角"学说，贴合临床，简明扼要，疗效明确。运用经方大家黄煌教授"方－病－人"思维模式使用经方小柴胡汤加减治疗癌性发热患者，效如桴鼓，与同道分享。

一、案例举隅

（一）有效案例

案例 1

毛某，男，67 岁，因肝癌介入术后 1 年，腹胀发热 3 天入院，患者 2015 年 3 月 12 日查肝脏 MRI 增强：肝左外叶 II 段结节型肝癌，肝硬化，食管下段及胃底静脉曲张。行 8 次介入治疗术。3 天前，患者感腹胀明显，伴尿少，发热最高达 40℃，来我院急诊。血常规：中性粒细胞 85.8%，C 反应蛋白 33mg/L。肝功能：谷丙转氨酶 59U/L，谷草转氨酶 87.9U/L。B 超：肝内实性占位性病变、肝硬化、脾肿大、腹腔积液。予保肝抗菌治疗，后收入病房，继续静滴抗生素 2 日，热势不减，每于傍晚 6 时至 8 时发作，体温 39～40℃，伴腹胀尿少、乏力、纳差，时有恶心，无呕吐，舌质偏红，苔薄白腻，脉弦涩。再观患者形体消瘦，情绪低落，面色暗黄，症有发热，休作有时，不欲饮食，恶心，腹胀尿少，脉弦涩，为癌性发热病例，依"方证三角"学说符合小柴胡汤证，予小柴胡汤合五苓散加减。处方：柴胡40g，姜半夏10g，党参10g，甘草6g，黄芩15g，大枣10g，茯苓15g，茯苓皮30g，泽泻15g，猪苓15g，白术15g，桂枝9g。用药1日后就未再发热，第2日无发热，停用抗生素，继续服用5剂，此后未再发热，患者腹胀、尿少症状也缓解，胃口渐开。

案例2

宋某，男，58岁，因右肾癌术后1年，腹胀2个月，发热4天入院。2017年2月患者行"腹腔镜联合开放右肾癌根治＋下腔静脉癌栓取出术"。术后病理示："右肾"乳头状肾细胞癌，侵犯肾盂、肾包膜及脂肪囊。术后口服苹果酸舒尼替尼胶囊治疗至2017年8月，因白细胞减少及肌酐明显升高而停用。2018年8月患者感腹部胀满，查CT提示肝内多发低密度灶，考虑转移灶，双肺多发结节影，考虑转移灶，腹膜多肿大淋巴结。4天来患者每于午后发热，体温最高39.3℃，晨起则退，查C反应蛋白正常，伴有腹胀明显，尿少，下肢浮肿，乏力，纳差，时有恶心，无呕吐，再观患者形体消瘦，情绪低落，面色暗黄。舌质偏红，苔薄白，脉细偏弦。考虑为癌性发热，依"方证三角"学说符合小柴胡汤证，予小柴胡汤合猪苓汤加减。处方：柴胡35g，姜半夏5g，党参10g，甘草3g，黄芩10g，大枣10g，猪苓10g，茯苓15g，泽泻10g，桂枝6g，阿胶6g，茯苓皮30g，大腹皮30g。用药5剂后，热势已退，腹部胀满明显缓解，尿量增加，继续服用5剂巩固治疗后未再有发热。

案例3

潘某，男，74岁，因上腹不适5个月，加重伴发热2周入院。患者2017年2月胃镜示：胃窦腺癌。胸腹盆增强CT示：1.胃窦壁增厚强化，考虑胃窦癌伴胃周淋巴结转移；2.肝内多发占位，考虑转移可能，左侧肾上腺占位，考虑转移可能，未手术。2017年3月20日口服"替吉奥60mg bid"1个疗程，复查肿瘤指标升高。2017年4月12日改服阿帕替尼至今，2周来患者觉上腹不适加重，伴午后及傍晚发热，入院前晚体温最高38.8℃，乏力，胃纳欠佳，嗳气泛酸偶作，稍恶心无呕吐，夜寐欠安，二便调，舌质淡红，苔薄白，脉细弱。再观患者形体适中，情绪低落，面色萎黄，曾使用青蒿鳖甲汤联合参苓白术散治疗，但发热症状未解除，抗生素使用无效，考虑为癌性发热，依"方证三角"学说符合小柴胡汤证。处方：柴胡35g，党参15g，黄芩15g，姜半夏

15g，甘草 10g，生姜 15g，大枣 15g，石膏（生）20g，麦冬 10g，知母 10g。药后 3 天，热势渐趋下降，原方继续使用 3 天后，无发热，患者胃纳渐增，继续服用 7 天后停药，未再发热。

（二）无效案例

案例 1

吴某，男，56 岁，因咳嗽、间歇痰血 11 个月，发热 10 天入院。患者 2017 年 9 月经 CT 及支气管镜确诊右肺鳞癌，因肿瘤包绕动脉，无法手术，予多西他赛＋奈达铂化疗 5 疗程，末次化疗时间 2018 年 3 月 6 日，后拒绝继续化疗。近 10 天，患者发热，体温最高 39℃，咳嗽咳痰，有畏寒，无寒战。入院症见发热，无寒热往来，咳嗽阵作，咯白黏痰，偶痰中有血丝，间有胸闷，乏力，纳差，无恶性呕吐，夜寐欠安，二便调，舌质暗红，苔白腻，脉偏滑。血常规：白细胞 12.69×10^9/L，中性粒细胞比例 82.41%，C 反应蛋白 107.4mg/L。痰培养、中段尿培养、血培养均阴性结果，考虑为癌性发热，予小柴胡汤加减。处方：柴胡 40g，姜半夏 10g，党参 6g，甘草 6g，黄芩 10g，知母 10g，大枣 10g，炒苍术 10g，炒白术 10g，茯苓 10g。但患者使用 10 剂后热势仍未下降，后予原方加石膏 30g 后热势有下降，但未恢复正常，停用中药后发热未见好转。

案例 2

徐某，男，67 岁，因上腹部不适 2 月余，加重伴发热 5 天入院。患者 2018 年 6 月查 CA19-9：236.9U/mL。CT 示：胰头占位并肝内外胆管、胆总管、胰导管扩张，胰腺周围淋巴结转移，考虑胰腺癌，行胆道支架植入术。入院 5 天前患者上腹部不适加重，伴午后发热寒战，体温最高 39.0℃，无呕吐腹泻，无咽痛咳嗽，无尿频、尿急、尿痛等，予抗感染、保肝、退热等对症支持治疗后，病情仍有反复。入院症见午后发热寒战，体温最高 39.0℃，上腹部不适，纳差，口苦，无呕吐腹泻，乏力，小便调，大便干结，夜寐欠安。舌质淡，苔黄腻，脉细数。查血常规：红细胞 3.25×10^{12}/L、血红蛋白 97g/L，余正常范围内。肝功能：总胆红素 45.4umol/L、直接胆红素 30.6umol/L、谷丙转氨酶 110.8U/L、谷草转氨酶 119.4U/L、γ- 谷氨酰转肽酶 526U/L。血培养找见细菌生长，考虑为胆道感染菌血症，予抗感染治疗，另予小柴胡汤合茵陈蒿汤加减。处方：柴胡 30g，姜半夏 10g，陈皮 10g，黄芩 12g，党参 10g，炒白术 10g，茯苓 10g，甘草 6g，茵陈 10g，栀子（生）6g，制大黄 6g，枳实 6g，大枣 10g。但是患者使用 7 剂后仍有寒战发热，考虑为胆道再次梗阻，再次支架植入术后热退、黄疸消退。

二、讨论

小柴胡汤出自《伤寒论》第 96 条及第 263 条，主症为"往来寒热，胸胁苦满，默默不欲饮食，心烦喜呕"，另有或然证"或胸中烦而不呕，或渴，或腹中痛，或胁下痞硬，或心下悸，小便不利，或不渴，身或微热，或咳"。临床用小柴胡汤治疗癌性发热患者的案例很多，但不是所有的患者都能有效，究其原因，还是不得要领。黄煌"方 – 病 – 人"学说，即了解该方适用的体质类型、该方治疗的常见症状、该方常见的疾病谱，便能很容易抓到主要矛盾，药到病退。方、病、人，是研究经方应用的三个着眼点。方，指中药的特定组合，主要是指经方，如桂枝汤、大柴胡汤等，此方固定，如更一药，便另名一方。病，就是疾病，是一种在一定病因作用下的机体自稳功能失调所导致的异常生命活动过程，如糖尿病、乙型肝炎、干燥综合征、血痹、虚劳等。人，指具有相对稳定的病理状态或体质特征的个体，具有遗传性或家族聚集现象，更具有可见性。研究方与病、方与人、病与人之间的对应关系，是笔者最关注的问题。这种看病用方的思路，笔者称为"方 – 病 – 人"思维模式。

（一）方人相应

这是"方 – 病 – 人"思维模式中的第一个维度。"方人"是每首经方所对应的适用人群，由某某方来命名，如"桂枝汤人""麻黄汤人"等，其由患者的体形体貌、精神状态、行为心理、既往病史、家族病史以及发病趋向等构成。"方人"是进行形象思维的基础。临床上，如果脑海里没有几十个典型的方人形象，难以在短时间内选出合适的经方。可以说，"方人"的识别是个体化治疗的前提。目前，至少有 50 首经方可以各自描绘出一个具体的适用人群来。

"方人"是客观的，所谓"观其脉证"而来，患者的体形体貌是最先入眼的。例如，黄芪桂枝五物汤是治疗血痹的专方，血痹容易出现于一种叫"尊荣人"的身上。《金匮要略·血痹虚劳病脉证并治》中有提及尊荣人"夫尊荣人骨弱肌肤盛，重因疲劳汗出……"，此类人的社会地位高，享受荣华富贵，其人赘肉多，没有力气，易疲劳，易出汗。"呕家"就是容易恶心、呕吐，比较敏感的人，可予小半夏汤、小半夏加茯苓汤、半夏厚朴汤、半夏泻心汤等来治疗。至于"中寒家""淋家""疮家""衄家""亡血家""汗家""黄家""盛人""羸人""强人"等，都是张仲景经常提到的体质类型。这些患者的个体特征，为张仲景的处方用药提供了十分重要的参照及依据。

对人的把握，不仅仅是体形体貌，还要注意精神状态和心理特征。张仲景是非常强调通过人的精神状况来把握人的体质特征。例如小柴胡汤"默默不欲饮食"，提示患者有抑郁倾向；大柴胡汤的"郁郁微烦"，提示患者不愉快，容易发怒；柴胡加龙骨牡蛎汤证的"胸满、烦惊""一身尽重不可转侧"，提示患者有严重的抑郁焦虑或大脑功能的障碍；白虎加人参汤的"大烦渴"，提示患者有焦虑症状。此外，后世方书中相关方证的记载，名家医案中对患者体形体貌脉舌的形象描述，都是描绘方人的重要线索。当然，笔者的临床经验、生活观察等，也是必不可少的。这种以"药－人"相应、"方－人"相应的思路，是基于经方的体质分类，最切合临床实际。

（二）方病相应

这是"方－病－人"思维模式中的第二个维度。病是重要的诊断单元，它有临床表现特征，有发病的过程，有病情的转归，有病理的改变。对病用方，并不是西医学的专利，古代的中医也辨病用方。《伤寒论》《金匮要略》中提及的伤寒、温病、中风、暍、痉、蓄血、水逆、脏躁、虚劳、肺痿、宿食、肺胀、肠痈、痰饮、百合病等都是病。古代医家强调治病先要识病，每个病有几张主方，如：黄疸用茵陈蒿汤、茵陈五苓散、茵陈四逆汤；虚劳用小建中汤、薯蓣丸、肾气丸、炙甘草汤、大黄䗪虫丸等；肺痈用苇茎汤；肠痈用大黄牡丹皮汤；脏躁用甘麦大枣汤、甘草泻心汤等。这些都是古人留给我们的定规定法，是临床医生必须要了解掌握的内容，如柴胡加龙骨牡蛎汤可以看作是抗抑郁的效方，真武汤可以用来治疗成人甲状腺功能低下，葛根汤治疗突发性耳聋，葛根芩连汤治疗2型糖尿病早期均疗效肯定。值得一提的是，小柴胡汤与五苓散的合方柴苓汤原用于治疗发热性疾病如伤寒、疟疾、黄疸、水痘等，但此方在日本被广泛用来治疗很多自身免疫性疾病，如妇科用柴苓汤治疗习惯性流产、多囊卵巢综合征，风湿科用其治疗类风湿关节炎，肾科用其治疗 IgA 肾病，泌尿科用其治疗泌尿系统的纤维化疾病。笔者也用这张方治疗诸如红斑狼疮、血管炎、硬皮病等自身免疫性疾病，有一定的疗效。因此，古方新病自有其气脉相通之处，开展经方主治疾病谱的研究是完全可能的。所谓"方病"，就是经方主治的疾病谱。鉴于西医学的诊断已经普及，西医学病名的国际认同度高，确认经方的现代主治疾病谱，是经方现代研究的重大课题。历史上，小柴胡汤就曾作为治疗传染病、流行病的基本方，据《苏沈良方》记载"近岁此药大行，患伤寒，不问阴阳表里，皆令服之""元祐二年时行，无少长皆咳，服此（作者注：小柴胡汤去参枣姜，加五味子、干姜）皆愈"。风引汤是治疗抽搐类疾病的基本方，《外台秘要》记载："永嘉二年，大人小儿频行风痫之病，得发例不能言，或发热，半身掣缩，或五六日，或七八日死。张思惟合此散，所疗皆愈。"根据此病发热、抽搐，且发病率高、死亡率高的特点，推断当年流行的可能是流行性脑炎。从这几年对新型冠状病毒感染的防治经验看，群体化用方也是方向，由麻杏石甘汤、小柴胡汤、五苓散等经方组合而成的清肺排毒汤就是成功的例子。

如上所述，小柴胡汤首先适合应用于柴胡体质的患者：体形中等或偏瘦，面色微暗黄，或青黄色，缺乏光泽；神情抑郁或紧张；上腹部或两肋下按之有抵抗感或压痛或肌紧张；舌质暗有紫点、舌体不淡胖；脉象多弦。其好发症状为：自觉症状多见，情绪波动较大，食欲性欲易受情绪影响；胸胁部有气塞满闷感，有触痛，四肢常冷，女性月经周期不准。其临床适用于：1. 以胸胁苦满为主要表现的疾病，如急慢性肝炎、胆囊炎等；2. 发热性疾病，如感冒、扁桃体炎、伤寒，也有表现为持续高热，也可应用；3. "休作有时"的方证特点，譬如半夜咳嗽、子时哮喘等；4. 分布于"少阳带"的疾病，如偏头痛、肋间神经痛；5. 以"默默不欲饮食"为代表的情绪低落或欲望低下性疾病，如神经性食欲缺乏症、默默不欲入寐的失眠症。如果临床符合柴胡人体质，并有以上 5 种疾病表现，那么"方证三角"成立，使用小柴胡汤就能有效。以上三个有效案例中，患者形体消瘦，情绪不稳，面色黄，发热并且休作有时，均是肝恶性肿瘤（原发或转移病灶），为"少阳带"疾病。因此，"方 – 病 – 人"对应，用之有效。反观二例无效案例，患者虽有发热，但没有"休作有时"，一例为肺恶性肿瘤，不是少阳疾病，不具备柴胡体质；另一例虽为肝胆恶性肿瘤，但却不光是癌性发热，而是严重的菌血症，感染病灶得不到引流，药物无法直达病所，发挥作用。另外，黄煌老师也指出，小柴胡汤中柴胡剂量要大，按照古今剂量换算，柴胡起码要 25 克，对于发热患者，经验告诉我们，可以用到 30 克甚至 40 克，但需中病即止。

（金春晖）

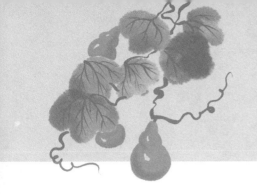

全国优才刘寨东基于攻毒治法运用
含砷中药外治癌性溃疡的经验

🌵 专家简介

　　刘寨东，1974 年出生，男，山东省名中医药专家，医学博士，中医学博士后，英国考文垂与华威大学医院访问学者，博士研究生导师。现任山东省中医院肿瘤科主任、中医内科学教研室副主任、内科系统副主任。第五批全国中医临床优秀人才，齐鲁中医药优势专科集群牵头专科（肿瘤科）建设单位负责人，肿瘤康复山东中医药大学附属医院基地执行主任。兼任山东中西医结合学会肿瘤专委会主任委员、山东中医药学会肿瘤专委会副主委等。开展综合介入微创20 余年，擅长中医药辨证论治联合综合介入微创、化疗、靶向、免疫、放疗等中西医结合防治多系统恶性肿瘤。重视多学科协作及康复治疗，以中医药"五脏同调""固元和胃"等辨证论治为特色，倡导多元性中西医结合肿瘤诊疗康复模式。

🌵 导语

　　恶性肿瘤严重危害人类健康，发病率和死亡率逐年上升，防治形势十分严峻。中医学在肿瘤的防治中具有独特的优势，在"整体观念"和"辨证论治"基本思想指导下，结合现代先进诊疗技术，可改善患者的生活质量，延长患者生存期，而且强调将肿瘤置于人体的内部环境及外部环境中整体辨治，其理法方药体系逐步完善。自 20 世纪 80 年代起，"癌毒"作为肿瘤的特殊概念逐渐发展和被接受。本研究团队近二十年来对六神丸及其组分雄黄抗肿瘤机制进行了深入研究，在国家级及省部级等科技项目的支持下，对基于"癌毒"理论的"攻毒"治法进行了理论创建、基础研究和临床验证。

一、理论体系

（一）病因病机

针对肿瘤疾病病机复杂、中医理论相关体系不完善的现状，以"热毒""瘀毒""虚毒"为主要病机，确立"攻毒"治法为核心的中医学治癌理论。癌毒理论认为癌毒是导致恶性肿瘤发生、发展和转移的根本因素，可高度概括肿瘤疾病的关键病机。"毒邪"是贯穿恶性肿瘤发生、发展始终的病因和病理产物，主要病因有"六淫伏毒"和"七情郁毒"等，其核心病机是"癌毒内生""痰毒瘀结"，"余毒未清"是其发生发展的主要病机，"余毒旁窜"是恶性肿瘤复发转移的关键病机，"散结解毒"是防止恶性肿瘤破溃、复发、转移治疗的重要治则。"痰毒瘀结"病机理论和"散结解毒""以毒攻毒"等治则治法完善和发展了恶性肿瘤相关的中医理论，体现了理论指导临床的治疗理念。

（二）证候分析

收集患者症状信息，聚类分析后结合肿瘤患者"本虚标实"的特征，进一步探讨"扶正攻毒"的科学性，扩展"祛邪法"的理论内涵。

（三）治疗法则

在系统的"癌毒"理论及"攻毒"治法基础上辨证论治。"热毒"采用"清热解毒法"，代表方为六神丸加减；"瘀毒"采用"化瘀解毒法"，代表方为金黄散加减；"虚毒"采用"扶正祛毒法"，代表方为芪连扶正胶囊等。

二、研究现状

癌性溃疡是恶性肿瘤晚期侵及皮肤所致的严重并发症，起病急骤。由于恶性肿瘤生长迅速，患者自身免疫功能低下，营养不足，加之化疗、放疗、激光等方法的应用，使得发生皮肤癌性溃疡后创口较难愈合，同时不断扩大的突出、不规则的溃烂面易导致感染，出现渗液、流脓、腐败等。此外，癌性溃疡的局部创面易形成血管瘤栓，阻碍血液循环，使得癌性溃疡面难以治愈。

雄黄作为砷剂的一种，应用历史悠久，早在《神农本草经》中就有记载。中医学认为雄黄辛温有毒，归心、肝、胃经，具有解毒杀虫、燥湿祛痰、镇静止痛的作用。近年研究表明，雄黄的主要成分为硫化砷，以雄黄为代表的砷剂不仅治疗恶性血液系统疾病和实体瘤作用显著，而且在贴敷治疗皮肤癌以及乳腺癌、直肠癌、鼻咽癌、口腔癌等肿瘤破溃创面方面发挥着良好疗效。但雄黄存在口服剂量大、毒性大、难溶于水、生物利用度低等缺点。近年纳米技术应用于医药领域，纳米中药为中药现代化开辟了新途径。研究显示，改变了粒径的纳米雄黄确实能使其药代动力学参数发生改变，因其粒径效应和靶向性而呈现出比普通雄黄更为高效、低毒抗肿瘤作用，通过诱导肿瘤细胞凋亡、抑制肿瘤细胞增殖、促进肿瘤细胞分化、抗肿瘤血管生成等途径来实现。因此，采用纳米技术将雄黄纳米化后，可尽可能提高矿物质雄黄的生物利用度，增强药物靶向性，达到缓释、控释和降低不良反应的目的。

许多学者将含雄黄的复方制剂或单味雄黄用于治疗血液系统肿瘤及部分实体瘤，尤其在治疗顽固性或复发性急性髓系白血病和慢性髓系白血病方面。在国内、外均有应用 As_2O_3 注射液治疗急性早幼粒细胞白血病的案例。在恶性淋巴瘤、骨髓异常增生综合征（MDS）、多发性骨髓瘤等恶性血液病以及肝癌、皮肤癌、食管癌等均有应用。外治法方面临床上应用雄黄治证颇多，如湿疹、疥癣、丹毒、脓疱疮、病毒性皮肤感染、痈疽疔疖、癌性溃疡等。随着多种西医学手段的使用，恶性肿瘤患者生存时间逐渐延长，癌性溃疡发病率也居高不下，因有肿瘤、感染、供血差、成纤维细胞增殖困难等诸多因素参与，而难以愈合。单纯以放疗、化疗、手术等方法难以解决，局部控制及护理也起决定性作用。

治疗癌性溃疡可以使用顺铂溶液外敷。相关药理实验显示，顺铂溶液能在体外抑制肿瘤细胞增殖，改变肿瘤细胞生长的内环境，能影响血管内皮细胞的增殖及肿瘤诱导的血管因子释放，并降低微循环阻塞的可能。甲硝唑和庆大霉素具有较好的广谱抗菌作用，能改善局部肿胀，起到保护创面的作用。

雄黄主要成分为硫化砷 As_2S_2 或 As_4S_4，其抗肿瘤机理是诱导细胞凋亡，作用于线粒体，改变胞内氧化还原状态，作用于微管蛋白、端粒、端粒酶，促进肿瘤细胞分化，抑制骨髓微血管生成。外用可促进癌性溃疡创面愈合，而免疫细胞的活化和炎症反应是机体创伤修复中的重要一环，防止感染并增强机体的免疫反应，对治疗癌性溃疡具有重要意义。西医学的红外线、微波等治疗手段能增加局部微循环毛细血管数量，但不能从根本上改变肿瘤细胞的扩散。纳米雄黄治疗癌性溃疡能避免放化疗造成的气血亏虚、经络阻滞等不良反应，并且能改善局部创面湿热毒邪。因此，中、西医治疗癌性溃疡虽各有长处，但二者结合能取得更好的疗效。

三、经验举隅

纳米雄黄外用治疗癌性溃疡需按照技术操作规范实施。先根据破溃面的部位以及程度的不同选择合适的体位，将破溃面充分暴露，若有脓液时，则用0.9%生理盐水轻擦处理脓液。常规清创用棉棒或纸槽将金黄散均匀涂抹在肿瘤破溃创面，根据创面大小用药，以每平方厘米1～3g金黄散为宜，贴无菌敷贴或纱布封闭包扎，隔日换一次药，3周进行1次临床评价。整个过程需无菌操作，防止感染。

（一）乳腺癌相关癌性溃疡的治疗

乳腺癌为乳房出现质地坚硬的肿块，肿块推之不移，且乳房无痛、无热、皮色不变，早期乳腺癌主要通过手术切除病灶，而术后可能导致皮肤溃破，晚期乳腺癌易出现溃烂、流脓血等癌性溃疡表现。采用纳米雄黄等中药"以毒攻毒"，外用联合抗生素、放化疗、营养支持等综合治疗模式取得较好疗效。显示纳米雄黄外用于乳腺癌相关癌性溃疡能够达到较好的收湿敛疮，缓解疼痛，能进一步提高远期疗效，改善患者生活质量。

（二）晚期结直肠癌相关癌性溃疡的治疗

结肠癌晚期如控制不佳可浸透腹壁增生溃破，晚期直肠癌亦可破溃渗液，患者生活质量极低。同时，患者可因放化疗或其他治疗，使得机体免疫力差，营养不良，局部溃破创面很难愈合，给治疗增加了难度。康复新液可提高机体免疫力，提高巨噬细胞的吞噬能力，提高淋巴细胞及血清溶菌酶的活性，治疗消化道溃疡破溃面，调节机体生理平衡。本团队研究使用纳米雄黄与康复新液联合用药，加以化疗，以及靶向药物、抗血管生成药物等外用可有效减少渗出，缓解疼痛，促进肉芽组织生长，促进血管新生，加快坏死组织脱落，有效治疗癌性破溃创面，提高患者生活质量。

（三）皮肤癌（体表转移瘤）的治疗

纳米雄黄可有效促进皮肤癌（体表转移瘤）癌性溃疡愈合，显著减少创面渗出，有效控制疼痛，提高患者生活质量。六神丸联合纳米雄黄"内服外用"可显著提高头颈部鳞状细胞癌患者生活质量，促进癌性溃疡愈合，增强对放化疗的耐受性。

总之，本研究团队聚焦"攻毒"治法指导的含砷中药在肿瘤疾病应用中的基础及临床研究，从细胞分子生物学、动物实验、临床研究等多个维度探索其作用机制及临床疗效，对"攻毒"治法代表方药六神丸及其组分雄黄（纳米化）等实施研究，在此基础上衍生出系列内服及外用制剂，取得了系列成果，提高了多种恶性肿瘤、癌性溃疡等的临床疗效。

四、验案举隅

赵某，女，73 岁，右耳道鳞癌术后 3 年余，局部破溃 1 月余。

患者 2017 年 8 月因"右耳渗液、疼痛 3 月余"就诊于某医院，行头部强化 CT 示：中耳道占位。手术后病理：中分化鳞癌，Ki67：30%。术后未行放疗以及化疗。2020 年 9 月，右耳前皮肤红肿疼痛，服用消炎药后未见缓解，后逐渐加重，破溃，渗液，疼痛，2020 年 10 月 12 日来诊时，破溃创面直径达 4cm 左右，每日需要多次更换敷料。入院后给予穿刺活检，病理：鳞癌。诊断为：癌性溃疡。创口处理：用 0.9% 氯化钠注射液反复冲洗清创，排出脓液、渗血。清创完毕后将加以赋形剂的纳米雄黄均匀撒于患处，以每平方厘米 1g 左右为宜，贴无菌敷贴或纱布封闭包扎，隔日换一次药，每 21 天实施临床评价。充分评估患者心肺肝肾等功能后，取得充分知情同意后给予紫杉醇联合顺铂化疗，常规补液、止吐等对症治疗，21 天为一个周期。同时服用扶正消瘤片，滴注复方苦参注射液 7 天。中草药以健脾化痰散结为法组方服用。

2020 年 11 月 2 日二诊：患者破溃面缩小，渗液减少，疼痛减轻，纳眠欠佳，二便可。继续给予溃疡面清创换药，外用纳米雄黄。紫杉醇联合顺铂化疗，同时服用扶正消瘤片，滴注复方苦参注射液7天。中草药继续以健脾化痰散结为法组方服用。

2021年1月就诊，共化疗4个疗程，配合中成药以及中草药辨证调理。其溃疡面愈合，局部隐痛，听力仍有下降，但较之前明显好转，纳眠欠佳，二便可。

按语：癌性溃疡缺乏有效治疗手段，本例患者选用加以赋形剂的纳米雄黄外敷治疗其外耳癌性溃疡，结合化疗、对症支持治疗等综合治疗措施，取得了较好的临床疗效，证实纳米雄黄具有良好的收湿敛疮，解毒散结作用，可用于肿瘤破溃创面等癌性溃疡以及痈疽疔疖等，提高了患者的生活质量。化疗在本例患者治疗过程中应该也发挥了重要作用，结合中成药、中药注射剂等综合治疗，有助于提高患者生活质量，延长生存时间，控制肿瘤的发展。内服、外用、静脉注射等多种方法联合使用，疗效突出。

（刘寨东）

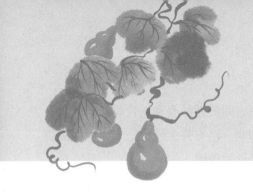

全国优才李志明基于血细胞的中医思辨探讨"重方复治、反激逆从"辨治骨髓抑制

🌰 作者简介

李志明，医学博士，主任医师，江西中医药大学附属医院肿瘤科主任，硕士生导师。第五批全国中医临床优秀人才，江西省中医肿瘤质控中心主任，江西省研究型医院学会中医肿瘤学主任委员，江西省中西医结合学会肿瘤康复专委会主任委员，江西省中医药学会肿瘤分会副主任委员，江西省抗癌协会科普专委会副主任委员，江西省康复养生协会乳腺病康复专委会副主任委员，中关村肿瘤微创治疗产业技术创新战略联盟中西医结合微创专业委员会副主委，江西省抗癌协会常务理事，Integrative Cancer Therapies 审稿专家。师从国医大师、岭南中医肿瘤学派创始人周岱翰教授，首届全国名中医邱健行、张小萍，跟诊多位名师。临床诊治提倡"以人为本"，主张全方位、全周期的患者管理。倡导"一切为了病人，手段不分中西"的诊疗模式，推崇全身＋局部联合治疗模式。针对肿瘤复杂的病因病机，临床提出"重方复治、反激逆从""王霸道杂之"的辨治思路，有良好的疗效和口碑。

🌰 导语

骨髓抑制又称为"骨髓功能抑制"，是各种因素影响骨髓中造血干细胞的活性和功能而无法产生足够的血细胞，导致血液中白细胞、红细胞、血小板计数的减少，最终引起感染、贫血、出血等症状。导致骨髓抑制的常见因素包括放疗、化疗或使用某些免疫抑制剂等。目前，骨髓抑制的主要治疗药物包括造血生长因子、糖皮质激素等，虽然见效较快，但常伴随一系列不良反应，如严重的骨痛、发热、间质性肺炎和血栓等。因此，有必要探索有效且安全的疗法治疗骨髓抑制。已有许多研究证实，中西医协同治疗对骨髓抑制的防治能起到增效减毒的作用。

　　西医遵循现代科学"还原论"的模式，将血液分为血浆、血细胞，血细胞进一步分为红细胞、白细胞、血小板，以物质成分为研究对象，无限可分。中医则强调功能的研究，阴阳气血，脏腑经络，亦是无限可分。中医和西医殊途而同归。对临床表现、检查等进行中医思辨是实现中西医结合、提高疗效的必由之路。

　　骨髓抑制表现为外周血中血细胞的减少，这是物质成分；临床表现为疲劳乏力、头晕眼花、面色苍白等，这是功能范畴。中医学认为，骨髓抑制属"虚劳"范畴，多辨证为"气血亏虚""脾肾亏虚""肝肾亏虚""精血亏虚"等证型。中医强调整体论，亦能分而论之。中医辨治骨髓抑制，合而言之为"虚劳"，与五脏六腑皆相关，诸家论之甚详；分而论之，各种血细胞如何进行中医思辨，不同血细胞的减少中医辨治有何相同或不同，多因素、多病机的骨髓抑制辨治有何思路，这些都值得我们进一步探讨。

一、中医思辨

（一）血液的中医思辨

　　血液是一种流体组织，在心血管系统内循环流动，起着运输物质、运送热量，并有防御和保护的功能，与中医学的"气血"概念和功能极其吻合。《素问》曰："人之所有者，血与气耳。"气者，人之根本也，气生万物，其精粹聚而成人，其在身则具有推动、温煦、防御、固摄、气化之功。血是由饮食水谷经过脾胃气化生成水谷之精，营气和津液注入于脉，通过脾的转输升清作用灌注心脉，经过心火的作用化赤而成，随心阳鼓动而周行全身，具有营养、滋润之功。《难经》云："气主煦之，血主濡之。"《素问》中还提到："血气者，人之神，不可不谨养。"人若要神识机灵，身强力足，筋骨充实，行动敏锐，非气血充实、血脉流利不能。

（二）白细胞的中医思辨

白细胞主要的生理功能是吞噬和免疫功能，从而实现防御和保护作用，符合中医卫气的功能特点。《灵枢·本藏》云："卫气者，所以温分肉、充皮肤、肥腠理、司开合者也。"白细胞具有吞噬异物并产生抗体，治愈机体损伤，抵抗病原体入侵，对疾病免疫的作用。白细胞是机体抵御外来病邪的重要防线，与卫气卫外之能相切合。气的防御作用主要体现为保卫皮毛腠理，防御外邪侵犯，若病邪侵袭肌表，正气鼓动与之抗衡，驱邪外出，防止邪气对机体的进一步损害，促进疾病的恢复。气的防御功能与卫气关系密切，故《灵枢》曰："卫气和，则分肉解利，皮肤调柔，腠理致密矣。"卫气调和循环周身，防止致病邪气侵犯。卫气者，水谷悍气，属阳主动，动则气热，卫气所过既得温煦。《读医随笔·气血精神论》曰："卫气者，热气也，凡肌肉之所以能温。"

白细胞数量具有节律性变化的规律，一般清晨较低，下午较高。根据中医天人相应理论，《素问》云："阳气者，平旦人气生，日西而阳气已虚。"白细胞的节律性变化与阳气的特点相符。临床中，白细胞寿命短，经放化疗后最先出现下降，恢复也快，红细胞下降出现慢，恢复也慢，符合中医关于气血的论述，所谓："有形之血不能速生，无形之气所当急固。"中医学认为："血中有气，气为血帅，血为气母。"白细胞就是血中之气。白细胞下降，临床多表现为疲劳乏力、头晕气短、容易感受外邪等，符合中医"卫气不固、阳气亏虚"的论述。针对白细胞病理性升高，中医多采用清热解毒治法，而使用升白药粒细胞刺激因子临床常见椎骨、胸骨内发热的感觉，间接可以推导白细胞下降当寻求温阳益气之法。

白细胞中除淋巴细胞以外，均可伸出伪足做变形运动，穿过毛细血管壁到组织，而淋巴细胞能往返血液、组织液和淋巴之间，并增殖分化，正是"气无处不在，运动不息"。当机体需要时，储存在骨髓中的中性粒细胞可在数小时内大量进入循环血液，短暂停留后进入组织液不再返回血液之中。与《素问》关于卫气的特点相符，"卫气者，水谷之悍气也"。卫气其彪悍滑疾，游行脉外，与营气相伴而行，循环周身无处不达。

（三）红细胞的中医思辨

红细胞具有运输氧气和营养全身的功能，红细胞生于骨髓，在肺部获取氧气，然后随血液流动，在全身各处毛细血管将氧释放，供细胞利用，营养全身。红细胞是数量最多的血细胞，红细胞减少导致的贫血，与中医学中的"血虚"相似。《难经》曰："血主濡之。"人之一身，五脏六腑，四肢百骸，经络百脉，肌肉皮毛，视听言动均需要血的濡养和滋润才能维持正常的生理功能。故《素问》云："肝受血而能视……指受血而能摄。"如果血液无故丢失或生成不足，导致其功能减退，则可引起上述各组织器官的病理改变，出现头目眩晕、面色萎黄、皮毛干枯，甚则肢体不用等临床表现。

红细胞的正常运行全赖气的推动，《血证论·吐血》言"气为血之帅，血随之而运行"。气运动不息，人之生长壮老已离不开气的运动，各脏腑组织的生理功能亦是如此，气协血运行周身，又可促进血的生成是谓帅。"血为气之母"，血为物质基础属阴，气为功能运动属阳，阳从阴生，血能生气是为母。当气的功能减弱时，即红细胞减少时，可导致生长发育迟缓，甚至出现早衰，各脏腑生理功能减退时，会出现血液生成不足或血行滞涩。

红细胞生于骨髓之内，平均寿命为 120 天，由于衰老红细胞变形能力减退，脆性增高，难以通过微小的孔隙，受冲击而破裂，破裂后会释放出血红蛋白，之后与血浆中的珠蛋白结合被肝脏摄取，转变为胆红素，其中的铁，由血浆蛋白转运回骨髓，作为重新制造血红蛋白的原料。甚至一些红细胞老化后，会自动返回骨髓深处进行转化生成。而气化是气在不断运动变化过程中，气、血、精、津液等物质在体内相互化生、相互促进、新陈代谢的过程。如《素问》所言"味归形，形归气；气归精，精归化；精食气，形食味；化生精，气生形……化为气"，气化使各种精微物质可以转化为血，血又可以转化为各种精微物质，维持人体的生命活动。

（四）血小板的中医思辨

血小板是从骨髓成熟的巨核细胞胞质裂解脱落进入血液的小块胞质。血液中的血小板，2/3 存在于外周循环血液中，其余贮存在脾脏和肝脏中。血小板的主要作用是参与止血和凝血，同时有助于维持血管壁的完整性。已有研究证

明当血小板降至 $50 \times 10^9/L$ 时，患者的毛细血管通透性会增高，微小的创伤或仅血压升高即可使之破裂而出现小的出血点。《灵枢》曰："壅遏营气，令无所避，是谓脉。"血液流行脉中，血小板作为"血中之气"发挥固摄作用，不致血液溢于脉外。

血小板生成素（Thrombopoietin，TPO）是体内血小板生成调节最重要的生理性调子，因其主要由肝细胞产生，具有刺激巨核细胞增殖和分化的作用，能够使血小板的生成数十倍地增加。血小板贮存于肝、脾之中，血小板生成素又主要由肝细胞产生，两者正切合脾主统血、肝主藏血固摄血液的生理功能。

在中医对气的认识中，气的固摄作用是气对血、精、津液等物质的统摄、固护、控制，防止其无故丢失，以维持脏腑组织的正常功能活动。《血证论》曰："人身之生，总之以气统血。"气固摄血液，使之归于常处，不致游移脉外，停蓄脏腑经络。其中，气对血液的固摄功能尤以肝、脾两脏之气为重，若气的固摄功能减弱，可导致气不摄血，溢于脉外，达皮肤腠理之间出现瘀斑、瘀点，压之不褪色；或停蓄局部未能及时排出，化生病理产物。

综上所述，白细胞为"血中之气、卫气、阳气"，主要体现气的温煦、防御功能，与肺、脾、肾关系最为密切；血小板为"血中之气"，主要体现气的固摄功能，与脾、肝、肾相关；红细胞为"血中之血"，主要体现血的营养和滋润功能，与心、脾、肾关系最为密切。当然，中医学认为气血不离，气血不分，如阴阳相抱，相互影响，故血细胞在气血上又不能截然分开，正如《难经》曰："气与血不可须臾相离，乃阴阳互根，自然之理也。"

二、"重方复治、反激逆从"辨治骨髓抑制

（一）辨治思路分析

骨髓抑制所致的虚劳，与"气""血"均相关，涉及五脏，五脏又与气血相互关联，呈现为多因素、多病机的复杂病理过程。骨髓抑制病情复杂，非一方所能速效，笔者推崇"重方复治，反激逆从"的辨治思路。"重方复治"是指在中医理论指导下辨证施治，给予两个以上方剂加减治疗的思路；"反激逆从"是指根据病情的复杂性，或顺或逆，或反或激处方，以达到更好的疗效。

此外，笔者认为，白细胞低以益气温阳为主法，血小板低以益气固摄为主法，红细胞低以益气生血、补肾填髓为主法。笔者自拟"益精填髓生血汤"为基础方随证加减，临床中防治骨髓抑制的疗效满意。方药组成：人参5g，黄芪30g，当归5g，仙茅10g，淫羊藿5g，生地黄10g，枸杞子10g，菟丝子10g，连翘10g，砂仁5g，鸡血藤10g，阿胶珠3g，鹿角胶6g，龟甲胶7.5g。加减：白细胞低为主，加桂枝5～10g，人参用10～15g，黄芪用30～100g；血小板低为主，黄芪用至50～150g，加凤凰衣5g，花生衣5g，紫草5g；红细胞及血红蛋白低为主，加紫河车粉5g，黄精20g。服法：上药与大骨同煲汤，去药渣，将三胶烊化于药汁中，趁温服。

（二）组方思路分析

方中黄芪、当归二药为当归补血汤，载于《内外伤辨惑论》，其中黄芪为当归五倍量。黄芪甘微温，当归苦温，两药均秉春升之气，升气入肝，以黄芪量大入气分补气，当归量轻入血分补血活血，当归引气入血，阴欲滋必从阳发，黄芪走气，当归走血，两药合用似肝用阳而体阴，发"血海"之能，可治血之病症。现代药理研究表明，当归补血汤能缓解骨髓抑制，增强机体免疫力，具有良好的效果。丁香等研究发现当归补血汤可以有效改善患者的造血系统，提高患者白细胞、血小板以及红细胞的数量，进而有效缓解患者的骨髓抑制程度，并促进造血免疫机能的恢复，保护骨髓，提高患者的生存质量。

鹿角胶、龟甲胶、人参、枸杞、骨髓为龟鹿二仙胶出自《医考方》，主治精极者。"精不足者，补之以味"。"精不足"泛指人体精、血、津、液的亏耗。凡以身热心烦、潮热盗汗、失眠多梦、头目眩晕、面黄肌弱、腰膝酸软、肢痿无力、舌红脉细之类为主要证候者，则属"精不足"。治疗之法，当以滋腻厚味药物如熟地黄、肉苁蓉、鹿角胶等。加入阿胶、紫河车粉均为血肉有情之品，可滋补人体气血阴阳，大补精血。此类不足之证，加入血肉有情之品往往收效快。黄杰熙云："人之病虽多，不外水火气血之病，真阿胶滋补潜流血脉之力甚大，故为妙药。"配伍人参、枸杞子，人参补脾胃，益气力，枸杞子益肝肾，补精血，助三胶之力。

生地黄、人参为两仪膏，出自《景岳全书》，"主治精气大亏，诸药不应，或以克伐太过，耗损真阴"。人参气甘微寒，入气分，大补元气，补脾益肺，生津止渴，陈修园曰："主补五脏，以五脏属阴也……人参功专补阴。"人参能填五脏之阴，阳从阴化，阴足则精气乃生；生地黄苦甘寒，质地滋润，入血分，清热凉血，养阴生津。胡希恕先生评价生地黄为强壮性活血药，经云"甘、寒，逐血痹，填骨髓，长肌肉"。生地黄可补益又能通瘀，具攻补于一身，两药合用，滋真阴，益精气。

仙茅与仙灵脾为二仙药对，始载于《本草纲目》，收录于《万病回春》等明清古籍中。仙茅辛热，归肝、肾经，补肾阳，强筋骨，善补命门之火。仙灵脾即淫羊藿，甘温，归肝、肾经，补命门，益精血，强筋骨。用仙茅配伍淫羊藿，二者相须为用，相得益彰，温补肾阳，补命门之火。

黄芪、人参相伍，共奏益气温阳之功。"形不足者，温之以气"，"形不足"本指形体瘦小，不任动作，气力不足，还可以理解为形体虚衰，不任风寒，卫表不固。凡以精神萎靡、倦怠嗜卧、动则气喘、乏力自汗、畏寒肢冷、舌淡脉弱之类为主要证候者，则属"形不足"。治疗当用益气温阳药物，如黄芪、人参、桂枝等。人参补五脏阴而益元气，黄芪补肺脾气而发卫气，在外者内发之，在内者外固之，此阴阳之理，两药伍用，内外二气相互为用，形无不足。

菟丝子辛甘平，归肝、肾、脾经，益阳滋阴，为平补阴阳之药，《神农本草经》云："补不足，益气力，肥健。"清·姚球《本草经解要》记载："菟丝子单服，补血。"菟丝子可平补阴阳，充养形体。鸡血藤味苦、微甘，性温，归肝、肾经，不仅有补血作用，亦能"去瘀血，生新血"，为血分圣药。遂于补气益血生髓同时，加入活血化瘀类中药可以明显改善骨髓抑制的症状，临床上鸡血藤常作为养血活血的药物治疗贫血，能够促进造血功能恢复，对化疗引起的白细胞、血小板、红细胞减少等骨髓抑制现象疗效甚佳。砂仁辛温，归脾、胃经，温中，化湿，行气，《玉楸药解》云："清升浊降，全赖中气，中气非旺，则枢轴不转，脾陷胃逆……惟以养中之味，而加和中之品，调其滞气，使之回旋，枢轴运动，则升降复职，清浊得位……和中之品，莫妙如砂仁，冲和条达，不伤正气，调理脾胃之上品也。"方中阴阳气血之药具有，入砂仁起中焦枢纽。紫草甘寒，归心、肝经，解毒透疹，凉血止血，《得配本草》云："主血中郁热……化紫斑，利九窍，通脉络，达皮毛。"紫草从九窍通泄郁热，血流不滞，复归百脉则斑疹自退。连翘苦微寒，归肺、心、小肠经，气味俱薄，轻清而浮升，清热散结，疏散风热，清心利尿。《医学入门》曰："此药气味俱轻，而能散火解郁，虚者慎用。"此处连翘正是反激之法，在多味峻补之品中，加入以清热散结，使补不壅滞，温不化燥。

当归、鸡血藤、砂仁三药配伍补血行气活血。当归、鸡血藤入血分，两药相合补血活血，唐容川云"祛邪者赖乎正，不补血而祛瘀，瘀安能尽去哉。盖瘀血去则新血已生，新血生而瘀血去，其间无间隔"，在填补精血的过程中必定要加入活血药，使生血去旧并行。当归、鸡血藤二药虽能祛瘀生新，血无气则行缓，在此基础上加入砂仁辛香而窜，温而不烈，通畅三焦，温行六腑，以助血行，此调和气血之法。

人参、当归、仙茅、菟丝子、鸡血藤、淫羊藿、连翘、黄芪、砂仁气味升浮，阳者多；鹿角胶、龟甲胶、阿胶、生地黄、枸杞子滋腻沉降，阴者少。人参、黄芪、仙茅、淫羊藿气味升浮，益气温阳，卫外固摄；三胶、生地黄滋腻沉降，善补真阴，益精填髓。八药四升四降，一阳一阴，升降相宜。菟丝子、枸杞子一升一降，皆能助三胶补肾生精；连翘升浮宣散，通行气血，透发郁热，旁达气机；砂仁为调脾胃之上品，能调其滞气，使之回旋，枢轴运动，此升降之法。

凤凰衣与花生衣为"两衣对"，为笔者所设立。凤凰衣甘淡平，归肺、脾、胃经，养阴清肺，敛疮，消翳，接骨；花生衣甘涩平，归脾、肺经，止血，散瘀，消肿。皮者，表也，卫外之能，肺统之，两药质轻，气味升浮，能入气分助肺主气，气固则血自摄，常用于血小板减少诸症。

三、验案举隅

益精填髓生血汤针对骨髓抑制多重病机而设，集多方多法于一方中，重用血肉有情之品，并加相反相激之药以增强疗效。在临床运用的过程中，我们发现益精填髓生血汤不仅能改善患者的身体状态，而且能改善患者的各项血液指标，还有增效解毒之效。

验案一

陈某，女，65岁，2016年11月2日初诊。患者化疗后白细胞长期低，经常用黄芪、当归煲水，均难以升高，用粒细胞刺激因子升高后不久又会下降，首诊时为化疗后 7 个月，已停升白药 50 天，现症见身体畏寒、疲劳，体温常低于 36℃，患者要求用中药把白细胞升至正常。运用益精填髓生血汤加减治疗后，患者白细胞从 2.95×10^9/L 到 3.05×10^9/L，再到 3.95×10^9/L，再到 4.13×10^9/L，指标稳步升高。

按语：化疗后白细胞减少症的关键病因是化疗药物的"药毒"，化疗药首先直接杀伤患者的外周血白细胞，损伤气血；进一步杀伤骨髓增殖活跃的细胞群，损伤阴血；再进一步干扰造血干细胞，损伤精血。损伤气血为轻，则用当归补血汤可行；损伤阴血，病情进一步加重，加山茱萸、熟地黄、枸杞之品以滋阴；损伤精血为重，二仙（仙茅、淫羊藿）、巴戟天、杜仲及血肉有情之品（鹿角胶、龟甲胶、阿胶）以填精血。本案例是笔者早些年的验案之一，当时方子已基本成型。患者化疗后不只损及气血，阴血、精血亦有损伤，故单服益气补血之黄芪、当归难以见效，病重药轻，补阴血及精血之品不可或缺。

验案二

赵某，男，59 岁，2021 年 4 月 29 日初诊。患者胰腺癌，局部晚期，经上海知名医院判断不能手术，前期在外院行白蛋白紫杉醇＋吉西他滨化疗一周期，化疗后出现Ⅲ度骨髓抑制及皮疹，予以粒细胞刺激因子及血小板生成素，出现夜间燥热不安、关节酸痛难忍，且血小板指标未见明显上升。求诊于我院，予以益精填髓生血汤加减治疗，化疗不良反应明显减轻，患者消除了对化疗的恐惧，保证了治疗的顺利如期进行。进行 3 个疗程的新辅助化疗后评价可手术切除，患者获得了手术机会。

按语：对骨髓抑制的患者进行抗肿瘤治疗，不仅疗效会大打折扣，且不良反应也会增加。抗肿瘤药物是通过血液运输到肿瘤部位而起效，患者气血不足，运输到肿瘤部位的药物减少，其他部位的抗肿瘤药物相对增加，最终导致减效增毒。本案运用益精填髓生血汤补益气血，增效减毒，保证了化疗顺利进行，使患者获得手术机会。骨髓抑制的中医辨证不复杂，但临床用药是否奏效只是辨证准确还远远不够。笔者在临床用药时，强调运用血肉有情之品以提高疗效。另外，还要注意补中寓攻、静中寓动、寒热互用、散收同施、升降相和，药物才能发挥最大的作用。

四、小结

    中医学没有"骨髓抑制"和"血细胞"的概念，但中医要与时俱进，想要进一步提高临床疗效，就需要对西医的各项检查结果进行中医思辨，进而采取更加合适的中医治疗思路和方法。本文从中医思维入手，对血检中的红细胞、白细胞、血小板进行辨识，并运用"重方复治、反激逆从"的辨治思路。这是运用中西医结合防治各种疑难重病的有益探索，值得我们进一步探索研究。

（李志明）

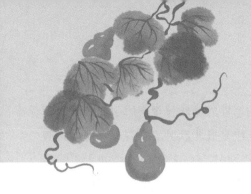

全国优才龚亚斌基于"温药和法"
谈恶性胸腹腔积液的中医辨治思路

专家简介

　　龚亚斌，医学博士，主任医师，博士研究生导师，博士后合作导师，上海中医药大学附属岳阳中西医结合医院肿瘤科党支部书记、肿瘤内科主任，第五批全国中医临床优秀人才，师承上海市名中医徐振晔教授。兼任《世界临床药物》杂志第十六、十八届编委会委员，世界中医药联合会肿瘤康复专委会副会长，中国抗癌协会中西整合脑胶质瘤专委会副主委，中国民族医药学会肿瘤分会副会长，中国抗癌协会中西整合肺癌专委会常委，中国抗癌协会中西整合宫颈癌专委会常委，中国中西医结合学会肿瘤专委会委员，中华中医药学会肿瘤分会委员，上海中医药学会肿瘤分会常委，上海市医学会肿瘤内科专委会委员，上海市抗癌协会青年常务理事等。先后主持国家自然基金面上项目、上海市自然基金等各级科研项目 10 余项，参与省部级、国家级科研课题 20 余项。荣获上海市抗击新冠肺炎疫情先进个人、第三届"仁心医者·上海市杰出专科医师奖提名奖"、上海中医药科技成果奖一等奖、上海中医药科技奖三等奖、上海中医药科技奖成果推广奖、上海中西医结合科学技术奖二等奖、河南医学科技奖一等奖等。发表论文 100 余篇，其中 SCI 收录论文 20 篇，出版著作 10 部。

导语

　　恶性胸腔积液是指原发于胸膜的恶性肿瘤，或其他部位的恶性肿瘤转移至胸膜引起的积液。其中，多见于肺癌、乳腺癌、淋巴瘤，约占恶性胸腔积液的 75%，其他为卵巢癌、肉瘤、胃肠道癌等。恶性腹腔积液是指原发于腹膜的恶性肿瘤以及其他部位的恶性肿瘤转移至腹膜引起的腹腔积液，恶性腹腔积液最常见于卵巢癌，其次是肝胆胰肿瘤和胃癌。恶性胸腹腔积液均是恶性肿瘤的常见并发症，提示该类患者往往已经处于疾病晚期，预后不良。胸腹腔积液所致的主观感觉明显，严重影响患者的生活质量。恶性胸腹腔积液的中医辨治虽有差异，但总体类似，本文以恶性胸腔积液为主论述。

在传统中医理论体系中，胸腔积液属"悬饮"范畴，主要涉及肺脾肾和三焦，并与五脏六腑密切相关，其病机主要为邪毒痰瘀结聚于肺，肺失宣肃，水饮不化，停聚于胸，从而形成积液。《素问》曰："诸病水液，澄澈清冷，皆属于寒。"恶性胸腔积液的证候分型由于病程及兼夹证变化多有不同的表现，但追溯其发病病因总属"阴聚阳凝"。正如《金匮要略广注》所言："水积阴或为饮，饮凝阳或为痰。"笔者基于饮证相关理论，结合临床诊疗经验及西医研究，围绕胸腔积液"阴聚阳凝"的病机实质，阐释温药和法的治疗思路，以供探讨。

一、阴聚阳凝是恶性胸腔积液形成的基础

《金匮要略·痰饮咳嗽病脉证并治第十二》曰："饮后水流于胁下，咳唾引痛，谓之悬饮。"胸腔积液的症状表现与"悬饮"相似，故可归属于"悬饮"病的范畴。《素问·经脉别论》曰："饮入于胃，游溢精气，上输于脾，脾气散精，上归于肺，通调水道，下输膀胱，水精四布，五经并行。"生理状态下，人体的水液通过脾胃的转输和肺气的宣肃布散周身，走行三焦水道，通过肾和膀胱气化而排出体外。《素问·阴阳应象大论》指出："寒气生浊，热气生清。"《难经·五十五难》云："积者，阴气也。"《诸病源候论》曰："此由饮水多，水气停聚两胁之间，遇寒气相搏，则结聚而成块，谓之癖饮。"癌症合并恶性胸腔积液多因癌毒久积于肺脏，肺的升降出入功能受损，肺气不利，肺主通调水液功能失常导致。另一方面，由于"癌毒"易于走窜，传变至肺络及其他脏腑，亦可引起阴聚成饮停留于胸胁，阳凝不能升清消散水饮，水饮日渐增多。可见"癌毒"是"癌性悬饮"的重要病因，在"癌毒"致病的过程中，引起"阴聚阳凝"是导致本病产生的主要病机。

二、恶性胸腔积液阴聚阳凝病机演变

（一）脾阳不升，阴寒内生

恶性胸腔积液形成可视为水液代谢循环障碍。肺脾肾三脏主水液之升降代谢，肺主气、通调水道，对水液的输布、运行和排泄起着重要的推动和调节作用；脾主运化，对水液的吸收、转输与布散均有重要作用，为水液升降输布之枢纽；肾主水，乃五脏之本，全身水液的输布与排泄主要依赖阳气的温煦和推动。恶性胸腔积液的发病尤以脾阳不运为关键。脾阳亏虚，难以温化水谷精微，上不能散精以归肺，下不能助肾以治水，中州失运，则升降失常，清浊相混，湿聚为饮，饮发于中，随处留积，酿生痰饮。正所谓"脾为生痰之源"，而"痰与饮异名同源耳"。"正气存内，邪不可干""邪之所凑，其气必虚"。恶性肿瘤患者随病情发展至晚期，肺脾肾三脏功能低下，温化推动作用下降，久之发展为自身脏腑阳气虚损、正气不足，温煦不能，虚寒内生。

（二）气机阻滞，癌毒积成

恶性胸腔积液患者脾胃功能虚弱，中焦功能受阻，影响气机运转的同时也与三焦气化失司相关。"三焦者，决渎之官，气化则能出焉。"三焦是人体六腑之一，内与心包络互为表里，外与皮肤腠理相通相应，而它最主要的功能是运行水液而为水火升降之道路。水得火之作用，在其上中下的不同历程中，会产生"上焦如雾，中焦如沤、下焦如渎"的气化生态，而它的病变亦多起于中焦之枢而又可上传下达、互相牵涉。

气机运转不畅也常常会导致少阳枢机不利，这一点与胸腔积液往往分布于胸胁两侧相对应。在这种状态下，人体气机运转失常，不仅肺宣发肃降功能下降，而且肝失于疏泄，气机流行不畅，可使水液输布障碍，酿湿成痰；痰湿壅滞，进一步影响肝之疏泄，从而形成恶性循环。肝失疏泄，气机不畅，气滞则血行不畅，凝滞不散，瘀结日久而成块成瘤。《诸病源候论·噎膈》云："气结则不宜疏，使噎。"《明医指掌》有云："若人之气循环周流，脉络清顺流通，焉有瘤之患也。"《丹溪心法》亦指出："善治痰者，不治痰而治气，气顺则一身之津亦随气而顺矣。"由此可知，气机条达，才可气行痰散而瘤自消。

人体气滞痰凝，脉络壅塞，从而癌毒内生。"毒"是由于古代中医对一些疾病无法用现有理论进行解释时而引入的概念。王冰注释的《素问·五常政大论》篇记载"夫毒者，皆五行标盛暴烈之气所为也"，指出"毒"为邪气过盛导致。清·尤在泾《金匮要略心典》记载"毒者，邪气蕴蓄不解之谓"，即邪气在体内长期蕴结久而成"毒"。"癌"作为病名出现最早见于南宋时期（约1170年前）东轩居士所著《卫济宝书》。"癌毒"这一名词最早由名老中医张泽生在治疗宫颈癌时提出。国医大师周仲瑛教授认为"癌"之为病，必挟"毒"伤人，且"癌毒"具有隐匿、凶顽、多变等致病特点，可导致脏腑功能失调、气血郁滞。凌昌全教授认为"癌毒"是肿瘤发生的根本原因，阴阳不和是"癌毒"产生的前提。因此，结合"癌毒"致病特点可知，恶性胸腔积液的形成多因癌毒久积脏腑，各脏气机的升降出入功能受损，通调水液功能失常所导致。可见，"癌毒"是"癌性悬饮"的重要病因，在"癌毒"致病的过程中，气机阻滞，引起与水液代谢有关脏腑功能失调是导致本病产生的主要病机。

（三）阴聚成饮，饮停胸胁

恶性胸腔积液患者体内虚寒自生，一方面肺脾肾三脏虚弱，三焦气化功能受损，水液代谢失调，如《类经·藏象论》所云："上焦不治则水泛高原，中焦不治则水留中脘，下焦不治则水乱二便。三焦气治，则脉道通利。"若有寒邪内侵，火失气化，则阴液输布失常，导致阴邪积聚，水饮内停。另一方面，《医宗必读·积聚》篇曰："积之成也，正气不足，而后邪气踞之。"患者病程日久，正气亏虚，脾失健运，脾肾阳虚，水液不化，水液循环障碍的产物，如痰浊、瘀血、停蓄的水饮，逐渐结于胸胁，可导致三焦水道不通，阳凝阴聚，进而邪饮停积。脏腑功能虚损与病理产物相互作用，人体气机不畅，精血津液的运行输布失常，阴液停于胸胁，形成悬饮，发展成为恶性胸腔积液。

三、温药和法在恶性胸腔积液中的应用

《金匮要略》曰："病痰饮者，当以温药和之。"恶性胸腔积液患者多为阳虚标实，祛之非温药不能化散；脏腑虚弱，非温药不能调补，故治疗上应遵从

"以温药和之"的原则，配合宣肺、利水、行气、活血等治标之法。

（一）健脾升清，攻逐水饮

脾与胃相表里，是气血生化之源，为"后天之本"，气机升降之枢纽。机体生命活动的持续和气血津液的生化，都有赖于脾胃运化的水谷精微。同时，病者所服药物亦要靠脾胃受纳、消化、吸收才能发挥作用。故《养老奉亲书》曰："脾胃者，五脏之宗也。"恶性肿瘤患者多有恶心、纳呆、大便时溏时干等表现，如不及时纠正，人体得不到水谷充养，致使正气不能抗邪，邪气弥漫，病势加重。患者后天乏源，气少精亏，体质下降，加速病情恶化。诚如李东垣在《脾胃论·脾胃盛衰论》中所言："百病皆由脾胃衰而生也。"因此，临床上在治疗肺癌恶性胸水时十分重视脾胃功能的调理，可用参苓白术散、平胃散、藿香正气散，亦可加减选用益气健脾和滋养胃阴的药物，如黄芪、白术、茯苓、山药、白蔻仁、陈皮、太子参、麦冬、沙参、生地黄、枸杞子。通常还可加用炒谷麦芽、神曲、焦山楂、炙鸡内金等药物助消化吸收，确保患者脾胃健运，纳食馨香。肺与大肠相表里，肺受邪毒，肃降失司，易出现大便秘结，影响脾胃的健运，故常用甘缓润下的药物，如火麻仁、瓜蒌仁、当归、肉苁蓉、杏仁等，再加少量行气药，如川朴、枳实等；数天不大便者，加用少量制大黄，使腑气通畅，脾胃得以健运。

在恶性肿瘤合并胸腔积液的早期，患者正气尚可，精神状态尚佳，仅感到胸部病变一侧不适，稍有气喘气短。此时除调补脾胃外，还要重视攻逐水饮，促使液体归于正化。可选用悬饮宁、五苓散、葶苈大枣泻肺汤化裁，药用茯苓、猪苓、泽泻、生白术、桂枝、葶苈子、杏仁、炙麻黄、白花蛇舌草、半枝莲、干蟾皮、川椒目、猫人参、龙葵等，共奏健脾泻肺、解毒行气、温阳利水之功用，达到扶正不碍邪，祛邪不伤正的效果。同时，临床治疗中也非常强调祛除邪毒的重要性，除了以上诸药外，还常选用石见穿、石上柏、七叶一枝花、蛇六谷、山慈菇等清热解毒抗癌，直接针对胸水产生的根源；鱼腥草、水蛭、瓜蒌、半夏、大腹皮、桑白皮、车前子、泽泻等化痰祛瘀行气利水。诸药运用使邪毒去、癌毒清，水液输布恢复常态，胸水吸收或减少，且又有邪去正安之妙。

（二）通调肺气，降气止咳

肺的生理功能主气，司呼吸。同时肺为娇脏，易受邪侵。若有外邪所伤，内犯于肺，肺失宣降，再加上肺脾气虚，进而影响其通调水道之功，导致水饮内停，故恶性胸腔积液患者常见咳嗽、气喘等症。

《金匮要略》中有"饮后水流在胁下，咳唾引痛，谓之悬饮""脉沉而弦者，悬饮内痛"。肺脉起于中焦，肺气虚更兼见脾气弱，则肺气失其滋养之源，水液代谢失其运化之力。水停于肺而气逆，故为咳；脾虚不能制水，故脉沉。临床上常用泽漆汤加减治疗。《医宗金鉴·肺痿肺痈咳嗽上气第七》云："脾虚不能制水，水停于肺而气逆，故为咳。脉沉为水，泽漆为君，功专消痰行水，水性阴寒桂枝行阳气以导之，加之参草补脾顺肺，佐以辛散苦泻。"《订正仲景全书金匮要略注·卷二肺痿肺痈咳嗽上气病脉证并治第七》载："咳，谓咳而不上气也。脉沉者，痰饮病里也。主之泽漆汤，以逐内饮为主也。"泽漆汤中泽漆用量最大，为君药，功在抗癌消癥化痰行水止咳；桂枝通阳，温化水饮；紫菀、白前温肺降逆，止咳平喘；生姜、半夏温胃涤痰散饮；黄芩清肺，以解水饮郁生之热；又加人参、甘草补益中气、扶正健脾、培土制水；而方中的紫参，更有清热利湿、活血消癥的作用。此方寒温并用、攻补兼施，适合虚实寒热错杂的病证，临床上对于以咳嗽上气、胸胁隐痛、胸中有水气、脉沉等为主症者，可采用泽漆汤加减治疗。

对于表现为咳唾引痛，或咳嗽气喘牵引腹痛，或牵引胸痛的癌性胸腔积液患者，如舌质暗或者淡、苔水滑者，脉沉弦或者弦滑者，临床上还可采用香附旋覆花汤加减。香附旋覆花汤见于《温病条辨》下焦篇第四十一条："伏暑，湿温胁痛，或咳，或不咳，无寒，但潮热，或竟寒热如疟状，不可误认为柴胡证，香附旋覆花汤主之。"从原文可知，香附旋覆花汤所治之病为伏暑，湿温，积留支饮，悬于胁下，而成胁痛之证甚多。该方由香附三钱、旋覆花三钱、苏子三钱、陈皮二钱、半夏五钱、茯苓三钱、薏苡仁五钱组成，具有疏肝理肺、运脾化湿、降气通络的功效，对气机阻滞、悬饮内停等证具有良好的治疗功效。方中香附味辛性平，归于肝、脾、三焦经，具有疏肝解郁、理气宽中等功效。《仁存堂经验方》指出，香附可治"停痰宿饮，风气上攻，胸膈不利"等证。旋覆花多生于山坡、路旁、田边等处，以花入药，可健胃祛痰，治疗胸中痞闷、胃部臌胀、咳嗽、呕逆等症状。此外，茯苓归心、肺、脾、肾经，可利水渗湿、健脾、宁心；生薏苡仁可健脾、补肺、清热、利湿；紫苏子可降气、消痰、平喘、润肠，治疗痰壅气逆、咳嗽气喘功效良好；广陈皮理气降逆、调中开胃；清半夏降逆止呕、消痞散结，以大枣调和诸药，起到疏肝、行气、化痰饮的效用。在临床治疗基础上，促进患者胸腔积液快速消退，提高生存质量，延长生存期。

（三）温肾助阳，阴阳通调

恶性胸腔积液发生的晚期，人体气血阴阳大虚，阴损及阳。肾为先天之本，肾阳虚则肾主水之功能失司，气化失常，水液不循常道，上逆于肺。此时患者多为元气大衰、癌毒内蕴、水瘀互结。患者精神极差、面色黧黑、恶病质，胸腔积液反复发作，呈血性胸腔积液，症见刺激性呛咳，气喘、气短、极度消瘦，纳差，腹胀，乏力，眠差。治疗上，一方面以补助元气、活血利水为法，常仿血府逐瘀汤之意施治，药用如紫河车、人参、冬虫夏草、阿胶、柴胡、枳壳、白芍、桃仁、红花、土鳖虫、水蛭、川牛膝、三七、半枝莲、干蟾皮、白花蛇舌草、猪苓等。另一方面，临证时常选用益气健脾、温阳益阴、补肾填精等中药，如黄芪、党参、山药、生白术、茯苓、薏苡仁、天门冬、麦门冬、沙参、山茱萸、黄精、淫羊藿、补骨脂等，以调补肺脾肾，补虚培元，如此则脏腑功能健旺，水液的输布、运行和排泄功能恢复正常，从而达到扶正消饮的目的。且正气旺盛，可提高机体的免疫功能及抗瘤能力，抑制邪毒，使正胜邪退。

此外，在临床治疗上谨遵仲景治痰饮之法，认为治疗胸水不可过用附子、肉桂等大辛燥烈之品，而宜用桂枝、白术等药性平和之品，以取"和之"之意。"和"有协调、和谐之意，不仅是治病方法，而且体现了中医思想。临证时常根据具体情况，在温法基础上，运用"行、消、开、导"等治标之法，使温而不燥，温而不腻，给水以出路，强调治本不可壅补，以免助邪，治标不可过燥，以免伤正，攻补兼施，以病去为度，方是"和之"之意。正如魏念庭《金匮要略方论本义》所言："言和之则不专事温补，即有行消之品，亦概其例义于温补之中，方谓之和之，而不可谓之补之益之也。盖痰饮之邪，因虚而成，而痰亦实物，必可有开导。总不出温药和之四字，其法尽矣。"故临床上用苓桂术甘汤加减，方中茯苓、薏苡仁健脾利湿以化饮；饮属阴邪，非温不化，故以桂枝温阳以化饮；苓桂相伍，一温一利，颇有温化渗利之功效；湿源于脾，脾阳不足，则湿聚为饮，故以白术健脾燥湿，使湿邪去而不复聚，疗效可观。上海市名中医徐振晔教授传承国医大师刘嘉湘教授治疗癌性胸腹水经验，临床应用桂枝、生白术、川椒目、猫人参、龙葵等治疗癌性胸腹水卓有成效。

四、验案举隅

胡某，男，68 岁，2021 年 11 月 3 日就诊。主诉：确诊胸膜间皮瘤 3 月余。现病史：2021.6.15 患者因胸闷查超声提示胸腔积液，遂至静安区闸北中心医院就诊，予以胸腔穿刺引流，胸水病理示：血性背景中见团状细胞巢，结合免疫组化结果，考虑为增生的间皮样细胞。IHC：AE1/AE3（+++），CAM5.2(+)，CK5/6(+)，CK7(+)，HBME-1(+)，Calretinin（+），EGFR（+），PGP9.5（+）。2021.6.18PET/CT：左肺下叶背段软组织结节伴 FDG 代谢增高；左侧胸膜多处结节增厚伴 FDG 代谢增高；以上考虑左肺癌伴胸膜多发转移可能；左侧胸腔中等量积液。左肺门、纵隔、右侧锁骨上窝、左侧膈上、左侧膈脚后间隙、腹膜后多发淋巴结转移、左侧肾上腺转移瘤。2021.6.26 胸科医院头颅 MRI 提示：双侧额、顶叶、脑干多发缺血灶。6.28 行右锁骨上淋巴结穿刺活检，病理：恶性肿瘤，侵向低分化癌。免疫组化：CD56（-）、CK（+）、TTF-1（-）、P40（-）、NapsinA（-）、ALK（-）。PD-L1 肿瘤细胞：＜1%+。2021.7.21 补充病理：（右锁骨上淋巴结穿刺活检）恶性肿瘤，结合免疫组化，上皮样恶性胸膜间皮瘤不能排除外。2021.7.20 胸腔引流管再次行胸水包埋：见多量红细胞、淋巴细胞、组织细胞及散在间质细胞，见微量散在异性细胞，结合免疫组化符合间皮细胞。未予胸腔内药物治疗。基因检测：BRAF 基因18 号外显子错义突变，DDR2 基因 13 号外显子错义突变。2021.8.5～10.27 行4 程 AC 方案化疗：培美曲塞 900mg+ 卡铂 500mg ivgtt d1 q3w，化疗期间最佳疗效评估：SD。2021.11.02 再次出现胸闷，气急，乏力。查胸部 CT 示：左侧胸腔中等量积液并左肺下叶肺段压迫性不张，较前增大。胸水 B 超示：左侧胸腔见无回声区，最大深度 111mm。刻下症：患者胸闷气急，活动后明显，乏力，胃纳差，腰酸痛，大便欠畅 4～5 日 1 行，夜寐易醒。舌质淡红，苔微腻有裂纹脉沉。辨证：脾肾亏虚，痰饮内结。治法：健脾固肾，泻肺平喘，解毒散结。方药：制山茱萸 45g，熟地黄 30g，黄芪 30g，女贞子 30g，生白术 30g，生白芍 30g，陈皮 9g，制半夏 9g，炒鸡内金 30g，预知子 18g，紫苏梗 6g，炙益智仁 18g，藿香 6g，桔梗 9g，龙骨 30g，牡蛎 30g，炒麦芽 15g，肿节风 15g，猫人参 30g，花椒目 9g，葛根 30g，炒稻芽 15g，淮小麦 45g，大枣 15g，蜜炙甘草 9g，龙葵 30g，白龙齿 15g，炒酸枣仁 27g，茯神 15g，南葶苈子 30g，大枣 12g。14 剂水煎服，早晚分服。同时于 2021.11.03 行胸腔积液引流，引流充分后于 2021.11.7、11.08 共行 2 次鸦胆子 50ml 胸腔灌注治疗，并联合消水贴方外敷。

二诊（2021 年 11 月 30 日）：胸闷、气急较前明显缓解，乏力好转，精神转佳，胃纳增，脉沉转细，舌质淡红，苔白微腻。治拟健脾温肾，扶正安神。上方去陈皮、半夏、猫人参、龙葵、白龙齿、南葶苈子、大枣、花椒目。14 剂水煎服。二诊后复查胸水 B 超示：左侧胸腔肋膈角以下见游离无回声区，最大深度 15mm。此后以上方为基础，随证加减，随访 12 个月，病情稳定，胸水完全缓解（CR）已持续近 2 年。

按语：恶性胸腔积液辨病属"悬饮"范畴，其发病机理为癌毒侵袭胸胁，继而肺脾肾功能失调、三焦气化失司，"阴聚阳凝"为主要病机，治疗上以温药和法为主，扶正祛邪兼顾、辨证结合辨病、外敷内治并进，配合腔内注射，促进肺主通调水道、脾肾温煦气化功能恢复，从而达到邪去而正安转归。

（龚亚斌　王　芹）

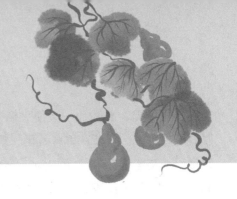

全国优才刘芳运用理肺通经和胃理论
治疗化疗后胃肠功能紊乱的经验

专家简介

　　刘芳，女，1980 年 3 月出生，汉族，浙江省中西医结合医院主任中医师，医学硕士，针灸推拿学专业硕士生导师，第五批全国中医临床优秀人才，第六批全国老中医药专家学术经验继承人，浙江省医坛新秀，杭州市青年名中医，杭州市"131"人才。从事中医临床工作近 20 年，擅长运用针灸结合中药治疗脾胃病、月经病、皮肤病等疾病，在治疗恶性肿瘤术后或化疗后的脾胃病、失眠等方面积累了丰富的临床经验。

导语

　　化疗是治疗恶性肿瘤的三大主要手段之一。进入 21 世纪以来，通过化疗，恶性肿瘤患者疾病缓解率及总生存时间明显提高。但几乎所有的化疗药物都可以引起胃肠道反应，如食欲减退、恶心呕吐、脘腹胀痛、难以进食、腹痛腹泻及便秘等。严重的胃肠道反应能够导致化疗中断，无法全程规律化疗，直接影响临床疗效。现阶段，临床上对于化疗后胃肠功能紊乱的产生机制尚不完全明确，但通常认为与化疗药物对患者胃肠黏膜刺激，导致黏膜上皮细胞生长被抑制等因素有关，亦可能受肿瘤占位、心理因素、慢性胃炎等因素影响。在肿瘤治疗期间，由于放化疗的不良反应，患者会出现紧张焦虑的情绪，而精神因素会通过影响迷走神经的兴奋性，成为胃肠功能紊乱的诱发因素。放化疗后骨髓抑制、恶心呕吐、口咽部疼痛等症状的出现，会导致患者进食量减少，营养状况差，电解质紊乱，更进一步导致胃肠功能障碍的加重。目前，对于化疗后恶心呕吐多采用5-HT3受体拮抗剂，胃胀、腹胀、便秘等症状则多采取促胃动力药及缓泻剂等对症治疗，但对于反复出现化疗相关消化系统功能紊乱的患者来说仍是需要攻克的难题。

一、化疗致胃肠功能紊乱的中医病因病机与理肺通经理论的依据

恶性肿瘤患者常长期病程迁延消耗导致正气亏虚，而化疗在杀灭肿瘤细胞的同时亦攻伐人体正气，攻邪伤正，因此多次化疗使恶性肿瘤患者正气亏虚加剧。中医学认为，胃主腐熟水谷，小肠主受盛化物，大肠主传化糟粕，因此胃肠功能紊乱的主要病位在胃与大小肠。中医理论中，肺与脾胃大小肠关系密切。肺主气而司呼吸，朝百脉而主治节。《素问·灵兰秘典论》有言："肺者，相傅之官，治节出焉。"即指肺气具有治理调节肺之呼吸及全身之气、血、津液的机能，可调节一身之气的运动。生理上，胃之传化有赖于肺之清气向下肃降，进而推动精微的吸收与糟粕的外泄；肺气宣肃正常，推动大肠发挥传化之功能，同时大肠传导运化作用正常，腑气畅通亦有助于肺的宣发肃降，二者相辅相成。《素问·咳论》提出"此皆聚于胃，关于肺"，其中"关"可理解为动态调节出入之机，提示肺与胃气之升降出入功能相依。病理上肺为娇脏，最易受邪，当肺受邪扰，失其宣肃，进而影响胃与大肠，使其传导运化功能受限，则浊气留滞中焦。清代叶天士提出："天气下降则清明，地气上升则晦塞。上焦不行，下脘不通，周身气机皆阻。"故临床上可见胃脘胀满、食欲不佳、矢气频频、大便秘结等症状。《脾胃论》中论及："大肠主津，小肠主液，大肠、小肠受胃之荣气，乃能行津液于上焦，灌溉皮肤，充实腠理。"然肺为娇脏，清虚娇嫩，喜性濡润。因此，当胃气亏虚，大小肠失养，津液无法疏布上焦，亦将反向加重肺脏之功能异常，从而形成恶性循环。在经络层面，肺、胃、大肠三者亦关系紧密。《灵枢·经脉》云："肺手太阴之脉，起于中焦，下络大肠，还循胃口。"因此，肺经之中府穴、侠白穴、太渊穴可治"腹胀，食不下，呕哕、干呕逆、噫气上逆"等症。

二、治则治法

刘教授认为理肺通经和胃须把握"宣""肃"二法，以胃胀胃痛、早饱、食欲减退、胸胁满闷、腹痛、便秘等气机停滞症状为主症者，法应从"宣"，治以宣发气郁，推动停滞之气运行；以恶心呕吐、矢气频频、腹泻等气机逆乱或失敛症状为主症者，法应从"肃"，调控收敛气机之升降出入。因此，刘教授独创理肺通经理论，具体应用于临床时可细分为宣肺和胃法与肃肺和胃法。

（一）宣肺和胃法

肺体清虚娇嫩，外合皮毛，在窍为鼻，与外界相通，外感六淫之邪最易侵袭，而致肺气郁闭，失于宣发，肺之气机升降出入枢纽功能失调，肺气不能通达于腑，腑气不通，胃气停滞，大便难行。刘教授自拟宣肺和胃汤施治，以苏子、防风、荆芥、紫菀、枳实、苏梗、厚朴、杏仁等为基础药物，使肺气得以宣发，上焦得行，中、下焦升降复常，气机畅达。

（二）肃肺和胃法

《素问·五藏生成论》有言："诸气者，皆属于肺。"肺主气，也主司一身之气，对全身气机的调节起着至关重要的作用，凡脏腑经络之气，皆与肺主气的功能密不可分。王孟英云："肺金清肃不行，升降之机亦窒。"若肺气失肃，则全身之气亦不受规束，故导致胃气上逆或宗气下陷，刘教授据此自拟肃肺和胃汤治疗此证。该方由半夏、生姜、茯苓、黄芪、桔梗、苦杏仁、当归、苏子、陈皮、枳壳、木香等药组成，使肺气得以恢复正常升降出入，降泄上逆之胃气，收敛下陷之宗气，腑气得以通畅，如此则气乱得解。

理肺通经和胃治法，包括在服用中药时配合针灸治疗。刘教授在针灸治疗中重视对肺气与胃气的通调，常选用背部肺俞穴、脾俞穴、胃俞穴从脏腑整体论治，辅以肺经、胃经与任脉穴位，远近配合取穴，重点穴位加之以温针灸，以达理肺益气通经、通调脏腑气机之效。

三、验案举隅

王某，男，68岁，2022年7月8日初诊。主诉：恶心呕吐2天。2022年4月患者体检查胃镜示：考虑进展期胃体胃窦癌，胃滞留。查腹部CT示：胃窦及胃小弯壁不规则增厚伴多发淋巴结肿大，肝尾状叶受累可能，必要时MR检查，胃癌伴多发淋巴结转移考虑。至上级医院复查胃镜示：十二指肠球部息肉样隆起胃窦，胃体占位（性质待病理），皮革胃考虑。病理示：（胃窦黏膜）恶性肿瘤，低分化腺癌首先考虑；（胃体黏膜）低－中分化腺癌伴坏死。排除化疗禁忌证后，予mDCF（多西他赛110mg dl+顺铂30mg dl-3+5-Fu5.5g维持120h）方案化疗。化疗过程中，患者出现剧烈消化道症状，具体表现为恶心呕吐，矢气频频，食欲不佳，大便稀溏，次数增多。使用止吐针、止泻药后无明显改善，为求改善症状，本院肿瘤病区邀请针灸科会诊。

初诊：患者诉剧烈恶心欲呕，吐出未消化完全胃内容物，嗳气频繁，眠浅，胃纳欠佳，小便如常，大便次数多，日行5次，量少，偏溏；舌质暗淡，苔薄白，脉弦。辨病为呕吐，辨证属肺胃两虚，气机逆乱，治以肃肺和胃。针灸处方：取穴：肺俞穴（双）、膈俞穴（双）、脾俞穴（双）、胃俞穴（双）、上脘穴、中脘穴、下脘穴、气海穴、关元穴、天枢穴（双）、足三里穴（双）、合谷穴（双）、太渊穴（双）、侠白穴（双）、足三里穴（双）、太冲穴（双）。操作方法：患者首先取俯卧位，充分暴露腰背部，常规消毒后取30mm×50mm毫针直刺双侧肺、膈、脾、胃俞穴，平补平泻，进针深度约1寸，双侧肺俞穴、胃俞穴各加用艾炷1壮，留针20分钟，并辅以TDP局部照射。取针后嘱患者改仰卧位，取25mm×40mm毫针直刺上脘穴、中脘穴、下脘穴、天枢穴（双）、足三里穴（双）、合谷穴（双）、太渊穴（双）、侠白穴（双）、足三里穴（双）、太冲穴（双），中脘穴加用艾炷1壮，留针20分钟，辅以TDP局部照射，每日治疗1次。中药处方：黄芪20g，半夏12g，生姜9g，茯苓12g，桔梗8g、苦杏仁11g，木香9g、陈皮6g、枳壳6g、甘草6g。水煎服，日一剂。连续治疗两日后，患者诉恶心欲呕症状减退大半，食欲仍欠佳，胃胀胃痛改善不明显。第三日恶心呕吐等不适再次出现，继续针灸结合中药汤剂服药10天。

二诊：患者正值下一化疗周期，自诉本次化疗配合止吐针联合治疗，然仍有恶心呕吐症状，程度较 1 个月前明显改善，口淡乏味，食欲不振，小便无殊，大便仍稀溏，次数减少余无不适。原方基础上加鸡内金 6g、党参 12g，陈皮加量至 9g，加强方剂益气健脾消食之效。

三诊：患者末次化疗时副反应不显，偶有矢气，无恶心呕吐症状，食欲改善，夜寐尚安，二便无殊。本次治疗后患者停止连续针灸及中药治疗，改为每化疗周期前后连续行针药结合治疗 10 天。后随访半年患者化疗后未再出现胃肠功能紊乱症状。

按语：铂类药物为临床常用化疗药物，可对患者的消化道黏膜组织形成直接性刺激，并对黏膜上皮组织细胞的活性起到抑制作用，从而导致化疗后出现食欲下降、口淡乏味、纳少、便秘等胃肠功能紊乱的症状。从中医学角度分析，胃肠功能紊乱主要由机体气机不畅、胃肠传导失司所致，其病位主咎胃与大肠。刘教授认为，肺主一身之气，与大肠相表里，肺经之循行"还循胃口"，故而肺的功能失常可影响胃肠的消化吸收功能，因此强调"运肺"乃治疗胃肠功能紊乱的应有之意。本例患者在胃癌化疗后出现了剧烈恶心呕吐、不思饮食、矢气不停、泄泻等脏腑、经络之气妄行所致的气机逆乱症状，故以肃肺理气、和胃通络为治。考虑肿瘤患者因长期消耗，素体亏虚、中气不足，因此在穴位选择时选取具有补益作用的足三里穴、气海穴、关元穴，中药则选用党参、黄芪等补中益气、健脾养肺之品，针药同用，从气虚之根本入手，调节患者虚劳体质。同时，选取肺俞、胃俞施以灸法，辅以木香、陈皮、苦杏仁等中药，强调肃肺和胃、理气止呕。从肺治胃，诸法兼施，标本同治，值得临床推广应用。

（刘　芳）

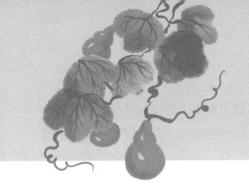

全国优才陈美云运用温阳益气化痰利水法
诊治恶性腹腔积液的经验介绍

专家简介

陈美云，女，1975年5月出生，汉族，主任中医师，医学硕士。现于江苏省第二中医院肿瘤科工作，第三批江苏省中医临床优秀人才、第五批全国中医临床优秀人才。兼任世中联中医临床思维专委会理事、中华中医药学会仲景分会委员、江苏省中西医结合学会肿瘤专业委员会委员、南京自然医学会肿瘤康复专业委员会副主任委员、江苏省抗癌协会肿瘤与微生态专业委员会委员。从事中西医结合肿瘤临床工作20余年，擅长运用中西医结合方法治疗多种恶性肿瘤、癌前病变、肿瘤术后、放化疗后、靶向治疗后、免疫治疗后的各种并发症，尤其是在甲状腺癌、恶性腹腔积液等肿瘤并发症的中医辨证治疗方面积累了丰富的临床经验。

导语

恶性腹腔积液，又称癌性腹水，是晚期恶性肿瘤患者的常见并发症之一。中位生存期为几周到几个月，1年生存率小于10%。癌性腹水可见于多种恶性肿瘤，常见于卵巢癌、胰腺癌、大肠癌、胃癌、子宫颈癌、肝癌、腹腔间皮瘤、乳腺癌、恶性淋巴瘤等。肿瘤累及腹膜是恶性腹水的最常见病因，其病理机制有多种因素参与其中，如血浆胶体渗透压降低、门静脉压力增高、肝淋巴液外漏及回流受阻、水钠潴留、肾血流量减少及肾小球滤过率降低、腹膜毛细血管通透性增加、腹内脏器破裂、穿孔、胰管破裂，以及恶性肿瘤所致的内分泌失调等。腹水增加到一定程度，由于腹膜牵拉，可出现腹胀、腹痛。大量腹水使得膈肌上移可致呼吸困难、气喘或见心衰表现，压迫胃肠道会引起消化功能障碍及消化道梗阻症状，下肢血液回流受阻会出现下肢水肿等。

一、恶性腹腔积液的中医病因病机

癌性腹水属中医"臌胀"范畴。本病病位在肺、脾、肾，与肝密切相关，基本病机为阳气亏虚、水饮内停，病久夹瘀、夹痰，属虚实夹杂之候。中医学认为水液代谢与肺、脾、肾三脏功能密切相关，同时与肝脏疏泄也有关系。《素问·经脉别论》云："饮入于胃，游溢精气，上输于脾，脾气散精，上归于肺，通调水道，下输膀胱，水精四布，五经并行。"在《素问·水热穴论》中有关于水肿形成"其本在肾，其末在肺"的论述。《素问·至真要大论》云："诸湿肿满皆属于脾。"人体津液的生成主要来源于脾（胃），输布主要在肺，排泄主要在肾。津液由口入胃，必须通过脾的运化上输至肺，通过肺气的布散，才能若雾露之溉，熏肤、充身、泽毛，敷布全身，然后通过肾气的气化最后形成尿液排出体外，从而形成正常水液代谢的循环。如果这个过程中间任何一个环节出现问题，就会形成水液代谢障碍。"臌胀"正是由于肺、脾、肾亏虚，同时肝失疏泄，导致气化不利，水湿之邪弥漫于大腹，同时气机疏泄失常加重了水湿内停，而停留在体内水饮之邪又反过来影响气机的运行，如此形成恶性循环，以致腹大如鼓，形成臌胀。正如沈金鳌的《沈氏尊生书》言："臌胀病根在脾，脾阳受伤，胃虽纳谷，脾不运化，或由怒气伤肝，渐蚀其脾，脾虚之极故阴阳不交……其腹胀大。"病之本在肺、脾、肾阳气亏虚，病之标在水饮、气滞、血瘀，此为恶性腹腔积液的发病特点。

二、恶性腹腔积液的治则方药

根据恶性腹腔积液形成的病因病机，治疗当以补益肺气、健脾温阳、淡渗利湿、温阳通络、疏肝理气、活血化痰为法。补益肺气，通调水道，适用于临证见神疲乏力、气短懒言、动则气喘等肺气虚的情况，使得肺气布散有力，根据辨证不同通常选用黄芪、生晒参、红参、党参、太子参、仙鹤草等；温通脾气适用于临证见不思饮食、乏力、便溏、不欲饮水，或喜热饮等脾阳不足的情况，通常选用干姜、桂枝、白术、甘草、半夏等；淡渗利水适用于临证见腹水、下肢或全身水肿、口淡不渴、呕吐清水等水液内停的情况，通常选用猪苓、茯苓、泽泻、滑石、土茯苓；疏肝理气适用于临证见腹胀明显、情志不畅、纳呆等气滞的情况，通常选用木香、大腹皮、厚朴、枳实等；活血化瘀适用于临证见刺痛、舌质紫暗、瘀斑瘀点、脉涩、肌肤甲错等瘀血内停的情况，通常选用丹参、莪术、水蛭、三七、当归；化痰散结适用于临证见包块、痰聚、咯痰、苔腻等痰凝的情况，通常选用夏枯草、连翘、牡蛎、皂角刺、白芥子等。治疗过程中根据兼夹不同随症选用不同药物，如果食欲不佳，可加用神曲、谷麦芽、焦山楂、鸡内金等，血性腹水可选用白及、三七、蒲黄炭、大黄炭等。

三、验案举隅

张某某，女，51 岁，2022 年 11 月 8 日初诊。主诉：直肠癌多次化疗后，腹胀 2 月余。患者 2021 年 2 月因"下腹部不适"至南京市中医院就诊，查肠镜示：进镜 5cm 见直肠一肿物，占肠腔一周，表面不平，易出血，肠腔狭窄、肠镜不能通过。肠镜诊断：直肠占位。活检病理示：（直肠）中分化腺癌。2021 年 2 月 22 日患者在江苏省中医院查全腹部 CT 平扫＋增强示：直肠上段占位，盆腔（卵巢）转移，腹主动脉旁多发小淋巴结，少量腹水，请结合临床；胸腰椎退行性改变；双侧胸腔积液。查 1.5T 盆腔磁共振平扫＋增强示：直肠中上段癌，侵犯至浆膜层，盆腔转移。下缘距肛 7.1cm，MR 分期：T4NxM1。分别于 2021 年 2 月 23 日、2021 年 3 月 11 日、2021 年 3 月 25 日起行 FOLFOX 静脉化学治疗，具体方案：奥沙利铂 130mg d1＋亚叶酸钙 100mg d1＋氟尿嘧啶 2g d1-2，q2w。分别于 2021 年 4 月 25 日、2021 年 5 月 8 日、2021 年 5 月 25 日、2021 年 6 月 11 日、2021 年 6 月 29 日、2021 年 7 月 16 日行靶向联合化疗，具体方案：西妥昔单抗 700mg d0＋奥沙利铂 120mg d1＋亚叶酸钙 560mg d2＋5-Fu 0.5g 静滴 d1＋5-Fu3.4g 泵 46h q2w。2021 年 7 月 21 日复查（胸部＋全腹部）CT 平扫＋增强示：直肠癌化疗术后复查，较前（2021 年 5 月 29 日）直肠上段病灶范围相仿，盆腔两侧转移灶较前略缩小；

腹主动脉旁多发小淋巴结，较前相仿；盆腔少许积液。因患者不能耐受 5-Fu 泵入，2021-08-03 日起行靶向联合化疗，具体方案为"西妥昔单抗 700mg d0 静滴＋奥沙利铂 120mg d1 静滴＋雷替曲塞 4mg d1 静滴"。2021 年 8 月 19 日调整剂量，予"西妥昔单抗 700mg d0＋奥沙利铂 120mg d1 静滴＋雷替曲塞 2.8mg d1 静滴"。患者外周神经损伤表现明显，综合病情予减量维持姑息化疗，分别于 2021 年 9 月 8 日、2021 年 9 月 23 日、2021 年 10 月 9 日、2021 年 10 月 26 日、2021 年 12 月 7 日行靶向联合化疗，具体方案：西妥昔单抗 700mg d0 静滴 q2w＋卡培他滨 1.5g 口服 bid d1-14 q3w。患者自 2021 年 12 月起长期口服中药治疗，未予复查。2022 年 10 月 19 日患者自觉腹胀甚，腹痛时作，于江苏省腹盆腔大量积液，较前增多，2022 年 10 月 20 日于 B 超定位下行腹腔穿刺术，放腹水。此后患者曾住我院予利尿，穿刺放腹水多次，口服、静脉补充白蛋白等对症支持治疗，腹腔灌注贝伐单抗治疗 1 次。当时查胸苷激酶：19.48pM；血清肿瘤标志物：癌胚抗原：169.70ng/mL、糖类抗原 125：1212.00U/mL、糖类抗 724：80.14U/mL。经治疗出院回家 1 周后再次腹水增加明显，腹胀难忍，端坐呼吸，不能平卧，遂来门诊要求住院放腹水缓解腹压。就诊时患者神清，精神可，消瘦，气喘，乏力，全腹胀，偶有腹痛，颜面苍白，双手麻木感较甚，口干，双下肢自觉冰冷疼痛，腰骶部疼痛明显，稍进食曾腹胀增加明显，不敢进食，夜寐差，小便少，大便干结难解。体重 72 斤，近 3 个月来体重下降 5kg。BMI：16kg/m^2。NRS2002 评分：4 分。中医四诊：严重消瘦，大肉脱失，四肢细而不丰，腹部臌胀，腹壁青筋显现，脐部凸出，双下肢水肿、有瘀斑，端坐不能平卧。腹部膨隆，右侧可触及巨大包块，质坚硬，不能移动，左侧腹部波动感；舌瘦小，舌质红，少苔，脉细。

辨证属阳气亏虚，水饮内停；治疗予温阳益气，扶正利水，抗癌。方选五苓散合实脾饮加减：生晒参 10g，生黄芪 30g，仙鹤草 30g，桂枝 12g，泽泻 20g，猪苓 15g，茯苓 15g，土茯苓 15g，生白术 30g，木瓜 10g，大腹皮 10g，木香 10g，连翘 30g，夏枯草 15g，玄参 15g，生牡蛎 30g，土贝母 10g，醋莪术 10g，三七 6g，烫水蛭 6g，血竭 5g，炒鸡内金 10g，焦六神曲 10g，焦山楂 15g，芦根 30g，生甘草 6g。

2022 年 11 月 15 日二诊：服药 7 剂后腹水明显减少，腹围减小 6cm，下肢水肿减轻，左侧下肢水肿基本恢复，右下肢仍水肿，但较前减轻，进食量增加，精神改善。原方 14 剂。

2022 年 11 月 29 日三诊：服药 14 剂后腹水大减，腹围减小 8cm，双侧下肢水肿消失，恢复正常，精神改善，偶有心慌，进食增加，面色较前红润，能够侧卧休息，复查各项指标改善。胸苷激酶 1（TK1）测定：胸苷激酶 8.35pM。肿瘤标志物测定结果：甲胎蛋白 3.17ng/mL，癌胚抗原 127.80ng/mL，糖类抗原 199 9.28U/mL；糖类抗原 724 29.22U/mL。影像检查病灶较前缩小。原方仙鹤草加量为 40g，加法半夏 9g，醋五味子 30g。

按语：该患者就诊时证属本虚而标实，阳气亏虚为本，饮停、痰凝和血瘀为标，因虚而致实，患者发病时就属于晚期，失去手术根治机会，腹腔转移，多次化疗，腹腔恶性积液，多次放腹水减轻腹腔压力。久病本身及上诉治疗导致患者肺脾气虚，肺气虚无力布散津液，通调水道，脾阳虚，中焦无力运化水谷，故而出现乏力，气喘，神疲，纳呆，怕冷，水饮内停，腋胀，水肿。脾主肌肉、四肢，脾虚则水谷生化乏源，四肢失养，而消瘦不丰。气虚血瘀则疼痛，下肢瘀斑，腹壁青筋显露。舌红，脉细为气阴两伤之征。该患者予人参、黄芪、仙鹤草补气扶正，桂枝温阳通络，猪苓、茯苓、泽泻淡渗利水，白术、木瓜健脾助运，大腹皮、木香理气，连翘、夏枯草、玄参、生牡蛎、土贝母化痰散结，醋莪、三七、烫水蛭、血竭活血养血，鸡内金、焦六神曲、焦山楂、芦根助运化食，甘草调和诸药。诸药同用，共同达到益气温阳，健脾化痰利水之功效。

总之，恶性腹腔积液，根据病机不同，辨证论治，采用温阳、益气、理气活血、化痰通络、淡渗利湿之法，可以有效延缓病情，改善患者生存质量。

（陈美云）

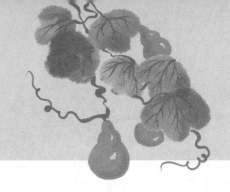

参考文献

[1] 刘应科，孙光荣．肿瘤病症辨治心悟 [J].湖南中医药大学学报，2016，36（3）：1-4.

[2] 杨建宇，李彦知，张文娟，等．中医大师孙光荣教授中和医派肿瘤学术经验点滴 [J].中国中西医肿瘤杂志，2011，1（1）：162-169.

[3] 王禹堂．癌症患者的血瘀证研究 [J].中华中医药杂志，1996，11（6）：57.

[4] 王笑民．益气活血散结法配合化疗治疗晚期非小细胞肺癌的临床研究 [J].中国中西医结合杂志，1997，17（2）：86-87.

[5] 张诗军，朱成全．肿瘤中医生物养生治疗学 [M].广州：广东科技出版社，2013.07：53.

[6] 田建辉，刘海涛，刘嘉湘．畅达"邪毒"出路提高肿瘤疗效 [J].中医杂志，2018，59（3）：211-214.

[7] 刘海涛，田建辉，刘嘉湘．调神防治癌症八法 [J].中华中医药杂志，2019，34（5）：2270-2273.

[8] 花宝金．中医药预防肿瘤的优势及新时代创新发展的思考 [J].中国中西医结合杂志，2018，38（8）：905-907.

[9] 郑红刚，花宝金，朴炳奎．朴炳奎辨治肺癌学术思想与经验探析 [J].中医杂志，2010，51（4）：304-306.

[10] 仝小林．态靶医学——中医未来发展之路 [J].中国中西医结合杂志，2021，41（1）：16-18.

[11] 程海波，王俊壹，李柳等．态靶结合辨治恶性肿瘤 [J].中医杂志，2023，5（2）：1-4.

[12] 巩雅宁，王帅，张静，等．黄芪多糖对老年肺癌患者化疗期间骨髓抑制的改善作用及造血干细胞的影响 [J].海南医学院学报，2020，26（19）：1468-1473.

[13] Hyuna Sung, Jacques Ferlay, Rebecca L Siegel, etal.Global Cancer Statistics 2020：GLOBOCAN Estimates of Incidence and Mortality Worldwide for 36 Cancers in 185

Countries [J].CACancerJ Clin，2021，71（3）：209-249.

[14] Siegel RL，Miller KD，Jemal A. Cancer Statistics，2020 [J]. CA Cancer J Clin，2020，70（1）：7-30.

[15] Akram M，Iqbal M，Daniyal M，et al. Awareness and current knowledge of breast cancer [J]. Biol Res.2017 Oct 2；50（1）：33.

[16] 刘静，陆德铭.108 例三阴性乳腺癌临床特征分析 [J].时珍国医国药，2017，28（1）：130-132.

[17] 袁梦琪，张磊，张晨阳，等.李佩文教授从"肝郁肾虚"论治乳腺癌相关郁证经验 [J].世界中西医结合杂志，2022，17（1）：72-76.

[18] Sung H，Ferlay J，Siegel RL，Laversanne M，Soerjomataram I，Jemal A，Bray F. Global Cancer Statistics 2020：GLOBOCAN Estimates of Incidence and Mortality Worldwide for 36 Cancers in 185 Countries [J]. CA Cancer J Clin. 2021 May；71（3）：209-249.

[19] 刘翠芳，万冬桂.乳腺癌术后继发失眠相关因素分析 [J].中华中医药杂志，2021，36（10）：6188-6192.

[20] Sung Hyuna，Ferlay Jacques，Siegel Rebecca-L，et al.Global Cancer Statistics 2020：GLOBOCAN Estimates of Incidence and Mortality Worldwide for 36 Cancers in 185 Countries [J]. CA：a cancer journal for clinicians，2021，（3）：209-249.

[21] 耿嘉伟.柴松岩治疗更年期综合症经验介绍 [J].北京中医，1993，（1）：7-8.

[22] 哈荔田.哈荔田妇科医案医话选 [M].天津：天津科学技术出版：1982：218-221.

[23] 吴雄志.《肿瘤六经辨证法》[M].沈阳：辽宁科学技术出版社，2022：148-152.

[24] 顾军花，刘嘉湘.刘嘉湘教授"扶正治癌"理论核心及运用方法 [J].中国中西医结合杂志，2017，37（4）：495-499.

[25] 田代华.黄帝内经·灵枢 [M].北京：人民卫生出版社，2016：131.

[26] Sung H，Ferlay J，Siegel RL，et al. Global Cancer Statistics 2020：GLOBOCAN Estimates of Incidence and Mortality Worldwide for 36 Cancers in 185 Countries. CA Cancer J Clin.2021；71（3）：209-249.

[27] Hyuna Sung，Jacques Ferlay，Rebecca L. Siegel，et al. Global cancer statistics 2020：globocan estimates of incidence and mortality worldwide for 36 cancers in 185 countries [J]. CA：A Cancer Journal for Clinicians，2021，71（3）：209-249. DOI：10.3322/caac.21660.

[28] 刘沈林.胃癌医案 3 则与临证思考 [J]. 江苏中医药，2021，53（11）：58-61.

[29] Tina M.Butler DMSc，MPAS，PA-C. Updated Screening Strategies for Colorectal Cancer [J]. Physician Assistant Clinics，2021，6（4）：625-635.

[30] 陆拯.毒证论 [M]. 北京：中国中医药出版社，2012：36-37.

[31] Cao W，Chen HD，Yu YW，et al. Changing profiles of cancer burden worldwide and in China：a secondary analysis of the global cancer statistics 2020 [J]. Chin Med J，2021，134（7）：783-791.

[32] 秦叔逵，李进.阿帕替尼治疗胃癌的临床应用专家共识 [J]. 临床肿瘤学杂志，2015，20（9）：841-847.

[33] Rebecca L.Siegel，Kimberly D.Miller，Hannah E. Fuchs，et al. Cancer statistics，2022 [J]. Ca Cancer J Clin.2022，72：7-33.

[34] 宋尚晋，余嘉惠，刘煊，等.基于网络药理学的滋阴化痰方抗肿瘤作用机制分析 [J]. 中国实验方剂学杂志.2018，24（6）：163-169.

[35] 王栋，孔宪斌，李清波，等.从"阴阳不和"理论角度探讨肠癌的发病机制、病机演变及临床治疗 [J]. 天津中医药，2023，40（3）：301-306.

[36] Sung H，Ferlay J，Siegel RL，Laversanne M，Soerjomataram I，Jemal A，Bray F.Global Cancer Statistics 2020：GLOBOCAN Estimates of Incidence and Mortality Worldwide for 36 Cancers in 185 Countries [J]. CA Cancer J Clin. 2021，71（3）：209-249.

[37] 何敏均，季璐玓，连力，等.2000—2019 年中国早发型胃癌和晚发型胃癌流行病学趋势分析 [J]. 中华流行病学杂志，2023，44（8）：1198-1202.

[38] 王振宁.进一步提高我国早期胃癌诊治水平 [J]. 中国实用外科杂志，2022，42（10）：1092-1096.

[39] Siegel R L，Miller K D，Wagle N S，et al. Cancer statistics，2023 [J]. CA Cancer J Clin，2023，73（1）：17-48.

[40] Zheng R，Zhang S，Zeng H，et al. Cancer incidence and mortality in China，2016 [J]. Journal of the National Cancer Center.2022，2（1）：1-9.

[41] 孙燕，周际昌.临床肿瘤内科手册 [M]. 第 4 版.北京：人民卫生出版社，2004：349-358.

[42] 葛均波，徐永健.内科学 [M]. 第 8 版.北京：人民卫生出版社，2013：449-451.

[43] 汤钊猷.现代肿瘤学 [M]. 第 2 版.上海：复旦大学出版社，2009：1133-1137.

[44] 韩尽斌，曹振东，刘巧丽，等．从"胰属脾"谈胰腺癌的病机要素[J].中华中医药学刊，2018，36（9）：2086-2088.

[45] 庞博，姜晓晨，刘福栋，等．胰腺癌中医药防治研究述评[J].北京中医药，2020，39（8）：795-799.

[46] Cao W，Chen HD，Yu YW，et al. Changing profiles of cancer burden worldwide and in China：a secondary analysis of the global cancer statistics 2020 [J]. Chin Med J（Engl），2021，134（7）：783-791.

[47] H Sung，J Ferlay，RL Siegel，et al. Global Cancer Statistics 2020：GLOBOCAN Estimates of Incidence and Mortality Worldwide for 36 Cancers in 185 Countries [J].CA Cancer J Clin，2021.

[48] M Arnold，CC Abnet，RE Neale，et al. Global Burden of 5 Major Types of Gastrointestinal Cancer [J]. Gastroenterology，2020.

[49] VIALLARD C，LARRIVEE B. Tumor angiogenesis and vascular normalization：Alternative therapeutic targets [J]. Angiogenesis，2017，20（4）：409-426.

[50] 吴冬梅，龚婷婷，李灿东．基于阴道镜成像探讨高级别宫颈上皮内瘤变局部病变分区与五脏证素的相关性[J].中华中医药杂志，2019，34（4）：1355-1358.

[51] 吴冬梅，张良琴，李灿东．高级别宫颈上皮内瘤变阴道镜下宫颈征象与中医证的相关性研究[J].中华中医药杂志，2018，33（3）：871-874.

[52] 钱薏，韩清华，刘丹，等．合欢皮总皂苷抗肿瘤作用靶点鉴定与分子机制解析[J].中国中药杂志，2017，42（19）：3661-3665.

[53] 张暖，齐元富．齐元富治疗大肠癌常用药对及病案举隅[J].中华中医药杂志，2019，34（11）：5217-5220.

[54] 夏豪天．张培宇主任从六经论治脑胶质瘤经验总结[D]. 2012，北京中医药大学，硕士研究生论文．

[55] 周际昌．实用肿瘤内科学[M].北京：人民卫生出版社，1997，628.

[56] 刘亭弦，叶苗苗，朱雪琼．间充质干细胞外泌体作为药物递送载体在癌症治疗中的应用研究进展[J].浙江医学，2023，45（12）：1335-1341.

[57] Xia C，Dong X，Li H，et al. Cancer statistics in China and United States，2022：profiles，trends，and determinants [J]. Chin Med J（Engl）.2022，135（5）：584-590.

[58] 王晨瑶，刘芳，方剑乔．方剑乔"神机-调气-电针"学术经验浅析[J].浙江中西医

结合杂志，2021，31（3）：197–200.

[59] Zhu J，Liu A，Sun X，et al. Multicenter，randomized，phase Ⅱ trial of neoadjuvant chemoradiation with capecitabine and irinotecan guided by UGT1A1 status in patients with locally advanced rectal cancer [J]. J Clin Oncol，2020，38（36）：4231–4239.

[60] 张丽娟，王晓明，等.恶性宫颈癌的临床诊断及预后分析 [J].中华放射肿瘤学杂志，2022，12（3）：681–693.

[61] 张慧，章真，袁双虎，等.放射性直肠损伤的预防与治疗临床实践指南 [J].中华肿瘤防治杂志，2023，30（5）：245–259.

[62] 张晓妮癌性发热临床发病规律的挖掘 [D].济南：山东中医药大学 .2011.

[63] 黄煌 .中医十大类方 [M].南京：江苏科学技术出版社，2010：76–82.

[64] 王海媚，刘赛东 .纳米雄黄外用治疗乳腺癌破溃创面的临床观察 [J].中国中医急症，2017，26（8）：1427–1429.

[65] Sim B L，Sim B Z，Tunbridge M，et al. Examining the Characteristics of Colchicine-Induced Myelosuppression in Clinical Cases：A Systematic Review [J]. J Rheumatol，2023，50（3）：400–407.

[66] 李志明，姜家旺 ."重方复治、反激逆从"辨治肿瘤的思路探讨 [J].中医肿瘤学杂志，2021，3（3）：56–60.

[67] 韩莹莹，李杰，吴静远，等 .基于"诸湿肿满，皆属于脾"探讨恶性胸腔积液的辨治 [J].中国中医基础医学杂志，2022，28（10）：1715–1717.

[68] Asciak R，Rahman NM. Malignant pleural effusion：from diagnostics to therapeutics [J]. Clin Chest Med，2018，39（1）：181–193.

[69] Brianna，Lee SH. Chemotherapy：how to reduce its adverse effects while maintaining the potency? [J]. Med Oncol.2023，40（3）：88.

[70] Smith P，Lavery A，Turkington RC. An overview of acute gastrointestinal side effects of systemic anti-cancer therapy and their management [J]. Best Pract Res Clin Gastroenterol.2020，10（1）：48–49.

[71] 周际昌 .实用肿瘤内科学 ［M］北京：人民卫生出版社，1999：95.